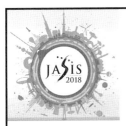

長メッセ国際展示場

2018年
9月5日 (水)
▼
9月7日 (金)

10：00 ▶ 17：00

JSTブース　ホール5

国立研究開発法人科学技術振興機構
Japan Science and Technology Agency

JST出展のご案内

- 国内外のユーザー・研究者などへ、JSTの開発成果の普及促進と、産学連携マッチングをはかることを目的として、JASIS2018に出展いたします。
- 最新の分析技術が集結するJASIS2018にお越しの際は、是非、JSTブースにお立ち寄り下さい。

JASIS2018 ホームページ

出展

先端計測　先端計測分析技術・機器開発プログラム

樹脂中の繊維・フィラー・ボイドの分布を非破壊測定！	東北大学／（株）リガク
小型マイクロチップレーザ光源の開発と実証応用	（株）オキサイド
難分析核種の高感度分析のための多色イオン化光源の開発	工学院大学
45年にわたる既存技術を置き換える新世代電子ビーム	名古屋大学／（株）Photo electron Soul
高感度・固体高分解能NMR装置―クライオコイルMAS―	（株）JEOL RESONANCE／京都大学
質量分析の限界を突破して医療・創薬に応用する前処理装置	名古屋大学
液体のミクロダイナミクス観察を高速・高精度で実現！	東京大学／（株）トリプル・アイ
水中の放射性Csモニタリング装置「セシモニウォーター」	鹿島建設（株）／日本金属化学（株）
少量液体の精密輸送を実現！マルチステップ実験用自動合成装置	東京工業大学／NMPビジネスサポート（株）
オンサイト分析を可能とする蛍光偏光イムノアッセイ装置	北海道大学／Tianma Japan（株）

A-STEP　研究成果最適展開支援プログラム

唾液でストレスチェックできる簡易検査の開発	NECソリューションイノベータ（株）／群馬大学
今までにない濡れ性評価装置	（株）北川鉄工所／理化学研究所
1億枚/秒イメージセンサの超高速マルチフレーミングカメラ	アストロデザイン（株）／近畿大学

SUCCESS　出資型新事業創出支援プログラム

世界最速の3Dスキャナー	4Dセンサー（株）
非拘束型バイタルセンサシート	（株）フューチャーインク
服で見守る！次世代スマートアパレルe-skin	（株）Xenoma

ERATO　総括実施型研究

細胞の非破壊非標識のイメージング技術の開発	ERATO野村集団微生物制御プロジェクト（筑波大学）

お問い合わせ先

国立研究開発法人
科学技術振興機構
Japan Science and Technology Agency

〒102-0076　東京都千代田区五番町7　K's 五番町

- ●先端計測　TEL. 03-3512-3529　E-mail: sentan@jst.go.jp
- ●A-STEP　TEL. 03-5214-8994　E-mail: a-step@jst.go.jp
- ●SUCCESS　TEL. 03-6380-9014　E-mail: entre@jst.go.jp
- ●ERATO　TEL. 03-3512-3528　E-mail: eratowww@jst.go.jp

実験医学 2018 Vol.36 No.13 8

CONTENTS

特集

サイズ生物学
"生命"が固有のサイズをもつ意味とそれを決定する仕組み

企画／山本一男，原 裕貴

- 2168 ■ 概論—"サイズ"で斬る生物学への誘い ……………………… 山本一男
- 2174 ■ 細胞のサイズを感知し，核のサイズは制御される ……… 原 裕貴
- 2181 ■ ゴルジ体のサイズと形の制御 ……………………………… 立川正志
- 2186 ■ サイズ依存性から見えてきた細胞骨格の自己組織化原理
  ……………………………………………………………… 宮﨑牧人
- 2193 ■ 細菌細胞の大きさはどのようにして制御されるか …… 加藤 節
- 2198 ■ システム制御の観点で眺める組織・器官のサイズ調節
  ……………………………………………………………… 平島剛志
- 2204 ■ 前後軸パターンのサイズ調節制御機構 ………………… 梅園良彦
- 2210 ■ 個体のサイズと構造と機能 ……………………………… 八木光晴

- 2217 ● 特集関連書籍のご案内
- 2218 ● 特集関連バックナンバーのご案内

表紙より

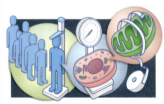

個体のみならず、細胞、細胞内小器官にいたるまで、生物には「適正な大きさ」が設定されている（詳しくは概論参照）．

連載

カレントトピックス

- 2226 ● ヒストンメチル化酵素SETD1Aによる触媒作用を介さない遺伝子発現制御機構の同定 ……………………………………… 星居孝之
- 2230 ● 移動ニューロンへのシナプス伝達が放射状神経細胞移動を制御する
  ……………………………………………… 丸山千秋，前田信明
- 2234 ● 家族性てんかんの原因として同定されたイントロンのTTTCAおよびTTTTAリピート伸長変異 …………………… 石浦浩之，辻 省次
- 2239 ● 脂質二重層間のリン脂質の移動（フリップ—フロップ）による細胞膜の変形 ……………………………………………………… 申 惠媛

News & Hot Paper Digest

- 2220 ■エピゲノム制御の障害が膵β細胞を脱分化させる（田蒔基行）■レドックスシグナルの細胞内局所性を「視た」（安保真裕，小松 徹）■ミクログリアは免疫記憶するか？（大柿安里，池谷裕二，小山隆太）■微生物の化合物組立てラインの合理的な改変（仲野 瞬）

[編集顧問]
井村裕夫／宇井理生／笹月健彦／
高久史麿／堀田凱樹／村松正實

[編集幹事]
清水孝雄／高井義美／竹縄忠臣／
野田 亮／御子柴克彦／矢崎義雄／
山本 雅

[編集委員]
今井眞一郎／上田泰己／牛島俊和／
岡野栄之／落谷孝広／川上浩司／
小安重夫／菅野純夫／瀬藤光利／
田中啓二／宮園浩平

（五十音順）

2018 Vol.36 No.13

Experimental Medicine

8

注目記事

新連載 研究アイデアのビジュアル表現術
【第1回】研究におけるビジュアル表現とは ———————— 大塩立華 2244

創薬に懸ける
アビガン創薬物語 ———————————————————— 白木公康 2278

クローズアップ実験法
細胞外からの発色団添加を必要としない赤色光／近赤外光によるシグナル伝達系の光操作
——————————— 青木一洋，宇田耀一，小田茂和，後藤祐平 2251

Trend Review
〈続〉改正個人情報保護法でゲノム研究はどう変わるか？
——————————— 山本奈津子，川嶋実苗，清水佳奈，片山俊明，荻島創一 2260

挑戦する人
研究者の経験と心で日本と世界の人を結ぶ！ ———————— 加藤恭丈 2269

私の実験動物、やっぱり個性派です！
生きた化石!? ポリプテルス ———————————————— 竹内雅貴 2272

最終回 研究3DCGアニメーション入門
GPCRアニメ化後編～終わりなきCG道へのいざない ———— 太田 将 2284

ラボレポート―独立編―
ダラスでの研究室立ち上げ―Department of Psychiatry, Department of Neuroscience, University of Texas Southwestern Medical Center ———————— 北村貴司 2296

Opinion―研究の現場から
"出会い"目的の学会参加 ———————————————— 丸山慎太郎 2299

バイオでパズる！
同じ形に分けよう ———————————————————— 山田力志 2300

HFSPフェローシップ獲得の方法とコツ ———— 著／原田慶恵，受賞者コメント／山形一行
提供／国立研究開発法人 日本医療研究開発機構 国際事業部 国際連携研究課 2290

❚ **INFORMATION** ———————————————————— 2303～2306

❚ 羊土社 新刊 & 近刊案内 ———————————————— 前付5
❚ 実験医学 月刊・増刊号バックナンバーのご案内 ———————— 2308

❚ 編集日誌 ———————————————————————— 2302
❚ 次号予告 ———————————————————— 2219, 2310
❚ 奥付・編集後記 ———————————————————— 2310
❚ 広告目次 ———————————————————————— 2307

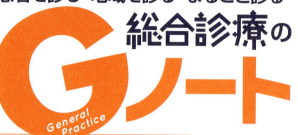

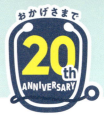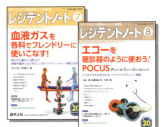

もうご登録済みですか？
羊土社会員・メールマガジンのご案内

「羊土社HP」と「メールマガジン」,皆さまご覧いただいておりますでしょうか？
新刊情報をいち早く得られるのはもちろん,書籍連動,WEB限定のコンテンツなども充実.
書籍とあわせてご覧いただき,ぜひ情報収集の1ツールとしてお役立てください！
もちろん登録無料！

「羊土社会員」（登録無料）

多彩な魅力的コンテンツがご覧いただけます！

新刊や気になる書籍をいち早く購入できる！

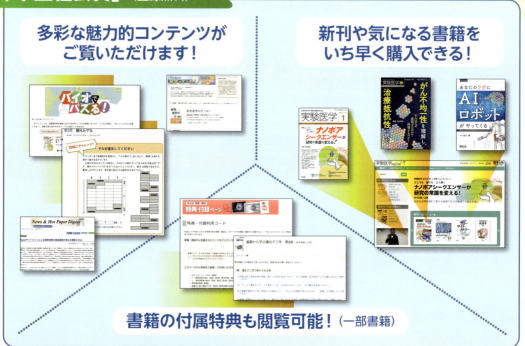

書籍の付属特典も閲覧可能！（一部書籍）

メールマガジン（登録無料）

新刊書籍情報をいち早く手に入れるには,一にも二にもまずメルマガ！ほか学会・フェア・キャンペーンなど,登録しておけばタイムリーな話題も逃しません！

■**「羊土社ニュース」**
毎週火曜日配信.「実験医学」はじめ,生命科学・基礎医学系の情報をお届けします

■**「羊土社メディカル ON-LINE」**
毎週金曜日配信.「レジデントノート」「Gノート」はじめ,臨床医学系の情報をお知らせします

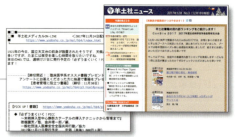

「羊土社会員」「メールマガジン」のご登録は羊土社HPトップから
www.yodosha.co.jp/

羊土社 3〜8月の新刊&近刊案内

実験医学増刊 Vol.36 No.12
脳神経回路と高次脳機能
スクラップ&ビルドによる心の発達と脳疾患の謎を解く
著/榎本和生,岡部繁男
定価(本体5,400円+税)
B5判 フルカラー 204頁
978-4-7581-0372-5
詳しくは本誌 2243 ページへ

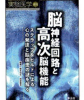
NEW 先端review

マンガでわかる ゲノム医学
ゲノムって何?を知って健康と医療に役立てる!
著/水島-菅野純子
イラスト/サキマイコ
定価(本体2,200円+税)
A5判 1色刷り 221頁
ISBN 978-4-7581-2087-6
詳しくは本誌 2209 ページへ

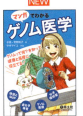
NEW 絵本

実験医学増刊 Vol.36 No.10
脂質クオリティ
生命機能と健康を支える脂質の多様性
編/有田 誠
定価(本体5,400円+税)
B5判 フルカラー 246頁
ISBN 978-4-7581-0371-8
詳しくは本誌 2283 ページへ

NEW 先端review

実験医学別冊
細胞・組織染色の達人
実験を正しく組む、行う、解釈する免疫染色とISHの鉄板テクニック
監修/高橋英機 著/大久保和央
執筆協力/ジェノスタッフ株式会社
定価(本体6,200円+税)
AB判 フルカラー 186頁
ISBN 978-4-7581-2237-5
詳しくは本誌 2268 ページへ

NEW 実験

実験医学増刊 Vol.36 No.7
超高齢社会に挑む
骨格筋のメディカルサイエンス
〜筋疾患から代謝・全身性制御へと広がる筋研究を、健康寿命の延伸につなげる
編/武田伸一
定価(本体5,400円+税)
B5判 フルカラー 230頁
ISBN 978-4-7581-0370-1
詳しくは本誌 後付6ページへ

好評発売中 先端review

トップジャーナル395編の
「型」で書く医学英語論文
言語学的Move分析が明かした執筆の武器になるパターンと頻出表現
著/河本 健, 石井達也
定価(本体2,600円+税)
A5判 2色刷り 149頁
ISBN 978-4-7581-1828-6
詳しくは本誌 2192 ページへ

好評発売中 語学

伝わる医療の描き方
患者説明・研究発表がもっとうまくいくメディカルイラストレーションの技
著/原木万紀子 監/内藤宗和
定価(本体3,200円+税)
B5判 フルカラー 143頁
ISBN 978-4-7581-1829-3
詳しくは本誌 2277 ページへ

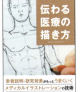
好評発売中 実用

実験医学増刊 Vol.36 No.5
レドックス疾患学
〜酸素・窒素・硫黄活性種はどう作用するのか、どこまで健康・疾患と関わるのか?
編/赤池孝章, 本橋ほづみ, 内田浩二, 末松 誠
定価(本体5,400円+税)
B5判 フルカラー 276頁
ISBN 978-4-7581-0369-5
詳しくは本誌 後付7ページへ

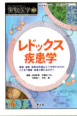
好評発売中 先端review

理系総合のための
生命科学 第4版
分子・細胞・個体から知る"生命"のしくみ
編/東京大学生命科学教科書編集委員会
定価(本体3,800円+税)
B5判 2色刷り 342頁
ISBN 978-4-7581-2086-9

好評発売中 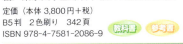 教科書 参考書

科研費獲得の方法とコツ
改訂第6版
実例とポイントでわかる申請書の書き方と応募戦略
著/児島将康
定価(本体3,800円+税)
B5判 2色刷り 約270頁
978-4-7581-2088-3
詳しくは本誌 2238 ページへ

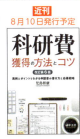
近刊 8月10日発行予定 実用

次世代シークエンスを始めたいあなたのためのオススメ書籍

腸内フローラも環境メタゲノムもこの1冊にお任せ！

実験医学別冊　NGSアプリケーション

今すぐ始める！
メタゲノム解析
実験プロトコール

ヒト常在細菌叢から環境メタゲノムまでサンプル調製と解析のコツ

編集／服部正平

シリーズ最新刊

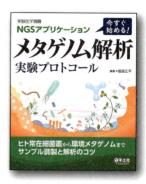

試料の採取・保存法は？　コンタミを防ぐコツは？　データ解析のポイントは？ 腸内，口腔，皮膚，環境など多様な微生物叢を対象に広がる「メタゲノム解析」．その実践に必要なすべてのノウハウを1冊に凝縮しました．

- ◆定価（本体8,200円＋税）
- ◆AB判　231頁
- ◆ISBN978-4-7581-0197-4

発現解析などRNAを使ったあらゆる解析を網羅！

実験医学別冊　NGSアプリケーション

RNA-Seq
実験ハンドブック

発現解析からncRNA、シングルセルまであらゆる局面を網羅！

編集／鈴木 穣

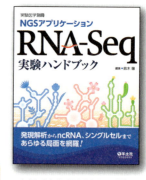

次世代シークエンサーの数ある用途のうち最も注目の「RNA-Seq」に特化した待望の実験書が登場！　遺伝子発現解析から発展的手法，各分野の応用例まで，RNA-Seqのすべてを1冊に凝縮しました．

- ◆定価（本体7,900円＋税）
- ◆AB判　282頁
- ◆ISBN978-4-7581-0194-3

こちらもオススメ

実験医学別冊

次世代シークエンス解析スタンダード

NGSのポテンシャルを活かしきるWET&DRY

編集／二階堂愛

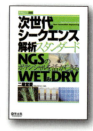

Exome-Seq, ChIP-Seqなど幅広い用途とそのノウハウを漏らさず紹介．データ解析の具体的なコマンド例もわかる"全部入り"の1冊！

- ◆定価（本体5,500円＋税）
- ◆B5判　404頁
- ◆ISBN978-4-7581-0191-2

発行　羊土社 YODOSHA　〒101-0052　東京都千代田区神田小川町2-5-1　TEL 03(5282)1211　FAX 03(5282)1212
E-mail: eigyo@yodosha.co.jp
URL: www.yodosha.co.jp/

ご注文は最寄りの書店，または小社営業部まで

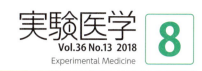

実験医学 8
Vol.36 No.13 2018
Experimental Medicine

特集

サイズ生物学

"生命"が固有のサイズをもつ意味とそれを決定する仕組み

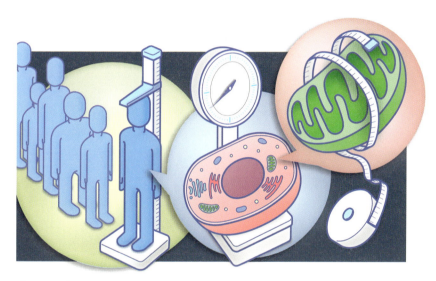

企画／山本一男，原　裕貴

- 概論―"サイズ"で斬る生物学への誘い ……………………………………………… 山本一男 2168
- 細胞のサイズを感知し，核のサイズは制御される ……………………………………… 原　裕貴 2174
- ゴルジ体のサイズと形の制御 ……………………………………………………………… 立川正志 2181
- サイズ依存性から見えてきた細胞骨格の自己組織化原理 ……………………………… 宮﨑牧人 2186
- 細菌細胞の大きさはどのようにして制御されるか ……………………………………… 加藤　節 2193
- システム制御の観点で眺める組織・器官のサイズ調節 ……………………………… 平島剛志 2198
- 前後軸パターンのサイズ調節制御機構 …………………………………………………… 梅園良彦 2204
- 個体のサイズと構造と機能 ………………………………………………………………… 八木光晴 2210

特集関連書籍のご案内 ……………………………………………………………………………………… 2217
特集関連バックナンバーのご案内 ………………………………………………………………………… 2218

特集　サイズ生物学

概論

"サイズ"で斬る生物学への誘い

山本一男

「大きさ」はすべての物体が有する根源的な特性である．それは生命体においても例外ではなく，われわれが肉眼で確認できる表面的な意味のみならず，個体の内部に分け入った器官や組織，それを構成する細胞，さらにそれらを支える細胞内構造に至るまで「適正なサイズ」が設定されていることが見てとれる．ではこれら多様なスケールにおいてそれぞれのサイズを規定しているものは何であろうか．近年の技術革新により，どちらかといえば古典的なこの疑問に，実験と理論の両方から迫る研究が世界的に増えてきている．例えば，がんに代表される疾患は，サイズ制御の破綻と関連させて理解できるかもしれない．今回，本邦にて独自のアプローチで「大きさ」の問題を視野に入れながら研究を展開されている7名の執筆陣を迎え，「サイズ生物学」というくくりでこの潮流を感じてもらえるよう特集を組んでみた．

はじめに

　人が生まれてからはじめて認識する物理量は何であろうか？「熱い・冷たい」「明るい・暗い」といった体感ではなく意識のレベルで認知するもの，という制約をつけるとその答えはおそらく「大きさ」に落ち着くのではないだろうか．「大きい！」その言葉自体は知らなくとも，何か途方もないものを目にして驚く感慨を胸に刻むことが人間としての原体験としてあるのではないかと私は思う．実際，われわれが目にするものはすべて固有の形と大きさをもっている．そもそも「物体」の定義が「形と大きさを有して存在するもの」であるからこれは当然とも言えよう．しかしそれは，生命体というまだわれわれが定義しきれないものについても正しく当てはめることができる．すなわち，われわれが普段目にするさまざまな「個体」のレベルだけでなく，その内部に配置された器官や組織，それら一つひとつを構成する細胞群，さらにその細胞を支える内部構造体から生体高分子に至るまで，世界は「適正なサイズ」に収められているように見える（概念図）．「そう進化してきたものが生物なのだから，これは当然の結果である」という意見もあるかもしれない．しかしいかにしてその大きさに至りそれを維持しているのか，そのメカニズムを探ることは，また新たな生命の構築原理を知ることにつながるのではないだろうか．このような考えから，生物にかかわるさまざまなスケールの問題に「大きさ」の観点からメスを入れる研究の指向を「サイズ生物学」とよんでみたいと思う．

A prelude to "size" biology
Kazuo Yamamoto：Division of Cell Function Research Support, Biomedical Research Support Center, Nagasaki University School of Medicine（長崎大学医学部共同利用研究センター細胞機能解析支援部門）

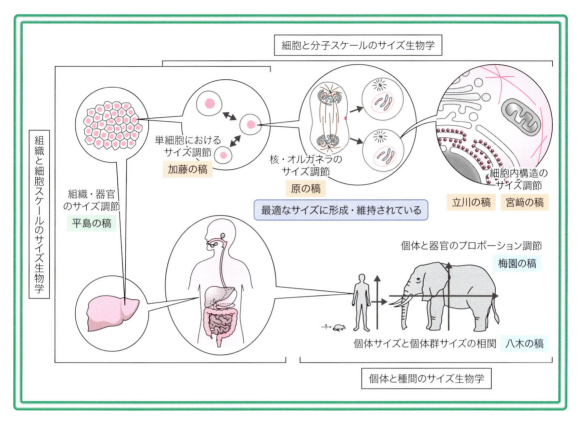

概念図 さまざまなスケールの「サイズ」で斬る

1 組織と細胞スケールのサイズ生物学

　科学の実践は「見る」ことからはじまる．古の科学者も生命なるものを理解するにあたりその内部を見ることが糸口となると考え，顕微鏡の発明に至った．そこで最初に確認されたものが「細胞」というユニットである．その記載は17世紀のRobert Hookeに遡り，それ以降から近代に至るまでの細胞に関する観察の集大成がEdmund B. Wilsonによる『The Cell in Development and Inheritance』である（1896年初版〜1925年第3版：この間に書物のボリュームは3倍以上に膨れあがった）．そのなかにはすでに生物の体や組織のサイズと細胞サイズの関係についての言及がなされている．いわく，「体のサイズは，個々の細胞のサイズよりも体を構成する細胞の総数に相関して規定されるようだ」．この結論は，貝類やウニといった現代生物学の礎を築くのに役立ってくれた生物たちの幼生などの観察に基づいたものであり，脊椎動物などもっと複雑な構造をもつ生物に対して単純に適用できるものではない．また，Wilson自身も触れているように，統計的な正確さを担保しながら体・組織サイズと細胞サイズの相関を測るのはデザインが難しい実験でもある．しかしながらそれ以降も細胞の大きさについての考察は，主に疾病に関連する臓器の局所的な異常に付随する形で記述を重ねていく．この，いわば受動的な立場にしばらく置かれていた「サイズ」の問題を，看過すべからざる科学的興味の対象に引き上げたのが遺伝子ノックアウト動物の登場である．特に，ホスホイ

ノシチド3キナーゼ（PI3K）シグナル経路やインスリン受容体経路におけるさまざまな分子の機能欠損型変異がショウジョウバエの体，器官，細胞のサイズを軒並み小さくし，反対に機能獲得型変異では大きくなるという衝撃的な報告が1999年に相次いで発表され，細胞の大きさが臓器や体サイズに与える影響についての議論を再燃させることとなった[1]．

ここで問題となったのがまたしても「数」と「大きさ」である．細胞は分裂周期を経てその数を増やす．分裂するためには少なくとも遺伝情報を倍加させ，タンパク質やその他の成分も娘細胞2個分を賄う程度に増やさなければならない．直感的には，周期を早く回す方向に作用する分子が活性化すると細胞の数は増え，細胞の構成成分を増やす役割を担う分子が活性化すると細胞は大きくなると考えられるだろう．これらは相互に作用しあう部分もあるため，ある分子の活性化が数とサイズの両方に対して正の作用をもつ場合もあるはずだ．一方で，細胞はただ増えるだけでなく積極的に死ぬことで全体のバランスをとろうともする．現在のところ少なくとも臓器サイズについては，こういった細胞の数の調節と個々の大きさの両方が影響するという理解に落ち着きそうである[2]．本特集では，さらに踏み込んで細胞自身にかかる力学的要素（圧迫・伸展）により組織・器官サイズがダイナミックに制御される姿を紹介する（**平島の稿**）．

2 細胞と分子スケールのサイズ生物学

さてそれでは細胞自身のサイズはどのように決められるのであろうか．前項で触れた細胞周期に照らしてみると，周期をゆったりと回る細胞は大きくなる余裕をもち，逆にせわしなく周期を終える細胞は小さいまま次の周期に入り縮んでいくように思える．しかしながら多くの細胞集団はある一定の大きさの範囲に収まっているのが現実である．その恒常性を維持しているものは何か．この困難な問題への挑戦については，バクテリアや酵母など単細胞のモデル生物を使った研究が先行しており，そこでの議論を理解することは他のサイズ問題を考えるうえで大いに参考となるだろう（**加藤の稿**）．マイクロデバイスの加工技術の進歩により，最近は哺

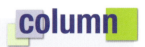

サイズは揺れる

概論では触れることができなかった，細胞サイズ研究の最新トピックについて紹介しておこう．「喰えば太る」というのは誰しも身にしみて理解していることであるが，そんな余剰カロリーの貯蔵や代謝に重要な役割を果たす肝臓は，昼夜リズムにおける摂食行動に依存して大きさを振動させているらしい[11]．すなわち，夜行性であるマウスの肝臓は，夜間に餌を食べると大きくなり，日中に眠っている間にもとに戻るという周期をくり返しているという．この現象は肝細胞のレベルで起こっているらしい．本来の活動時間ではない日中に餌を与えるとそのような周期がみられなくなるところが興味深い．この周期性を与える原動力はリボソームの数とタンパク質合成量であると考えられ，リボソームRNAの選択的な分解が鍵となることが示唆されている（図）．この驚くべき結論を導き出すためには緻密な実験デザインが必要であるが，別の研究で"慣性"ピコ天秤と名付けられたマイクロデバイスを用い単一細胞の質量をミリ秒単位で精密に測定することにより，HeLa細胞やマウス線維芽細胞がその質量を周期変動させている様子が明らかにされた[12]．この場合の周期には2秒間隔と18秒間隔の2つの相があり，ともに12〜15 pg程度の幅で振動する．この変動には細胞膜を介した水の交換とATP合成が関与しているらしい（図）．同論文ではHeLa細胞やマウス線維芽細胞の平均質量をそれぞれ2.43 ngと2.29 ngとしており，変動の幅はたかだか5〜6％にとどまる．そこに意味があるかどうかは科学的"感性"に委ねられる，といったところだろうか．　　　　（山本一男）

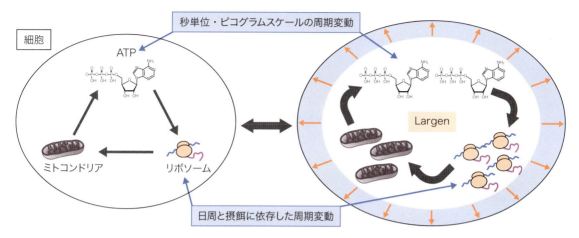

図　細胞サイズの精密調整にかかわると考えられる構成要素
詳細については本文とコラム参照．

乳類の細胞を対象にした精密で興味深い研究も展開されつつある[3]．

　筆者は，細胞サイズ恒常性の維持機構を遺伝子のレベルで記述できないかと考えヒトの細胞を用いた遺伝子スクリーニングを行い，いくつかのサイズ調節候補遺伝子を同定した．そのうちの1つで過剰発現により細胞を大きくすることからLargenと名付けた遺伝子産物は，ミトコンドリアの量を増やしタンパク質合成を活性化することで細胞マスを増加させると考えられた（**図**）[4,5]．この事実によってのみならず，細胞サイズはそれが内包する成分に影響を受けうることは容易に予想される．特に細胞核や有糸分裂の際に形成される紡錘体，中心体などの大きさが細胞自体のサイズと相関があることが古くから指摘されている[6]．しかしその相関を生み出す機構についてはまだ完全には理解されていない．この問題について，本特集のもう一人の編者である原が歴史を紐解きつつさまざまな角度から考察する（**原の稿**）．

　ミトコンドリアやゴルジ体などの細胞小器官も，核と同様に細胞サイズを規定するのに少なからぬ影響を与えていると考えられる．かの複雑な袋状構造物はいかにして形成され集積し細胞内に収まるのか．この問題にリン脂質を成分とする物理モデルの構築から迫る取り組みを紹介する（**立川の稿**）．また，細胞質にはタンパク質分子が自己集合して形成する細胞骨格というネットワークも存在する．その形状と構造によって保持されるテンションや骨格自身の流動性・可塑性も細胞サイズの調節には欠かせないと考えられる．この点に関し，実験的にサイズ調節が可能な人工細胞という閉鎖空間に封じ込められたアクチンとミオシン分子のふるまいからもたらされた気鋭の研究成果を披露してもらう（**宮﨑の稿**）．細胞に含まれる分子として主要な成分であるタンパク質や脂質と，それらが集合して生み出される中間的なサイズの構造物が細胞スケールのサイズ調節にどのようにかかわりうるか，また逆に決められたサイズの細胞に包まれているがために生じる分子の挙動から細胞小器官，ひいては生命現象全体を捉えるユニークな視点を提供してくれるものと期待している．

3　個体と種間のサイズ生物学

　「大きい」ことへの驚きに導かれながら，ここに至って話題の目盛りはどんどん小さく細かに

特集 サイズ生物学

なってしまった．再び肉眼で観察することができる世界に目を向けよう．最も身近にあるのが，われわれ自身の身体のサイズの個体差だ．毛髪や肌，眼の色といった，色素合成に関連すると予想される限られた数の遺伝子の差によって生み出される違いとは異なり，体サイズは遙かに多様な要素により左右される．そのなかにあって成人の身長は遺伝的要因によるところが大きいため，全ゲノムシークエンシングを用いた分子集団遺伝学の研究対象として精力的に解析が進められている[7)8)]．もう少し多彩な表現型に目を向けるとすればそれはイヌの世界になるだろう．体重2 kg前後のチワワから100 kgを超えるセントバーナードまで，陸生哺乳類としてこれほどの体重差を示す種は他に見当たらない．その多様性は体重のみにとどまらず，毛並みや体型，耳や尻尾の長短など広範囲にわたる．発生生物学者ならば特に胴体と四肢の長さの比率の調節機構に興味をそそられるのではないだろうか．しかしながら体サイズ制御にかかわる遺伝子の解析に比べると，イヌの四肢の長さの調節についてはまだあまりわかっていない[9)]．この体と器官のプロポーション（配置・比率）という問題に対し，イヌよりはかなり平坦な見かけになってしまうが，プラナリアの再生系と遺伝学を駆使して挑んだ研究の最前線を紹介したい（**梅園の稿**）．さらに，バクテリアからクジラ，化石から原生生物，細胞から臓器，個体にわたって時間と空間の尺度を乗り越え，各段階で考えられる種々の制約から「サイズ」の問題を考察してもらった（**八木の稿**）．本特集を締めくくるにふさわしい，スケールの大きな話題になると確信している．

おわりに

　本特集は，2017年12月に神戸で開催された生命科学系学会合同年次大会（Con Bio 2017）におけるワークショップ「"サイズ"で斬る分子細胞生物学」を契機としている．トピックの構成と誌面の都合上，先のワークショップ演者のごく一部にのみ執筆を依頼することになってしまったが，あの会場の熱気がなければここにつながることはなかった．すべての演者とご来聴の各位にあらためて感謝の意を表したい．その火をともし続けるべく，2019年3月19日から2日間の日程で「サイズ生物学ワークショップ」と題し，前述演者と本特集の執筆陣を中心とした集会を下関市海峡メッセにて催すことにした．ご興味がおありの方は，筆者Profile欄のURLをご参考にお問い合わせのうえ，奮ってご参加いただきたい．

　「サイズ生物学」という旗印の下，足早にミクロからマクロの世界を剪断してみたが，斬るべきものはまだ至るところに転がっている．またその切り口は人それぞれに見え方が違うかもしれない．例えば細胞サイズに関しては，ミトコンドリア機能との関連が深いことから代謝への影響が強く示唆される．このことから潜在的に多くの疾患の裏側で細胞サイズの変換が生じているかもしれない[4)10)]．

　さらに踏み込んで言えば，「斬る」道具は何も「サイズ」だけであるとは限らない．つまるところ，これまで目にしてきたことやこれから目にすることを，少し違った（おかしな）角度から見つめ直すと，思いもしなかった世界が拓けるかもしれないということだ．われわれはこれからも「サイズ生物学」の旗を振り続けるが，それに共感してこの流れを広げてもらえればよし，さらに全く違った刀で別の世界を斬って見せてもらえるのであればなおのことよしと考えている．読者諸氏が抱える諸々を叩き斬り，何かに踏み出すきっかけとしていただけるなら，本特集もそこそこの成功を収めたと言わせてもらえるだろう．

文献

1) Kozma SC & Thomas G：Bioessays, 24：65-71, 2002
2) Tumaneng K, et al：Curr Biol, 22：R368-R379, 2012
3) Varsano G, et al：Cell Rep, 20：397-410, 2017
4) Yamamoto K, et al：Mol Cell, 53：904-915, 2014
5) Yamamoto K & Mak TW：Dev Growth Differ, 59：33-40, 2017
6) Heald R & Gibeaux R：Curr Opin Cell Biol, 52：88-95, 2018
7) Lango Allen H, et al：Nature, 467：832-838, 2010
8) Marouli E, et al：Nature, 542：186-190, 2017
9) Schoenebeck JJ & Ostrander EA：Annu Rev Cell Dev Biol, 30：535-560, 2014
10) Miettinen TP, et al：Bioessays, 39, 2017
11) Sinturel F, et al：Cell, 169：651-663, 2017
12) Martínez-Martín D, et al：Nature, 550：500-505, 2017

Profile

著者プロフィール

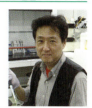

山本一男：1992年 大阪大学大学院理学研究科生物科学専攻後期課程修了，同年より埼玉医科大学医学部第二生化学教室助手．学部・大学院では大阪大学蛋白質研究所にて転写因子と核酸の構造と機能について京極好正教授のご指導をたまわる．埼玉医科大学では村松正實教授のもと，リボソームRNAの転写制御の研究に携わる．このとき核小体が細胞の状態によって大きさを変えることを知り，「サイズ」問題に興味を抱くようになった．'97年 長崎大学医学部講師，同大学院医歯薬学総合研究科助教授を経て2004年に渡加，トロント大学・キャンベルファミリーがん研究所 Tak W. Mak所長の後押しを得て細胞サイズ研究に着手する．'07年 同研究所上席研究員を経て'12年より現職．「サイズ生物学」をともに盛り立ててくれる若者を広く募集中．
http://www.med.nagasaki-u.ac.jp/brsc/dcfrs/

column

Fantastic Voyage

これは昔につくられたアメリカ映画の原題である．「ミクロの決死圏」と言えば，一定の年齢以上にはピンとこられる方も多いだろう．なんでも小さくしてしまう技術を手にした人類だが，その時間はわずか60分．この「ミクロ化」を継続する秘密を解き明かした"東側"の科学者が亡命途中に襲われ脳の奥深くに傷害を負う．それをとり除くために，護衛担当の諜報部員が医療部長，執刀医，美人助手を引き連れ，設計者自らが操縦する小型原子力潜航艇に乗り込み，「細菌サイズ」になって科学者の体内に入り「マイクロサージャリー」を行う，というお話．この「サイズの入れ子状態」となった奇想天外な本作品を，本コラムを書くにあたりツッコミどころを求めて何十年ぶりかに観なおしたが，「体内ってこんなに明るいんだね」と思った他は意外にもそれほど気になる場面はなかった（ミクロ化技術はさておき）．冒頭に医師や研究者への謝辞が捧げられているように，血管や肺，内耳や脳内などを，もし「内部から見渡す」ことが叶うとすれば，「こうかもしれない・こうあって欲しい」と思わせるような舞台装置が立派に組み上げられている．惜しむらくは美人助手を襲う抗体が綿埃のような代物で，まとわりついたのを剥がすとなぜか結晶化してしまうのだが，あれは何を認識して結合しにきたのかな，と些細なことが気になったぐらいだ．他に潜航艇内部へ液体（場面設定からすると脳髄液になるのだろうか）が流れ込んでくるが，実サイズの物体とミクロ化した人間がじかに接触するのは抗体を含めてこの2点ぐらいであり，実際にはもう少し違った物性を示すのでないかという気がした．じつはこの潜航艇については重大な問題があるのだが，これ以上のネタバレは差し控えたい．科学，冒険，サスペンスにちょっぴりお色気も加えられたこの愛すべき作品を楽しみながら，いつか本当に体内を旅する（かのように観察する）夢に浸ってみてはいかがだろうか．

I think it's the most exciting—We're going to see things no one ever saw before. The actual physical process of life itself—not something under a microscope… Just think of it！（美人助手コーラの台詞）

（山本一男）

特集　サイズ生物学

細胞のサイズを感知し，核のサイズは制御される
核のサイズスケーリング

原　裕貴

生物を構成する最小単位である細胞は，周囲の環境に応じて，そのサイズ（大きさ）を変化させる．この細胞サイズの変化に合わせて，細胞機能を司る内部のオルガネラ（細胞小器官）のサイズも巧みに調整される．このオルガネラと細胞とのサイズの相関関係は100年以上前に発見された現象であるが，その後研究者の興味がオルガネラ構造の分子基盤の解析に傾倒するに従い，このサイズの関係性は研究者たちの記憶からしだいに忘れ去られていった．しかし近年，分子基盤の解明が著しく進展したことをきっかけに，ここ10年の間にサイズの制御機構に再び脚光が当たりはじめた．本稿では，オルガネラの中でも細胞機能の場として中心的な役割を果たす「核」に焦点を絞り，そのサイズの制御機構について概説する．

キーワード　核，オルガネラ，細胞サイズ，スケーリング

はじめに

生物を構成する最小単位である細胞は，分化や発生段階の違いによる細胞状態・運命や外部環境の変化に合わせて，そのサイズをダイナミックに変化させる．これら多様な条件に細胞機能を適応させるために，細胞はそのサイズに合わせて細胞機能の場であるオルガネラ〔本稿では，例外的に膜に包まれない細胞内構造（紡錘体，中心体，染色体など）も含めオルガネラとよぶ〕のサイズを制御する必要に迫られる．例えば，大きな細胞が2つの娘細胞へと分裂する際には，遺伝情報を含む染色体を長い距離分配させるために[1]，染色体分配装置である紡錘体のサイズを大きくする[2]～[4]．また大きな細胞では，よりたくさんのエネルギーが必要となるため，細胞はATP合成の場であるミトコンドリアの体積を大きくする[5]．このように細胞サイズに合わせてオルガネラのサイズを制御する（スケールする）現象を，本稿では以後「細胞内サイズスケーリング」とよぶ．細胞内サイズスケーリングについては，1912年にEdwin Conklinが，数種類の海産動物の初期胚発生期でみられるさまざまなサイズの割球（細胞）において，核，紡錘体，中心体それぞれのサイズと細胞全体の体積の間に一定の比率が存在することをはじめて報告した[6]．その後の分子生物学の勃興により，オルガネラを構築する分子機構の解析が急速に進展する一方で，細胞を観察するだけで直感的に理解される細胞内サイズスケーリングの現象に関する解析やそのしくみの理解については長い間見過ごされてきた．しかし20世紀終盤から，分子基盤が徐々に明らかになり，さまざまなオルガネラの可視化が簡易になったことも後押しし，細胞内サイズスケーリングに再び脚光が集まりはじめている．その結果，Conklinが観察した核，紡錘体，中心体のサイズに留まらず，ミトコンドリア，核小体，凝縮期染色体などのさまざまなオルガネラのサイズスケーリングの特徴が（再）検証され，その制御機構がさかんに解析されてきた（図1，表）．

Nuclear size scales with cell size
Yuki Hara：Evolutionary Cell Biology Laboratory, Graduate School of Sciences and Technology for Innovation, Yamaguchi University（山口大学大学院創成科学研究科，進化細胞生物学研究室）

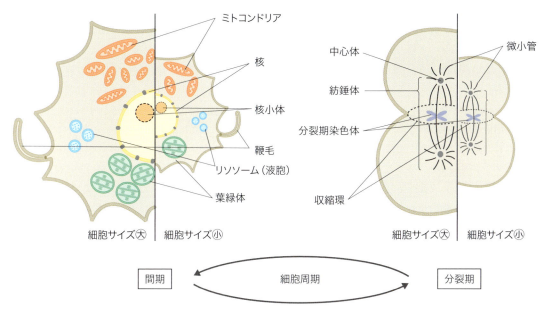

図1 オルガネラのサイズスケーリングの例

表 細胞サイズに合わせたスケーリングが見られるオルガネラ・現象の例

オルガネラ	参考文献
ミトコンドリア（体積）	Rafelski SM, et al（2012）[5]
中心体（体積）	Greenan G, et al（2010）[8] Decker M, et al（2011）[9]
核（体積）	Levy DL & Heald R（2010）[19] Hara Y & Merten CA（2015）[23] Neumann FR & Nurse P（2007）[11] Jorgensen P, et al（2007）[12]
核小体（体積）	Feric M & Brangwynne CP（2013）[28] Uppaluri S, et al（2016）[29]
紡錘体（長さ）	Wühr M, et al（2008）[2] Good MC, et al（2013）[3] Hazel J, et al（2013）[4]
紡錘体（伸長距離・速度）	Hara Y & Kimura A（2009）[1]
分裂期染色体（長さ）	Hara Y, et al（2013）[16] Ladouceur AM, et al（2015）[30]
鞭毛（長さ）	Marshall WF & Rosenbaum JL（2001）[31]
リソソーム／液胞（体積）	Chan YH & Marshall WF（2014）[32]
葉緑体（体積）	Ellis JR & Leech RM（1985）[33]
収縮管（長さ・収縮速度）	Carvalho A, et al（2009）[34] Miyazaki M, et al（2015）[35]
細胞周期（長さ）	Jevtić P & Levy DL（2015）[17]
細胞周期（チェックポイントの忠実度）	Kyogoku H & Kitajima TS（2017）[36] Galli M & Morgan DO（2016）[37]

特集 サイズ生物学

1 限定された細胞空間でのオルガネラの構築

では，どのようにオルガネラのサイズスケーリングは制御されているのだろうか？ ここで鍵となるのは，細胞内に存在するオルガネラの構成材料の量が限られている，ということである[7]．まずは単純化のために，細胞内外の分子の出入りがない閉鎖空間と捉え，細胞内の限られた量の構成材料を集積（結合）させることでオルガネラが構築され，さらなる集積とともにそのサイズが増大するという条件を仮定する．この条件でオルガネラの構築が開始すると，細胞質中の未使用の構成材料の量はしだいに減少する．それにより未使用材料の細胞内濃度が減少するため，構成材料の集積速度（つまりはオルガネラの増大速度）は時間経過とともに減少する（**図2**）．そして，細胞内のすべての材料を使い果たしたとき（もしくは材料の集積と解離の速度が一致したとき）に，オルガネラの安定的なサイズに到達する．実際に，中心体のサイズは細胞質内の中心体マトリクス構成因子SPD-2の量依存的[8][9]，紡錘体のサイズは微小管を構成するチューブリン分子の量依存的に決定される[3][4]．ただし例外も存在し，バクテリオファージのtail構造の長さのように[10]，サイズを規定する分子が存在する場合（もしくは決まった数の分子で一つのオルガネラが構成される場合）は，オルガネラのサイズは細胞サイズに依存せず，構成材料の構造に依存する．例外やオルガネラの種類により細かな違いがあるものの，概して，オルガネラのサイズは細胞内の限定された量の材料をいかに集め，いかに使うかによって決定される．以後，本稿では，サイズスケーリングの例として核を重点的にとり上げる．

2 核のサイズスケーリングと生物学的意義

すべての真核生物が保持しDNAを内包する核についても，前述のConklinが示したように，サイズスケーリングの特徴が解析されてきた．近年では，酵母のさまざまな細胞サイズの変異体（細胞周期遺伝子の変異）を解析したところ，細胞サイズの変化にかかわらず，核と細胞質の体積の比率が一定に保たれることが明らかにされた（例；約8％：分裂酵母[11]，約7％：出芽酵母[12]）．比率の数値は細胞種や生物種で異なるものの，細胞サイズに合わせスケールする質的な表現型はさまざまな真核生物種で広く観察されており（経験的に知られており），核のサイズスケーリングは真核生物に共通した細胞を構成するうえでの基本原理であることが推察される．

しかし，本当に核のサイズスケーリングは細胞にとって重要な現象なのであろうか？ これまでに，細胞機能の異常と核の形態異常の表現型が同時に検出される例が数多く観察されている[13]．核膜構造を構成するLamin遺伝子の先天的な変異が原因である「ラミノパシー」として分類される遺伝病群（例；ハッチンソン・ギルフォード・プロジェリア症候群[14]）は，核の形態異常の表現型を伴うことが知られている．また，一般的にがん化細胞や老化細胞では，核の形態異常に加え，核サイズの肥大化の表現型が散見される[15]．核サイズ・形態の異常と病態との表現型の同時検出に加え，近年では細胞生物学の手法を駆使することで，核サイズの実験的な操作による細胞機能への影響についても解析が行われはじめている．それにより，核サイズがその後の分裂期の染色体凝縮や[16]，初期胚発生時の細胞周期の時間[17]の制御に寄与することが示されている．現状では核のサイズが細胞機能に直接影響を与える因果関係については議論の余地があるものの，核の適切なサイズスケーリングと正常な細胞機能は密接に関連すると考えられる．

3 核のサイズスケーリングの制御機構

サイズスケーリングの制御機構の解析には，歴史的に多細胞生物の初期胚が用いられてきた[6]．初期胚の発生過程において，卵割（細胞サイズの成長を伴わない細胞分裂）により割球（細胞）のサイズは著しく減少する．その際，核内容物であるゲノムの量とは無関係に，急速に変化する細胞サイズに合わせて核サイズが制御されるように見えることからも，古くから初期胚が好まれて用いられてきた．さらに近年，アフリカツメガエルの卵細胞質抽出液を用いた核の再構築実験系を応用することにより，核のサイズスケーリング制御機構の理解は大きく進展した．この実験系では，未

2176 実験医学 Vol. 36 No. 13 (8月号) 2018

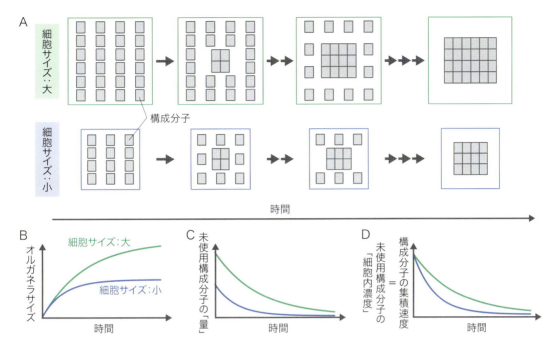

図2 オルガネラ構築時の構成材料の量の変化
細胞サイズの違いによる構成分子の集積．模式図（A）とオルガネラサイズ（B），細胞内の未使用構成分子の量（C）と構成分子の集積速度（D：未使用構成分子の細胞内濃度に依存し決定する）の時間変化のグラフ．

受精卵から抽出した細胞質に，単離した精子クロマチンを加え培養することにより，受精直後の卵割でみられるさまざまなオルガネラのin vitro再構成が可能である[18]．細胞膜の無い環境であるため，外部からの薬剤等の添加や細胞空間の人為的な操作が容易であり，さまざまなオルガネラのサイズスケーリング制御機構の解析に応用されてきた[3,4]（**宮﨑の稿**も参照）．この無細胞実験系により示唆された核のサイズスケーリング制御機構に関しては，以下に示す2つに分類することができる．

❶ Laminタンパク質の核内輸送による制御[19]

前述の無細胞実験系はアフリカツメガエルだけではなく，胚や割球，細胞内のオルガネラのサイズがより小さい，近縁種のネッタイツメガエルの未受精卵を用いても調整可能である[19,20]．2種間の核サイズの制御機構の相違点を検証するために，Daniel Levyらは実際にそれぞれの種の未授精卵より調整した細胞質抽出液中でアフリカツメガエルの精子クロマチンを添加し核を再構成した[19]．その結果，アフリカツメガエルの抽出液中で再構成される核の増大速度がより大きいことが明らかになり，細胞質に存在する核のサイズスケーリングを規定する因子の種特異性が示唆された．そこで，種間で核の構築に必要な因子を比較すると，核内にタンパク質を輸送する能力に差があり，特に，核内輸送因子であるImportin αとそれにより輸送されるLamin Bの「量」が種間で異なり，再構成される核のサイズと正の相関関係を示していた．中間系線維のLaminは，核膜孔を介して核内に能動輸送され，核膜の直下で線維構造を形成することで核の剛性を高めることが知られており[21]，核内に輸送されたLaminの量に依存し核サイズを規定するモデルが提唱された（**図3**）．そこで，実験的に精製したタンパク質の添加，もしくは特異的抗体を用いた内在性タンパク質の除去により卵細胞質抽出液中のLaminタンパク質の量を操作すると，再構成される核の増大速度はLaminタンパク質の量に依存し変化した[19,22]．さらに，生体内でLaminのタンパク質量の細胞内濃度が一定であると仮定すると，細胞内のLaminタンパク質の量は細胞サイズと比例す

特集　サイズ生物学

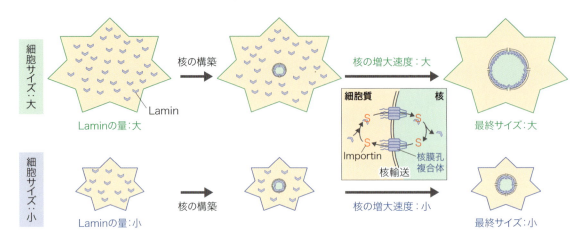

図3　細胞サイズ依存的なLaminタンパク質の核内輸送

ることとなり，このモデルは核のサイズスケーリングにも応用可能となる（図3）．実際に，2種のツメガエルの初期胚発生の過程では，卵割による細胞サイズの減少に従い，細胞内のLaminタンパク質の量が減少し，また初期胚中でのLaminタンパク質の過剰発現により核の増大速度が通常より大きくなることが確認されている[19]．以上の結果から，細胞内の核の構成材料の一つであるLaminタンパク質の核内輸送量依存的に核のサイズスケーリングが説明可能である．

❷ 脂質膜の供給による制御[23]

前述のモデルは細胞全体のサイズ（に依存するLaminの量）に依存するが，同一細胞質のなかに多数の核が存在する場合，おのおのの核のサイズはもはや細胞全体のサイズに相関を示さず，核周囲の局所的な細胞質空間に相関する（核が密集して存在する場合に比べ，核同士が離れている場合はおのおのの核のサイズが大きくなる[11,24]）．この現象の制御機構を解明するために，われわれはマイクロ流体工学の技術と無細胞実験系を組合わせ，核周囲の空間を人為的に操作する実験系を確立した[23]．マイクロチャネル（微小の流路）を培養容器に見立て，精子クロマチンを含む細胞質抽出液を断面積が異なるさまざまなマイクロチャネル内に注入後，そのなかで再構成する核の増大の様子を観察することで，サイズスケーリングへの影響を検証した．その結果，核の増大速度はマイクロチャネルの断面積に正に相関し変化するが，ある断面積以上のマイクロチャネルを用いると，核の増大はある速度のまま変化しない（断面積非依存的な増大速度）特徴を明らかにした．このことから，核の増大を制御する一定サイズの空間（「核ドメイン」とよぶ；約直径170 μmの空間）が存在し，この核ドメインが制約を受けた場合のみ核の増大速度が低下する制御モデルが示唆された（図4）．その後の解析から，核近傍で中心体を基点として伸長する微小管が高密度で存在する領域が，核ドメインとして働くことがわかった．その微小管の高密度な領域のサイズ依存的に，細胞質中に存在する断片化された脂質膜（抽出液調製時に断片化されたもの；一般的に分裂期に核膜崩壊により断片化される）を核へと供給する機構を明らかにした．断片化された脂質膜はダイニンモーターにより核周囲の微小管へとリクルートされ，微小管に沿ってシート状につながった小胞体を形成することが知られる[25]．さらに核膜の脂質膜は，核膜孔を介してつながる小胞体の脂質膜より供給される[26]．このため，細胞質の局所空間に合わせて形成される微小管領域のサイズ依存的に，集積する脂質膜の量が規定され，最終的には核膜への脂質膜を供給する機能的な小胞体の量を規定する制御経路が想定された（図4）．実際に，細胞質空間に制約を与えた条件下で，単離した脂質膜を過剰量添加すると，核周囲の脂質膜の集積量が増加し，核の増大速度は上昇する[23]．このように，微小管領域を介した脂質膜の核への供給量によっても，核のサイズスケーリングを説明することが可能である．

細胞のサイズを感知し，核のサイズは制御される

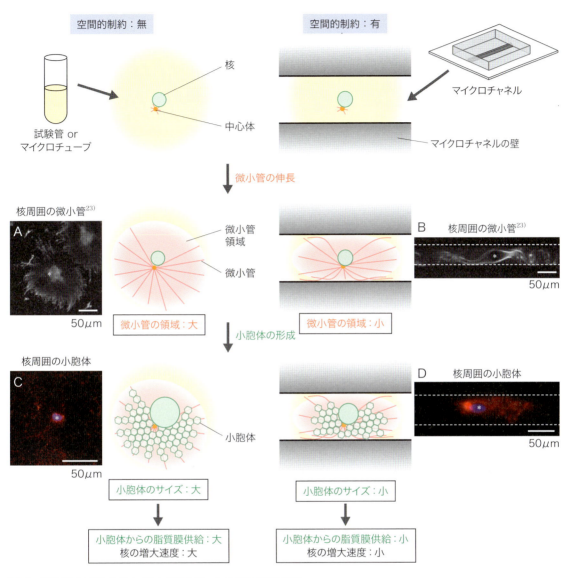

図4　細胞質空間依存的な微小管領域による脂質膜の供給
核周囲の局所的細胞質空間の違いによる，脂質膜の供給の模式図．A, B) 核周囲の微小管の可視化（文献15より引用），C, D) 核周囲の小胞体の可視化（DiIC16による染色）（赤：DiIC16，*：核の場所，破線：マイクロチャネルの壁の位置）

おわりに

　核のサイズスケーリングの現象は，さまざまな生物種・細胞種間で広く質的に保存されているが，実際の細胞と核の体積の比率自体には種間の違いが存在する．それは生物種の違いや細胞が置かれる環境により，サイズ制御の限定要因となる機構を使い分ける，もしくは限定因子となる分子構造が種により異なることに起因するだろう．実際に本稿で示した2つのモデルは，核内に局在するタンパク質と脂質膜の供給という核構造の異なる構成要素により制御されるもので，どちらも核の構築には必要不可欠である．これらの機構が共存することで，細胞運命や細胞周期によりダイナミックに変化するさまざまな細胞内環境（細胞内タンパク質の組成や核の細胞内位置など）に適応し，核のサイズスケーリングを実現している可能性が考えられる．今

後，さまざまな細胞内環境下でのサイズスケーリングの制御機構の比較が可能となれば，核のサイズスケーリングの真核生物種間での包括的な理解が期待できる．また，進化上，核は原核生物が共生することにより獲得された構造であることから，原核生物の細胞サイズ制御機構にも何らかの関連性を見出すことができるかもしれない（**加藤の稿**を参照）．同時に，核のサイズスケーリングと核の機能の因果関係の理解は，種間で保存されるサイズスケーリングの生物学的意義を考えるうえで，今後の残された課題といえる．これらが解明されれば，病態に密接に関連する核のサイズスケーリングの異常を改善する，もしくは操作することが新たな製薬のターゲットとなる時代[27]が訪れるかもしれない．

文献

1) Hara Y & Kimura A：Curr Biol, 19：1549-1554, 2009
2) Wühr M, et al：Curr Biol, 18：1256-1261, 2008
3) Good MC, et al：Science, 342：856-860, 2013
4) Hazel J, et al：Science, 342：853-856, 2013
5) Rafelski SM, et al：Science, 338：822-824, 2012
6) Conklin EG：J Exp Zool, 12：1-98, 1912
7) Goehring NW & Hyman AA：Curr Biol, 22：R330-R339, 2012
8) Greenan G, et al：Curr Biol, 20：353-358, 2010
9) Decker M, et al：Curr Biol, 21：1259-1267, 2011
10) Katsura I & Hendrix RW：Cell, 39：691-698, 1984
11) Neumann FR & Nurse P：J Cell Biol, 179：593-600, 2007
12) Jorgensen P, et al：Mol Biol Cell, 18：3523-3532, 2007
13) Edens LJ, et al：Trends Cell Biol, 23：151-159, 2013
14) Haithcock E, et al：Proc Natl Acad Sci U S A, 102：16690-16695, 2005
15) Zink D, et al：Nat Rev Cancer, 4：677-687, 2004
16) Hara Y, et al：Mol Biol Cell, 24：2442-2453, 2013
17) Jevtić P & Levy DL：Curr Biol, 25：45-52, 2015
18) Hannak E & Heald R：Nat Protoc, 1：2305-2314, 2006
19) Levy DL & Heald R：Cell, 143：288-298, 2010
20) Brown KS, et al：J Cell Biol, 176：765-770, 2007
21) Swift J, et al：Science, 341：1240104, 2013
22) Jevtić P, et al：J Biol Chem, 290：27557-27571, 2015
23) Hara Y & Merten CA：Dev Cell, 33：562-575, 2015
24) Gurdon JB：J Emb Exp Morph, 36：523-540, 1976
25) Wang S, et al：J Cell Biol, 203：801-814, 2013
26) Theerthagiri G, et al：J Cell Biol, 189：1129-1142, 2010
27) Marshall WF：Bioessays, 34：721-724, 2012
28) Feric M & Brangwynne CP：Nat Cell Biol, 15：1253-1259, 2013
29) Uppaluri S, et al：Cell Rep, 17：345-352, 2016
30) Ladouceur AM, et al：J Cell Biol, 209：645-651, 2015
31) Marshall WF & Rosenbaum JL：J Cell Biol, 155：405-414, 2001
32) Chan YH & Marshall WF：Biophys J, 106：1986-1996, 2014
33) Ellis JR & Leech RM：Planta, 165：120-125, 1985
34) Carvalho A, et al：Cell, 137：926-937, 2009
35) Miyazaki M, et al：Nat Cell Biol, 17：480-489, 2015
36) Kyogoku H & Kitajima TS：Dev Cell, 41：287-298.e4, 2017
37) Galli M & Morgan DO：Dev Cell, 36：344-352, 2016

Profile 著者プロフィール

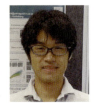

原 裕貴：筑波大学第二学群生物資源学類卒業，総合研究大学院大学生命科学研究科遺伝学専攻修了．国立遺伝学研究所，欧州分子生物学研究所（EMBL）博士研究員を経て，現在，山口大学大学院創成科学研究科助教（テニュアトラック）．細胞のなかを顕微鏡でのぞきながら，オルガネラがどのようなサイズに調整され，どのように配置されるのか，さらにはこれら細胞がどのように進化してきたのかに思いをはせて研究しています．
URL：https://sites.google.com/site/haralabyamaguchi/

column

サイズスケーリングは細胞がもつ黄金比？

筆者がIKEAやニトリに行くと，どの大きさの家具を買っていいのか悩み，そしてミスチョイスをくり返す．建築家・ルコルビジェはかつて，この問題を解決する為にも，人間が本能的に美しいと感じる黄金比（1：1.618の比率）を駆使した縮尺「モジュロール」を創造し，建築物の設計や室内のデザインへと応用した．しかし結果的に，そのデザインは一般的な人間生活にはフィットしなかった（人間には少し窮屈に感じられる）ため，モジュロールは淘汰され，現代社会では滅多に目する機会は無い．本稿で記したオルガネラのサイズスケーリングの関係性は，英語で部屋（cell）を意味する細胞内のデザインを決めるうえでの「黄金比」と考えることもできる．長い進化の過程で獲得したこの細胞の「黄金比」から，人間が住む部屋のデザインを学ぶことが，ひょっとしたらできるのかもしれない．

（原 裕貴）

特集 サイズ生物学

ゴルジ体のサイズと形の制御

立川正志

ゴルジ体は脂質膜でできた扁平な槽が積層する特徴的な形態をもつオルガネラで，細胞内メンブレントラフィックの重要な中継地としての役割を担う．そのため，そのサイズはトラフィック量に応じて適応的に制御されていると考えられる．本稿ではゴルジ体を構成する脂質膜の物性に着目し，物理モデルを用いてゴルジ体のサイズと形を扱う研究を紹介する．浸透圧や弾性力などゴルジ体に働く複数の力によるエネルギーがサイズ変化にどのように応答し，それらエネルギーのバランスとしてサイズと形がどう決まるか議論する．

キーワード ゴルジ体，サイズ，生物物理，エネルギーモデル，シミュレーション

■ はじめに─ゴルジ体のサイズと形

ゴルジ体は主に脂質膜からなるオルガネラで，真核細胞のメンブレントラフィックの重要な中継地である．小胞体（ER）で合成された膜タンパク質や分泌タンパク質などの積荷タンパク質は，smooth ER上にあるER exit siteで輸送小胞に封入され，脂質とともにゴルジ体に送られた後，ゴルジ体内を通過する間に修飾を受け，行き先ごとに選別され，目的地へ送り出される．多くの真核細胞ではゴルジ体はゴルジスタックとよばれるユニットとして多数存在する．植物細胞ではゴルジスタックは細胞全体に広がって存在し，同じく広がったER exit site近傍に位置している一方，動物細胞ではゴルジ体は核近傍の一カ所に集まって整列しており，チューブ状の膜で横方向に結合してゴルジリボンという一体の構造をとっている．ゴルジスタックは，一般的には扁平化した膜の袋（槽）が層板状に積み重なった特徴的な形態をもつ．槽の数は種や細胞タイプによって異なるが，機能単位としてはERに近い入り口側から順に *cis*，*medial*，*trans* の3つの区別が存在するこ

とが知られている．また，ゴルジ体の出口では，トランスゴルジネットワークとよばれる，膜がチューブネットワーク形態をとった構造ができ，ここで積荷タンパク質を選別し発送している．

ゴルジ体はこのように特徴的な形態をもち，細胞機能に応じてダイナミックに動くオルガネラである．では，この形や動きはどのように制御されているのだろうか？ 本特集のテーマである"サイズ"は何が規定しているのだろうか？ ゴルジ体はメンブレントラフィックの中継地であり，ゴルジ体の輸送容量がトラフィックの速度に影響するため，ゴルジ体のサイズは種や細胞タイプごとに異なる必要がある．基本的に細胞はゴルジスタックの数を変えることでこの要求を満たしている．例えば植物細胞では，種や細胞タイプ，細胞サイズの違いにより20〜400個と大きく変化する[1]．動物細胞では，同じ細胞タイプであってもトラフィックの増加に応じてゴルジリボンサイズがダイナミックに変化することが報告されている[2]．また，細胞の成長と分裂を考えると，細胞の恒常性のために分裂から次の分裂までの間に2倍に増える必要がある．一方，槽

Size and shape regulation of Golgi apparatus
Masashi Tachikawa：Theoretical Biology Laboratory, RIKEN[1]/Interdisciplinary Theoretical and Mathematical Science Program, RIKEN[2]（理化学研究所望月理論生物学研究室[1]/理化学研究所数理創造プログラム[2]）

特集　サイズ生物学

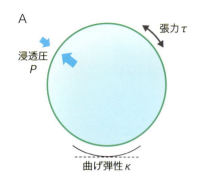
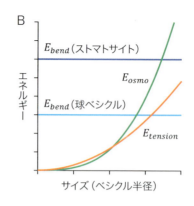
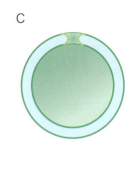

図1　膜のエネルギーモデル
球形ベシクルにかかる力（A）とその力によるエネルギーのサイズ依存性（B）．Cは理想ストマトサイトの形態を断面図により示す．オートファゴソーム膜のように二層構造をとり，内腔はその二層に挟まれた領域となる．その曲げ弾性エネルギーはサイズによらず球ベシクルの2倍の値となる（B）．二層をつなぐ結合構造を黄緑色で示した．

の数もまた種や細胞タイプにより異なり3～20程度まで変化するが，トラフィック量の変化に対する依存は確認されていない[3]．槽の数はゴルジ体でのタンパク質修飾の複雑さやその品質管理に応じて変化しているのかもしれない[4]．本稿では，ゴルジ体の主要な構成要素である脂質膜の物理特性から，そのサイズと形の制御メカニズムを考えてみる．

1　膜構造のサイズと形の物理的な制御：エネルギーモデル

ゴルジ体などのオルガネラは，それ自体単独では分子の集合体にすぎないことを考えると，そのサイズや形の制御を物理的なメカニズムとして議論することは有効そうに思われる．実際ソフトマター物理の分野では，リン脂質でできたベシクルをさまざまな物理条件の下に置くことで多様な形態に変形させ，物理モデルによりその形態を説明することに成功している．ここではその物理モデルの考え方を説明する[5]．

物理モデルを設計することはエネルギーを設計することに対応する．物理的に安定な状態はエネルギー最小の状態として実現される．エネルギー源としては複数考えることができ，例えば膜張力（τ）や浸透圧（P）などオルガネラに働く力（図1A）の影響は，内腔の膜表面積（A）や体積（V）との積の形でエネルギーとして与えられる．

$$E_{tension} = \tau \cdot A$$
$$E_{osmo} = P \cdot V$$

一般的に考えて「大きいものほど多くのエネルギーを蓄えられる」と容易に想像できるように，エネルギーは"サイズ"に比例する．しかし，ここでいう"サイズ"がどの次元で測られたものかは，エネルギーによって異なるので注意が必要である．例えば，球形ベシクルへ働く力を一定にしたまま半径を2倍にすることを考えると，膜面積は$2^2 = 4$倍に，体積は$2^3 = 8$倍になるため，$E_{tension}$，E_{osmo}も4倍，8倍となる．以降，単にサイズという場合は長さを指す．

オルガネラを考えるうえでもう一つ重要なエネルギー源として，膜の曲げ弾性エネルギー（**図1A**）があげられる．

$$E_{bend} = \frac{\kappa}{2} \int_{膜} (c - c_0)^2 da$$

があげられる．cは膜の各点における曲がり具合をあらわす平均曲率，c_0は自発曲率（バネにおける自然長に相当）で，この差の二乗を膜全体に積分することで，エネルギーが計算される．κは曲げ弾性定数である．このエネルギーがユニークな点は，（$c_0 = 0$であれば）サイズによらないエネルギーとなっている点である．例えば，球形ベシクルに蓄えられる曲げ弾性エネルギーはそのサイズによらず

$$E_{bend} = 8\pi\kappa$$

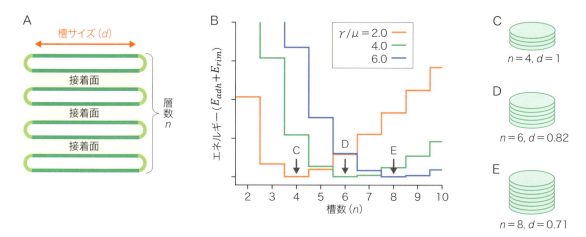

図2 ゴルジスタックの槽数コントロールのエネルギーモデル
A) Dergancらの議論に基づくゴルジスタックモデルの断面図．曲率分子の吸着が予想される縁領域を黄緑色で示した．B) 槽数 n に対するエネルギーの関数．E_{adh} は n に対し減少関数，E_{rim} は n に対し増加関数であるため，γ/μ 比を変えると両者のバランスによってきまる最小エネルギーとなる n が変化する．C～Eはそれぞれの最小エネルギーに対応する形態．

である．つまり曲げ弾性エネルギーは，（サイズを考えない）膜の"形"そのものがもつエネルギーということができる．このエネルギーは上であげた「大きいものほど多くのエネルギーを蓄えられる」という一般則から逸脱しているが，形がもつ大きさの次元をゼロ次元と考え，$(長さ)^0 = 1$ に比例するエネルギーとすると，統一的に考えることはできる．

このように，脂質膜でできた構造には複数種類のエネルギーが蓄えられ，それぞれのエネルギーはサイズの変化に異なった応答を示す（図1B）．その結果，サイズが変わるとエネルギー間のバランスが変化し，そのことによって形が変化したり，サイズそのものが規定されたりする．例として内腔を圧縮する方向に浸透圧のかかったベシクルを考えよう．この場合，ベシクルが球形を保つならば，球形ベシクルの曲げ弾性エネルギー（$8\pi\kappa$）とサイズの3乗に比例した浸透圧エネルギーをベシクルがもつはずである．しかし大きなベシクルは内腔を圧縮する浸透圧をかけると球形からゆがみ，内腔を減らすことでエネルギーの低い方向へ変形することが容易に想像できる．その時，変形で曲げ弾性エネルギーが上昇し，この2つのエネルギーのつり合いにより形が決まる．ベシクルに浸透圧がかかってつぶれる場合，理論的にはストマトサイトとよばれる二層の球形ベシクルが一カ所で結合された構造が安定であることが知られている．計算を簡単にするために理想的なストマトサイト（図1C）を考えると，二層の間の内腔の体積はゼロで，二層を結合する構造のエネルギーも十分小さいので，このストマトサイトが蓄えるエネルギーは通常のベシクルの曲げ弾性エネルギーの2倍の $16\pi\kappa$ である．半径 r のベシクルがつぶれず球形を保ってる場合のエネルギーと比較すると，

$$P\frac{4}{3}\pi r^3 + 8\pi\kappa = 16\pi\kappa \Rightarrow r = \sqrt[3]{6\kappa/P}$$

となり，これ以下の半径をもつベシクルは球形がエネルギー的に安定，これ以上の半径では浸透圧によりストマトサイトへ変形すると結論づけられる．このように複数のエネルギーのバランスにより物理的な安定状態が決まるが，それぞれのエネルギーのサイズ変化に対する応答が異なるため，サイズを変えると安定な状態が変化する．

2 ゴルジ体の物理モデル

ゴルジ体の形態や構成分子に関する基本的な情報と，前項で議論したエネルギーモデルに基づいて，ゴルジ体のサイズと形を決める物理メカニズムを考えてみよう．

特集　サイズ生物学

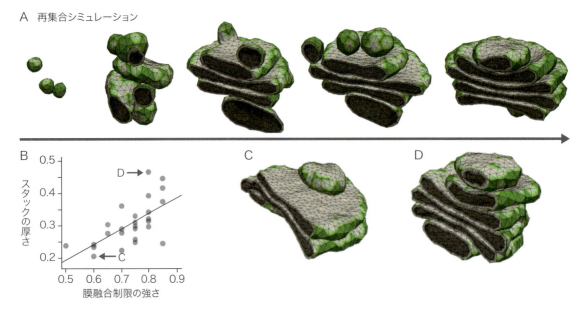

図3　ゴルジスタック再集合シミュレーション
A）再集合シミュレーションにより得られたゴルジスタック形態の自己組織化過程．ベシクルが集合・融合することにより層板構造が形成されている．緑は曲率分子の付着をあらわす．B）膜融合制限を変えた場合のスタックの厚さの変化．融合制限が強いほど各槽は小さくなり，多数の槽が積みあがる．C, DはB中の矢印で示した例．

　ゴルジ体は扁平に潰したディスク状のベシクル（槽）が層板状に積み重なった形態をしている．槽は通常の球形ベシクルと比べ，内腔の体積／膜面積の比が小さいにもかかわらず，前項で議論したストマトサイトにはなっておらず，結合部を開いたような形態となっている．この場合，ディスクの縁の部分に曲率が大きい膜が存在するため，単純な脂質膜（$c_0 = 0$でフラットな状態が安定な膜）で構成されているとすると縁が高エネルギー状態となってしまう．逆に，ゴルジ槽の形態をエネルギー的に安定であると仮定すると，槽の縁には曲がった膜を低エネルギーとするような分子（曲率分子）が分布していることが予想される[6)7)]．現在のところ，この分子は特定されていないが，COP Iコートタンパク質やArf1など，槽の縁に局在し膜に曲率を与える分子は複数知られている．曲率分子が細胞質から膜へ吸着すると仮定すると，その吸着にはエネルギー変化が伴う．縁の長さをlとして

$$E_{rim} = \mu l$$

と与えられる．ここでμは単位長さあたりの分子吸着エネルギーで，細胞質でのその分子の濃度（化学ポテンシャル）に依存する．

　次にDerganc らの議論を参考に，槽の数がどう物理的に制御されるか考えてみよう[8)]．ゴルジ体は槽同士が接着して層板状に積み重なった形態をもつ．この槽の間の接着は引力と考えることができ，接着面積に比例したエネルギーを定義できる．ゴルジスタックのトータルな膜面積をA_0，槽の数をnとすると，各槽の片面の面積は$A_0/2n$（縁の面積は無視できると仮定），槽間の数は$n-1$なので，接着エネルギーは

$$E_{adh} = -\gamma A_0 \frac{(n-1)}{2n}$$

となる（図2A）．ここでγは接着力で，golginやGRASPsなどゴルジ槽接着にかかわる分子の量に応じて変わるパラメーターである．一方，各槽を単純な円形ディスクだと考えるとその直径は$d = \sqrt{A_0/2n}$で，縁の長さの合計は$nl = \sqrt{2\pi n A_0}$となり，曲率分子の吸着エネルギーは，

$$E_{rim} = \mu \sqrt{2\pi n A_0}$$

となる．このように接着エネルギーE_{adh}と吸着エネルギーE_{rim}はどちらも（異なった関数系で）槽数nに依

存する．そのため，それぞれのエネルギーを決めるパラメーター γ と μ の比を変えると，エネルギーのバランスが変化し，エネルギー最小となる n が変わる．例として $\gamma/\mu=2, 4, 6$ の場合のエネルギー関数を図2Bに示す．パラメーター γ, μ は接着分子，縁安定化分子の量に応じて変わるため，このエネルギーモデルから，細胞はそれら分子の量を制御することで槽の数を制御できると結論づけられる．

最後にゴルジスタックの特徴的な形態の自己組織化性について議論したい．ゴルジリボンをつくる動物細胞では，細胞分裂時にリボンが分解されてベシクルの集団となりその形態的特徴を消失する．このベシクルが分配され，各娘細胞で再集合することでゴルジスタックをつくり，さらに横方向へ結合することでゴルジリボン構造が回復する．特にゴルジスタック形成過程は in vitro で再現されており[9]，このことは，ゴルジスタックが物理化学的なメカニズムで自己組織化的につくられることを示唆している．われわれはこの過程を，物理モデルを用いたコンピューターシミュレーションで再現することに成功した（図3A）[7]．そのモデルでは，内腔を圧縮する浸透圧と縁を安定化する曲率分子に加え，曲率に依存した膜融合プロセスが，きれいに積層化したゴルジ形態をつくるうえで重要であった．つまり曲率の高い膜同士のみ融合する（融合を媒介する分子が高曲率膜に局在する）とすることで，平坦な積層構造の内部では融合が起こらず，縁とベシクルの間で融合が促進するため，安定なゴルジスタック形態へ成長する．さらに，このゴルジスタック形成過程においては，膜融合活性がゴルジスタックのサイズに影響を及ぼすことを示した（図3B）．すなわち，膜融合活性が高い場合，ベシクルの融合により槽の成長が促進されるため，大きい槽のゴルジスタックが形成される（図3C）のに対し，膜融合活性が低い場合は，比較的小さい槽が多数積層する構造が形成された（図3D）．前項で議論した安定状態におけるエネルギーを介した槽数の制御機構に対し，ゴルジスタック形成ダイナミクスにおいては，膜融合活性という動的なプロセスが形態を支配しうることを示している．

おわりに

本稿では物理モデルの考え方を用いてゴルジ体のサイズと形がどう制御されるか議論した．この方法論はゴルジ体にとどまらず，オートファゴソームや小胞体，ミトコンドリアなどさまざまな膜系オルガネラを考えるうえで有効だと思われる．オルガネラはその小ささゆえ，蛍光イメージング等により動きを可視化することが困難であり，その制御メカニズムを議論することが難しかった．われわれは今後，本稿で議論した物理モデルに基づくロジックを展開することで，オルガネラのサイズと形の制御メカニズムを議論する土台づくりに貢献したいと考えている

文献

1) Staehelin LA, Moore I：Annu Rev Plant Physiol Plant Mol Biol, 46：261-288, 1995
2) Noske AB, et al：J Struct Biol, 161：298-313, 2008
3) Glick BS & Nakano A：Annu Rev Cell Dev Biol, 25：113-132, 2009
4) Becker B & Melkonian M：Microbiol Rev, 60：697-721, 1996
5) 「生体膜の分子機構」（梅田真郷／編），化学同人，2014
6) Campelo F, et al：Elife, 6, 2017
7) Tachikawa M & Mochizuki A：Proc Natl Acad Sci U S A, 114：5177-5182, 2017
8) Derganc J, et al：Traffic, 7：85-96, 2006
9) Tang D, et al：Nat Protoc, 5：758-772, 2010

Profile

著者プロフィール

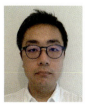

立川正志：1999年，大阪大学理学部物理学科卒業，2004年，名古屋大学理学研究科博士課程修了，JST ERATO金子複雑系生命プロジェクト研究員等を経て'10年より現職（理化学研究所研究員）．物理モデルシミュレーションを細胞生物学の新しい"可視化"手法として大きく育てるのが現在の目標です．

特集 サイズ生物学

サイズ依存性から見えてきた細胞骨格の自己組織化原理

人工細胞を用いた細胞分裂装置の再構成研究を通して

宮﨑牧人

細胞は，細胞骨格とよばれる骨組みを自在に組換えることで，移動したり分裂したりすることができる．われわれは，生細胞を圧倒的に単純化し，さまざまなパラメーターを独立かつ自在に制御することを可能にした人工細胞を用いて，細胞骨格の形成メカニズムおよび，細胞骨格が司る多種多様な細胞機能の制御メカニズムの解明に挑んでいる．本稿では，細胞分裂装置である収縮環の研究を例に，人工細胞のサイズ依存性を調べることで明らかになってきた，細胞骨格形成の新規メカニズムについて概説する．

> **キーワード**　細胞骨格，アクトミオシン，自己組織化，*in vitro* 再構成，細胞分裂

■ はじめに

「生きものらしさとはなにか？」と問われたら，おそらく多くの方は「自ら増えること」や「自ら動くこと」と答えるだろう．自己増殖の機能は生命の定義とも言うべき本質的な機能であるし，ヒトの歩行，昆虫の飛翔，そして生命の最小単位である細胞もアメーバ運動に代表されるように，自らの力で移動する能力を持っている．細胞はどのようなしくみで動き，増殖することができるのだろうか？ 両者の機能発現には共通して，細胞骨格（cytoskeleton）とよばれる細胞内構造が関与していることが，約半世紀にわたる研究で徐々に明らかにされてきた[1)2)]．特に近年では，遺伝子組換え技術や超解像光学顕微鏡といった観察技術の発展に伴って，細胞骨格の詳細な構造やパーツ，すなわち細胞骨格を構成するタンパク質や制御因子が次々に明らかにされつつある．しかしその一方で，細胞骨格がどのようなしくみで自己組織的に形成され，細胞分裂や細胞運動などの，多様かつ生命活動に本質的な機能を制御しているのか，それらのしくみについてはいまだにほとんど解明されていない．そこでわれわれは，生細胞を圧倒的に単純化し，さまざまなパラメーターを独立かつ自在に制御することを可能にした「人工細胞システム」を構築し，この系を用いて細胞骨格の自発形成機構および細胞骨格が司る細胞機能発現機構の解明に挑んでいる．本稿では細胞骨格の形成メカニズムについて，われわれの研究で明らかになりつつある最新の知見を紹介する．

1 細胞骨格とは

細胞骨格とは，細胞の外形を維持するために，細胞の内側に張り巡らされた梁，あるいは裏打ち構造と言える（**図1**）．登山やオートキャンプで使うテントで例えるならば，細胞膜がナイロン製などの防水シートで，細胞骨格はアルミなどの軽量で丈夫な素材でできたフレームに相当する．しかし，細胞骨格がテントのフレームと決定的に異なるのは，そのパーツが分のオーダーで入れ替わる，非常に動的な性質をもっていることである[3)]．つまり十数分も経てば，細胞骨格のパーツの

Self-organization mechanism of the cytoskeleton uncovered by the system-size dependence of artificial cells
Makito Miyazaki：The Hakubi Center for Advanced Research & Department of Physics, Kyoto University（京都大学白眉センター/京都大学大学院理学研究科）

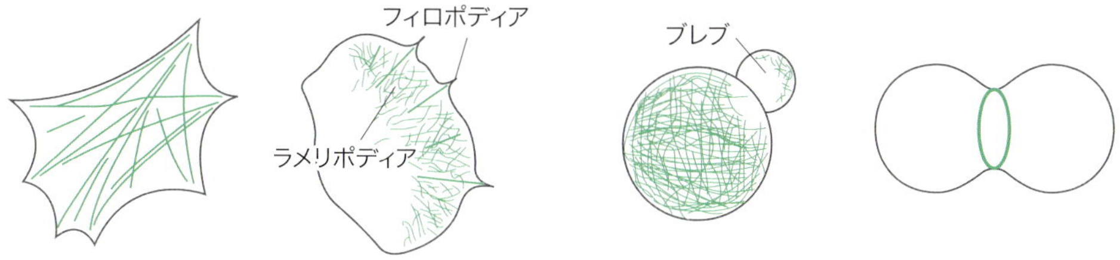

アクチン系細胞骨格の種類	ストレスファイバー	ラメリポディア（葉状仮足）フィロポディア（糸状仮足）	コルテックス	収縮環
主な機能	細胞の形態維持	仮足を伸ばすことで細胞運動を駆動する	細胞の形態維持および，ブレブとよばれる膜突起を突出させることで細胞運動を駆動する	リングの収縮力で細胞をくびれさせ，細胞質分裂を駆動する

図1 動物細胞における典型的なアクチン系細胞骨格の種類と主な機能

大半は，新しいパーツと入れ替わっていることになる．植物細胞のように頑丈な細胞壁をもたない動物細胞は，細胞骨格の個々のパーツが次々に交換されつつも，マクロな構造を一定に保つことで，外的刺激に耐え，細胞の形状を保持することができる．その一方で，細胞骨格の動的な性質を積極的に利用すれば，マクロな構造をわずか数分でダイナミックに変化させることも可能だ．実際，動物細胞は，細胞骨格構造のダイナミックな組換えに伴い細胞膜を変形させることで，組織の中を自在に動き回ったり分裂したりできるのである．

細胞骨格の主な構成要素は，構造に極性のあるフィラメントと，フィラメント同士を架橋して，フィラメント間の滑り運動を引き起こす分子モーターである．極性フィラメントには，アクチン線維と微小管とよばれる2種類のフィラメントが存在しており，アクチン線維にはミオシン，微小管にはキネシンとダイニンとよばれる分子モーターが働くことが知られている．なお，中間径フィラメントも独自の細胞骨格を形成するが，中間径フィラメントには極性がなく，働く分子モーターも見つかっていない．本稿では，細胞運動や分裂を駆動しているアクチン系細胞骨格に焦点をしぼる．

2 人工細胞の利点

細胞骨格の形成メカニズムの研究には，ライブセルイメージングが主流である．一方でわれわれは，生きた細胞ではなく，細胞から単離精製したタンパク質の混合液，あるいは細胞質の抽出液をカプセルに封入した人工細胞を用いて研究を進めている（**図2**）．なぜ生細胞ではなく，あえて人工細胞を採用したのか，その利点について以下に述べる．

まず第一に，精製タンパク質を用いた系では，任意のタンパク質を望みの混合比で混ぜ合わせて人工細胞に封入することができる．この手法の採用によって，細胞骨格形成に必須な最小限の構成要素を特定することがはじめて可能となる．また，細胞質抽出液を用いた系では，各種阻害剤や精製タンパク質を望みの濃度で添加した後に人工細胞に封入することによって，任意の生化学的パラメーターに摂動を加えることができる．そして第二に，本特集のテーマでもある，細胞のサイズを自在に変えられるという人工細胞最大の強みがある．生細胞を用いた実験の場合，細胞の中身に影響を及ぼさずに，サイズのみを変えるという操作は困難であり，できたとしても直径で数倍程度が限度であろう．その一方，人工細胞を使った実験では，カプセルの大きさを変えればよいだけなので，容易にサイズを変えることが可能である．実際，油中液滴を用いた系（**図3A**）[4] では，直径がサブミクロンからサブミリメートルまで，100倍以上も変化させることができる．しかも，細胞サイズという物理的パラメーターを，前述したタンパク質濃度や活性度などの生化学的パラメーターとは完全に独立に制御することが可能だ．

特集　サイズ生物学

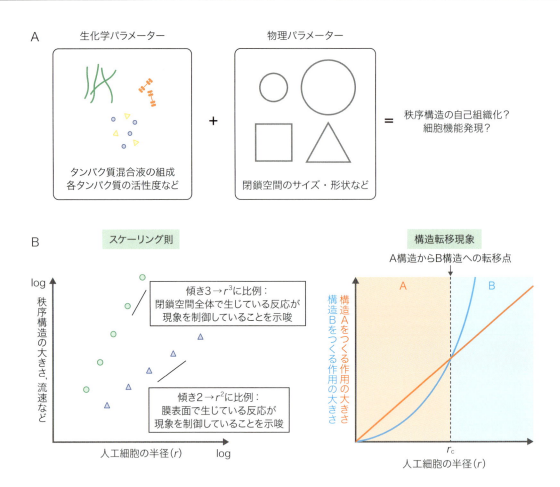

図2　人工細胞を研究に用いることの利点

A）人工細胞は，精製タンパク質混合液の組成や細胞質抽出液中の各種タンパク質の活性度などの生化学パラメーターと，人工細胞のサイズや形状などの物理パラメーターを自在かつ独立に制御することが可能なため，それぞれのパラメーターの秩序構造形成および細胞機能発現に対する寄与を定量的に調べることができる．B）サイズ依存性から明らかになることの例．秩序パラメーター（人工細胞内で自発的に形成される構造の大きさ，構造の変形速度など）のサイズ依存性を調べることで，注目している秩序構造のスケーリング則を見出せる可能性がある（左）．また，拮抗する2つの作用のサイズ依存性が異なる場合，自己組織化される構造があるサイズ（r_c）で劇的に変化する，一種の相転移現象を見出せる可能性がある（右）．これらの情報は，構造形成や機能発現のメカニズムを特定するうえで非常に有用である．

3　サイズ依存性から見えてきた細胞分裂装置の形成メカニズム

　人工細胞を用いた細胞骨格形成のさきがけ的研究は，筆者が知る限りでは宝谷らの1990年の仕事で，リポソーム（脂質二重膜のベシクル）のなかにチューブリンを封入し，微小管重合によって膜に突起が形成されることを発見したという報告である[5]．続いて宮田らがアクチンモノマーをなかに閉じ込めて，アクチン重合によるベシクルの変形を報告した[6]．2000年代に入り，ミュンヘン工科大学のBauschのグループは，サイズを容易に変えられる油中液滴にアクチン線維を封入する実験を行った．大きな液滴では，アクチン線維が液滴内で一様に分布していたのに対して，小さな液滴ではアクチン線維が液滴表面に局在することを発見[7]．タンパク質の濃度や活性度などの生化学パラメー

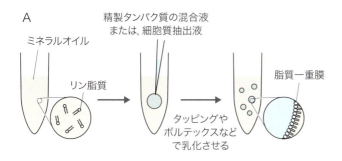
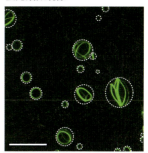
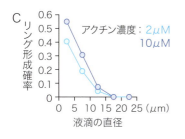

図3 人工細胞のつくり方と人工細胞内での細胞分裂装置（収縮環）の自己組織化

A）人工細胞のつくり方．細胞膜の主成分であるリン脂質を溶かしたミネラルオイルに，精製タンパク質の混合液あるいは細胞質抽出液を滴下し，すぐにタッピングやボルテックスなどを用いて混合する（乳化させる）と，脂質膜で包まれた液滴が形成される．さまざまなサイズの液滴が同時に形成されるため，サイズ依存性を容易に調べることが可能である．B）人工細胞内で自己組織的に形成されたアクチンバンドルネットワークの様子．小さな人工細胞内では高確率でリングが形成された．スケールバー＝20μm．文献8より引用．C）アクチンリングの形成確率の液滴サイズ依存性．D）われわれが提案したリング形成のメカニズム．アクチン線維の持続長よりも狭い空間では，アクチン線維は弾性棒としてふるまうため，曲げが最小となる場所に局在するようになる．球状の閉鎖空間の場合，曲げが最小となるのは赤道であるため，持続長よりも小さな液滴ではアクチン線維が液滴の赤道に局在し，それらが互いにバンドル化することによってリングが形成されたと考えられる．

のみならず，細胞サイズという物理パラメーターが，細胞骨格形成に直接的に関与している可能性を示した．

これらの先行研究を踏まえ，われわれはアクチン系細胞骨格形成における，細胞というミクロ閉鎖空間の物理的寄与を調べる研究をはじめた．単離精製したアクチンモノマーとアクチン線維の束化因子を混ぜてさまざまな大きさの油中液滴（図3A）に封入し，液滴内でアクチン重合反応を開始させた．液滴に封入しないで観察した場合ではアクチン線維が束化したアクチンバンドルの三次元ネットワーク構造が形成されたが，油中液滴内では確率的にリング状のアクチンバンドルが形成されることを偶然発見した（図3B）[8,9]．細胞分裂時，動物細胞は細胞の赤道面に収縮環（contractile ring）とよばれるリング状のアクチンバンドルを形成し，ミオシンの力による収縮環の収縮で細胞をくびれさせ，分裂する[10]〜[12]．われわれが発見した現象は，収縮環形成のしくみを解明する手掛かりとなることが期待された．そこで，油中液滴内でのアクチンリング形成のしくみを解明するため，リングの形成確率と液滴の直径の関係を調べたところ，リング形成には液滴の直径が20μm以下という条件が必要であることがわかった（図3C）．また，リングの直径は液滴の直径とほぼ完全に一致したことから，リングは必ず液滴の赤道に形成されることがわかった．

アクチン線維はセミフレキシブルポリマー（semiflexible polymer）としての性質をもつ．例えば，家電の電源コードをコンセントにつなぐとき，コードが床に無造作に広げられていればコードの硬さを感じることはほとんどないが，コードを輪ゴムで束ねたり，家具と家具の隙間に押し込めたりしようとすると，コードが意外に硬いことに気づく．広い空間や長距離の長さスケールでは柔らかくても，狭い空間や短距離の長さ

スケールでは硬い棒のようにふるまう，というのがセミフレキシブルポリマーの性質であり，弾性棒としての性質が現れる特徴的な長さを持続長（persistence length）とよぶ．アクチン線維1本の持続長は15 μm程度であり[13]〜[15]，リング形成が生じた液滴の最大の直径（20 μm）とほぼ一致した．この一致と，リングは必ず液滴の赤道に形成されたという観察結果から，リング形成のメカニズムについて以下の説を提案した（図3D）．液滴の直径がアクチン線維の持続長と同等か，それよりも小さい場合，液滴内で重合したアクチン線維は弾性棒としてふるまう．その場合，アクチン線維は自身の曲げが最小となる，液滴の赤道付近に局在するようになる．これらのアクチン線維が徐々にバンドル化しつつ，重合反応でさらに伸長することによって，最終的に閉じた1本のアクチンリングが形成されたと考えられる．

続いてリング形成におけるミオシンの寄与を調べた．アクチンモノマー，アクチン線維の束化因子とともに，ミオシンも加えて同様の実験を行ったところ，ミオシン濃度を上げるとともにリングの形成確率が上がった．ミオシンが枝分かれしたアクチンのネットワーク構造を組換える様子が観察されたことから，ミオシンによるアクチン線維間の滑り運動によって，アクチンネットワークの動的組換えが生じ，最適なリング構造への構造転換が促進されたと考えられる．

ミオシンの濃度をさらに上げると，リングの収縮が観察されるようになった．収縮速度は収縮前のリングの大きさにおおよそ比例し，さまざまな動物種の収縮環に共通する基本的性質[11][16]を再現した．なお，リングは液滴内壁に結合していないため，内壁表面を滑るように収縮して行き，収縮に伴う液滴の変形は観察されなかった．

4 われわれの研究の位置付け

収縮環形成は，染色体分配装置である紡錘体からの局所活性化シグナルによって制御される，というのが広く受け入れられている説である[10][11]．しかしわれわれの人工細胞系には，アクトミオシン活性の空間分布を制御するシグナル系は一切存在しない．それにもかかわらず，直径が20 μm以下の球状閉鎖空間という境界条件を課すだけで，アクトミオシンは収縮能を有したリングを自己組織化できることを発見した．動物細胞の典型的な大きさは10 μm程度であり，上皮細胞も含めて多くの細胞が分裂期に丸くなる性質をもっている[17]〜[21]．従ってわれわれの結果は，①球状閉鎖空間という境界条件と，②ミクロ空間で顕在化するアクチン線維の剛性，という2つの物理的性質を利用して，動物細胞は収縮環形成を促進している可能性を示唆する．また，必ず液滴の赤道にリングが形成されたという結果は，動物細胞は前述の2つの物理的性質を利用して，等分割する分裂面を決めている可能性を示唆する．最近，生細胞を用いた研究で，われわれと同様の結果を得たという報告があった[22]．われわれの説を裏付ける結果であり，たいへん興味深い．

おわりに

われわれは人工細胞を用いて細胞骨格の形成機構に関する研究を進めてきた．前述したように，人工細胞はタンパク質の濃度や活性度などの生化学パラメーターと，細胞サイズという物理パラメーターを独立かつ自在に制御できる利点がある（図2A）．人工細胞を用いることで，実際の細胞とは極端に異なるサイズを実験的に試すことがはじめて可能となる．サイズ依存性を定量的に調べることによって，スケーリング則を見出せたり[23]，本稿でご紹介したわれわれの研究のように，あるサイズを境目に構造やふるまいが劇的に変化する，構造転移現象を見出せる可能性がある（図2B）．これらの発見は，細胞骨格のみならず，さまざまな細胞内秩序構造の自己組織化原理を抽出するための非常に強力な手掛かりとなるに違いない．また，正常な機能発現が，ある特徴的なサイズに限定されることが明らかになれば，細胞が固有のサイズをもつ意義について理解できるかもしれない．

われわれは世界に先駆けて，収縮環様の構造を人工細胞内で自己組織化させることに成功した．この実験系と1分子顕微操作技術を駆使し，細胞分裂への関与が示唆されているタンパク質[24]の1分子力学応答を計測しつつ[25]，分子集合体としてのリング形成・収縮に

対する寄与を，系統的かつ階層的に調べる研究を進めている．また，誌面の都合上割愛させていただいたが，微小管系細胞骨格が生み出す細胞質流動に関する研究も進めており，細胞質抽出液を封入した人工細胞を用いてサイズ依存性を定量化することで，流動発生のしくみが明らかになりつつある[26]．

実際の細胞は，細胞骨格のダイナミックな変化に伴って細胞の形を変える．言い換えると，細胞骨格の構造変化によって境界条件が変化し，境界条件の変化によって細胞骨格がさらに変化する，というフィードバックループが，細胞運動や分裂を制御していると考えることができる．そこで今後は，微細加工技術などを用いてさまざまな形の人工細胞を作成し[27][28]，境界条件の形状が細胞骨格形成に及ぼす影響を明らかにしたい．そして，これらの研究で得られた知見を基盤に組み立てた仮説を，リポソームなどの変形可能な人工細胞[28]〜[31]で実証することで，細胞骨格がいかにして細胞を変形させ，さまざまな細胞機能を制御しているのか，そのしくみに迫りたい．

文献

1) Essential Cell Biology, 4th Edition, 565-602, Garland Science, 2013
2) Ishiwata S, et al：Mol Cryst Liq Cryst, 647：127-158, 2017
3) Hotulainen P & Lappalainen P：J Cell Biol, 173：383-394, 2006
4) Miyazaki M, et al：Protoc Exch, 10.1038/protex.2015.029, 2015
5) Hotani H & Miyamoto H：Adv Biophys, 26：135-156, 1990
6) Miyata H & Hotani H：Proc Natl Acad Sci U S A, 89：11547-11551, 1992
7) Claessens MMAE, et al：Nat Phys, 2：186-189, 2006
8) Miyazaki M, et al：Nat Cell Biol, 17：480-489, 2015
9) 宮﨑牧人 & 石渡信一：In vitro 再構成による収縮環の形成機構の解明．日本生物物理学会誌「生物物理」, 56：174-176, 2016
10) Eggert US, et al：Annu Rev Biochem, 75：543-566, 2006
11) Pollard TD：Crr Opin Cell Biol, 22：50-56, 2010
12) Mabuchi I & Okuno M：J Cell Biol, 74：251-263, 1977
13) Fujime S & Ishiwata S：J Mol Biol, 62：251-265, 1971
14) Gittes F, et al：J Cell Biol, 120：923-934, 1993
15) Isambert H, et al：J Biol Chem, 270：11437-11444, 1995
16) Carvalho A, et al：Cell, 137：926-937, 2009
17) Cramer LP & Mitchison TJ：Mol Biol Cell, 8：109-119, 1997
18) Stewart MP, et al：Nature, 469：226-230, 2011
19) Sanger JM, et al：Cell Tissue Res, 237：409-417, 1984
20) Gibson MC, et al：Nature, 442：1038-1041, 2006
21) Kondo T & Hayashi S：Nature, 494：125-129, 2013
22) Lim TC, et al：Curr Biol, 28：955-962.e3, 2018
23) Good MC, et al：Science, 342：856-860, 2013
24) Glotzer M：Science, 307：1735-1739, 2005
25) Kubota H, et al：Biophys J, 113：461-471, 2017
26) Suzuki K, et al：Proc Natl Acad Sci U S A, 114：2922-

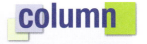

人工細胞の美しさに魅せられて

先日，京都祇園のフォーエバー現代美術館で開催されていた草間彌生展を訪れた．そこで「雑草」（Weeds 1996）という作品に出会い，衝撃を覚えた．鮮やかな緑色の曲線が，黒地のキャンバス一面に網目状に描かれている作品である．配色も含め，このパターンは蛍光顕微鏡を覗いたときに目の当たりにした，細胞から抽出したアクトミオシンの創り出す美しい幾何学模様そのものだった．

研究成果の医療への貢献が強く叫ばれるようになってきた昨今，われわれのような基礎研究をしている研究者はますます肩身が狭い．本来，科学と芸術はもっと近い存在だったはずだ．細胞骨格の研究を精力的に進めているフランスのThéryとBlanchoinらのグループは，とある建物を細胞スケールに縮小コピーし，そのうえで細胞を培養し，窓枠や外壁の"凹凸を感じながら"動いている細胞の様子を録画した後，その動画をプロジェクションマッピングで建物に投影するというインスタレーションを行った（https://vimeo.com/81480826）．細胞骨格を内包した人工細胞は，時としてプログラムされたロボットのような，また時として生きものらしい曖昧な表情を見せる．われわれの研究成果も医学的応用ばかりでなく，「生命とは何か？」を問うアートとして一般社会に還元する，未知の世界を冒険する喜びを，アートを通して一般の方々と共有する，という方向性もありなのでは，と近頃思う．

（宮﨑牧人）

特集 サイズ生物学

2927, 2017
27) Minc N, et al：Cell, 144：414-426, 2011
28) e Silva MS, et al：Soft Matter, 7：10631-10641, 2011
29) Pautot S, et al：Langmuir, 19：10281-10287, 2003
30) Takiguchi K, et al：Langmuir, 24：11323-11326, 2008
31) Chiba M, et al：Biophys J, 107：346-354, 2014

参考図書

「細胞と生命 〜生物を形づくる精緻な装置の神秘にせまる〜」，「Newton」別冊，ニュートンプレス，2017

Profile　著者プロフィール

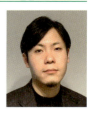

宮﨑牧人：京都大学白眉センター特定准教授，京都大学理学研究科連携准教授．早稲田大学理工学部物理学科卒業．同大学大学院修士課程修了後，京都大学大学院理学研究科物理学・宇宙物理学専攻博士課程に編入学し，2011年修了．博士（理学）．早稲田大学先進理工学部物理学科の石渡信一研究室にてポスドク，同学科助教を経て，'17年10月より現職．分子モーターの1分子実験および理論的研究で学位を取得後，分子モーター集団がつくり出す細胞骨格に興味を惹かれ，ポスドクから細胞骨格の再構成研究を開始．現在に至る．

Book Information

トップジャーナル395編の「型」で書く医学英語論文

言語学的Move分析が明かした執筆の武器になるパターンと頻出表現

好評発売中

著／河本　健，石井達也

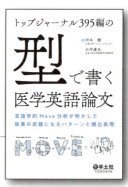

論文を12のパート（Move）に分け，トップジャーナルを徹底分析！抽出されたMove別の書き方と頻出表現を解説！本書を読めばトップジャーナルレベルの優れた英語表現と執筆を劇的に楽にする論文の「型」が手に入ります．

◆定価（本体2,600円＋税）
◆フルカラー　A5判　149頁
◆ISBN978-4-7581-1828-6

医学英語論文をもっと楽に！もっと上手く！

発行　羊土社

特集 | サイズ生物学

細菌細胞の大きさはどのようにして制御されるか

加藤　節

細菌はどのようにして個々の細胞の大きさを一定の範囲内に保つのだろうか．これは半世紀以上も前から問いかけられてきた謎だが，現在でもその制御機構の詳細は明らかでない．「細胞は決まった大きさになると分裂する」という考え方がこれまでによく用いられてきたが，モデル細菌における1細胞定量解析により，「細胞は誕生した後に一定の体積だけ増大して分裂する」というadderモデルが近年注目を集めている．そこで本稿では，原核生物における細胞の大きさの制御について，その歴史的背景と最新の知見を紹介する．

> **キーワード** 　細胞長の恒常性，1細胞解析，sizer，adder

■ はじめに

　生物はそれぞれ特有の大きさをもつ一方で，ある一つの生物種に注目するとそれぞれの個体の大きさは一定の範囲内に収まっている．モデル細菌である大腸菌を例にみてみよう．桿菌である大腸菌においては細胞幅のばらつきは少ないために細胞の長さが大きさの指標となる．大腸菌をM9培地で培養するとその細胞の長さは2〜5μmの範囲内にあり，細胞の長さを一定範囲内に保つメカニズム（細胞長の恒常性）があることがわかる．それでは，大腸菌のような細菌はどのようにして細胞の長さを制御し，恒常性を維持するのだろうか？　細胞の長さを一定に保つためには，細胞伸長と細胞分裂のタイミングがバランスよく制御される必要がある．そのため，細胞長の制御について考えることは「細胞伸長と分裂」という生存に必須な現象について考えることと同義であるといえる．細菌細胞がどのようにして長さ（大きさ）の恒常性を保つのかについての研究は半世紀以上も前から行われてきたが，その謎はこれまでに明らかにされてこなかった．本稿では，原核生物における細胞の大きさの制御について，

60年以上も前の重要な知見から最近の発見まで交えて紹介する．

1 timer と sizer

　まずはじめにtimerとsizerという直感的に理解しやすい細胞の大きさの制御モデルについて紹介したい[1]．timerとは，その名の通り「決まった時間」が経過すると何らかのアクションが起こるモデルである．例えばそれを細胞分裂としよう．するとtimerモデルでは，細胞の誕生からある一定の時間が経過した後に細胞分裂が起こることになる（図1A）．線形的な増殖様式を示す細胞であれば，timerにより細胞の大きさの恒常性を維持できることが以前から知られていた[2]．一方で，対数増殖を行う細胞はtimerでは細胞の大きさの恒常性を維持することができない．なぜならばわずかな時間のゆらぎが細胞サイズの大きな誤差となってしまうためである．そこで出てくるのがsizerという考え方である．このモデルは時間ではなく，大きさの閾値をもって細胞分裂を引き起こすものである（図1B）．sizerは一見すると単純なモデルで，細胞の大きさの制

Cell size homeostasis in bacteria
Setsu Kato：Graduate School of Advanced Sciences of Matter, Hiroshima University（広島大学大学院先端物質科学研究科）

特集　サイズ生物学

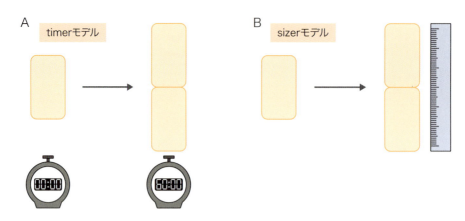

図1　timerとsizer
A）timerモデル．細胞は誕生から一定の時間経過した後細胞分裂する．B）sizerモデル．細胞は決まった大きさに達すると細胞分裂する．

御方法として理にかなっていると考える方も多いだろう．実際に分裂酵母，出芽酵母ともに細胞の大きさのチェックポイント（＝sizer）が存在すると考えられてきた[3)4)]．しかしながら，これらのモデルには大きな問題点がある．時計や物差しをもたない細胞は，どのようにして経過した時間や自身の細胞の大きさを感知するのだろうか？　このメカニズムは長年の謎であり続けた．また，出芽酵母における細胞の大きさのチェックポイントについてはそのチェック機構が不完全であることが認識されており，単純なsizerではなくより複雑な制御機構である可能性も示唆されていた[5)]．

2　20世紀半ばにおける重要な発見

モデル細菌における細胞の大きさの研究のはじまりは60年前にさかのぼる．1958年，SchaechterらはSalmonellaにおいて細胞の大きさが増殖速度と相関があることを明らかにし，後にこの発見はgrowth lawとよばれた[6)]．1968年にCooperとHelmstetterは20〜60分ほどで細胞が倍加する条件では，大腸菌においてDNA複製開始から細胞分裂の完了までにかかる時間がおよそ60分であることを示した[7)]．Donachieはこれらの規則と細胞が対数増殖することを組合わせ，DNA複製開始時の細胞の大きさを計算したところ，その大きさは一定となるはずである（constant initiation mass）ことを発見した[8)]．これらの発見はたいへん重要なものであり現在でも頻繁に引用されている．

3　sizerとtimerの複合モデル

以上の知見を合わせると，「DNA複製をはじめるときの細胞の大きさは一定であり，DNA複製から細胞分裂までにかかる時間は60分である」というsizerとtimerの複合モデルともいえる仮説を立てることができる[8)]．この仮説を支持する論文，または異議を唱える論文がその後発表され，議論の余地はあるもののこの複合モデルのように細胞の大きさのチェックポイント（sizer）の存在を前提としたモデルが原核生物において細胞の大きさの制御を議論するときの主流となっていた．

4　1細胞解析によるモデルの検証

これまでのモデルはすべて集団レベルでの解析から得られた結果をもとに議論されたものであった．そこでわれわれはこれらのモデルについての検証を1細胞レベルで行うため，細胞が伸長し分裂する様子を顕微鏡で観察し定量解析を行うことにした（**図2**）[9)10)]．解析対象として，モデル細菌であり非対称分裂を行うCaulobacter crescentusと，対称分裂を行う大腸菌を

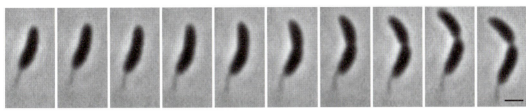

図2　顕微鏡を用いた細胞伸長の1細胞観察
Caulobacter crescentus が薄い寒天培地のうえで細胞伸長を行う様子．スケールバー＝1μm．

選択した．決まった培養条件下ではどちらの菌も細胞の長軸にそって伸長することで細胞の大きさを変化させるため，細胞の長さを大きさの指標として用いた．まず，sizerモデルの検証を1細胞レベルで行うことにした．細胞が分裂する直前の細胞長について解析を行ったところ，驚くべきことにどちらの菌においても細胞分裂直前の細胞長は一定ではなく，その細胞が誕生したときの細胞長と強い正の相関を示すことがわかった[11]．これは「ある一定の長さになると分裂する」というsizerモデルを否定するものであった．次にtimerモデルを検証してみた．もしtimerモデルが当てはまるのであれば，細胞が生まれてから分裂するまでの時間（細胞周期時間）はどの細胞においても一定になるはずである．しかしながら，細胞周期時間は細胞誕生時の細胞長と負の相関を示し，timerモデルも当てはまらないことが明らかとなった[11]．それではここで用いた2種のモデル細菌は一体どのような機構で細胞長を制御するのだろうか？われわれはさまざまなパラメーターの相関を解析するなかで，次のことに気が付いた．細胞が誕生してから分裂するまでにどれだけ伸長したかをΔLとすると，ΔLは細胞が誕生したときの細胞長に依存せず，どの細胞においても一定であった[11]．

5　細胞は決まった長さだけ伸長してから細胞分裂する

ΔLが一定ということは，何を意味するのだろうか（図3A）．われわれはこれこそが細胞長の恒常性を維持する機構であることに気が付いた．「一定の長さだけ伸長した後に細胞分裂する」ことでどのようにして細胞長を制御できるのかを図3Bに示した．このモデルの特徴として，細胞長のばらつきは細胞分裂をくり返すにつれて指数関数的に減少していく点があげられる．そのため，細胞長のばらつきは1細胞周期では完全には補正されない．この点がsizerとは大きく異なる（sizerモデルでは細胞長のばらつきは一度の細胞分裂で完全に補正される）．一定の長さ（ΔL）だけ伸長して細胞は分裂すると述べたが，個々の細胞間ではΔLにばらつきが存在する．このΔLのばらつきは，いずれ収束する細胞長のばらつきに影響を与えるが，「細胞長の恒常性を維持する」という機能には影響を与えない点も興味深い特徴である[11]．そのため，この機構による細胞長の制御はノイズに強く，ロバストであると言えるだろう．また，われわれのグループは同制御機構が対称分裂を行う菌だけでなく非対称分裂を行う菌においても適用されることを数理解析により明らかにした[11]．

じつは，この「一定の長さだけ伸長した後に分裂する」という規則をもって細胞長の恒常性を維持できる可能性は以前から指摘されていた[12,13]．しかしながらこのモデルは，sizerやtimerのように注目を浴びることはあまりなかった．われわれの研究グループは1細胞レベルでこのような規則が2種のモデル細菌に当てはまることを実験的に示した最初の例となった．このモデルはincrementalモデルともよばれるが，最近はadderモデルの名が浸透しているようである．われわれが研究成果を発表した後，他のさまざまな生物種（*Bacillus subtilis*, *Pseudomonas aeruginosa*, *Saccharomyces cerevisiae*）においても同様の制御機構が適用されることが複数の研究グループにより報告され，

特集　サイズ生物学

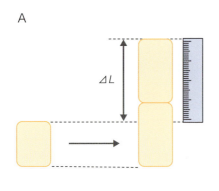
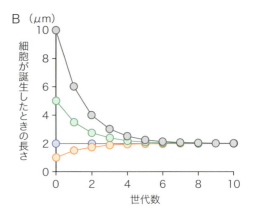

図3　adderによる細胞長の制御
A) adderモデル．細胞は誕生してから決まった長さ（ΔL）だけ伸長した後に細胞分裂を行う．**B)** adderによる細胞長制御のシミュレーション．例として細胞長が1～10 μmである細胞が分裂するにしたがってどのようにその細胞長を変化させていくかを示した．細胞は1細胞周期の間に2 μmだけ伸長し，細胞中央で分裂するとする．それぞれの細胞における細胞長初期値と2 μmの差は細胞分裂を一度行うと半分になる．細胞分裂をくり返していくことで細胞長初期値と2 μmの差がどんどんと小さくなり，いずれは細胞の長さは2 μmに収束する．

adderによる細胞の大きさの制御は幅広い生物種で保存されていることがわかった[14)～16)]．

6　constant initiation massとadderモデル

ここで再びDonachieの発見に戻りたい．1細胞レベルでの解析が可能になったことによりconstant initiation massについても検証がなされ，複数のグループが「DNA複製開始時の細胞の大きさは一定である」ことを明らかとした[17)18)]．それではこの発見はどうadderモデルとつながってくるのだろうか？ Elfらのグループは，比較的早い増殖速度を示す培養条件ではsizerとtimerの複合制御の結果がまるでadderのような結果になると示唆した[17)]．誌面の都合上詳細は割愛するが，彼らは遅い増殖速度を示す培養条件では細胞はsizerと似た機構によって細胞の大きさを制御する可能性を示唆した[17)]．しかしこれらの点についてはまだ議論の余地があるようだ．

おわりに

最新の知見を踏まえて思うのは，細胞の大きさの制御機構はわれわれが期待するほど単純ではないということである．われわれの発見により近年ではadderモデルが注目を集めているものの，sizerを含む複合制御の可能性も完全には否定できていない．これらのモデルを明確に見分けることが難しい理由として，多くの報告は現象論的な発見である点があげられる．これらの細胞の大きさの制御機構を区別するためには分子機構の理解が必須であるが，その解明には困難が伴うと予想される．なぜならば，細胞の大きさはさまざまな要因により影響を受けるからである．例えば細胞分裂にかかわるタンパク質の活性を阻害すると細胞は大きくなることが知られている．しかしながらこの表現型は，同タンパク質をコードする遺伝子が細胞の大きさの制御にかかわるというよりは，細胞分裂に必須な機能の低下のための副次的なものだと考えられるだろう．

一方で大腸菌と出芽酵母のように系統の遠く離れた生物種間で同様の制御機構がみられることは興味深い．ここから生命維持のための根本的な何かが細胞の大きさの制御にかかわっていると予想することができる．adderにしてもsizerにしても，細胞は「どれだけ大きくなったか」もしくは「自分の大きさ」を知ることが求められる．もしかしたら細胞は，染色体のようなすべての細胞が共通に保持する何かを基準として測るべ

き大きさを感知しているのかもしれない．これはまだ想像の域にすぎないが，これからの研究により分子機構が明らかになることを期待したい．

文献

1) Turner JJ, et al : Curr Biol, 22 : R350-R359, 2012
2) Conlon I & Raff M : J Biol, 2 : 7, 2003
3) Nurse P & Thuriaux P : Exp Cell Res, 107 : 365-375, 1977
4) Johnston GC, et al : Exp Cell Res, 105 : 79-98, 1977
5) Di Talia S, et al : Nature, 448 : 947-951, 2007
6) Schaechter M, et al : J gen Microbiol, 19 : 592-606, 1958
7) Cooper S & Helmstetter CE : J Mol Biol, 31 : 519-540, 1968
8) Donachie WD : Nature, 219 : 1077-1079, 1968
9) Sliusarenko O, et al : Mol Microbiol, 80 : 612-627, 2011
10) Paintdakhi A, et al : Mol Microbiol, 99 : 767-777, 2016
11) Campos M, Surovtsev IV, Kato S, et al : Cell, 159 : 1433-1446, 2014
12) Voorn WJ & Koppes LJ : Arch Microbiol, 169 : 43-51, 1998
13) Amir A : Physical review letters, 112 : 208102, 2014
14) Taheri-Araghi S, et al : Curr Biol, 25 : 385-391, 2015
15) Deforet M, et al : Biophys J, 109 : 521-528, 2015
16) Soifer I, et al : Curr Biol, 26 : 356-361, 2016
17) Wallden M, et al : Cell, 166 : 729-739, 2016
18) Si F, et al : Curr Biol, 27 : 1278-1287, 2017

Profile

著者プロフィール

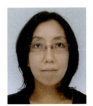

加藤 節：東京大学大学院農学生命科学研究科博士課程修了後，アメリカのYale大学にて7年半ほど博士研究員として働く．2017年12月より現所属にてテニュアトラック助教となる．博士研究員時代に習得した1細胞定量解析の技術を用いて，微生物における生命現象の新たな規則（principles of life）を発見したい．

column

サイズ生物学をはじめたきっかけ

　Yale大学に留学してすぐ，私は細胞の大きさではなく細胞周期に注目した研究を行っていました．しかしながら一年ほどたった後，自分がめざしていた内容の論文が他の研究グループから発表され，やむなく私の研究は打ち切りとなりました．次には何をしようかと留学先の先生と話していたところ，なんとなく細胞の長さの話になりました．細菌を試験管で培養して細胞長の分布をとると，何度くり返してもきれいに同じ分布がとれるよね，なぜだろうと．その何気ない会話が新たな研究テーマとなり，重要な発見へとつながりました．他のグループに最初の研究テーマを抜かれたときは落ち込みましたが，それがきっかけでよりエキサイティングな研究をはじめられたことになり，今振り返ると幸運な巡り合わせだったなと思います．

（加藤 節）

特集 サイズ生物学

システム制御の観点で眺める組織・器官のサイズ調節

平島剛志

生体組織や器官には，それぞれ固有のサイズがある．サイズは機能と密接に関連する量であり，発生や成長の過程においても，常に目標とするサイズ値に収束する調節メカニズムが内在していると考えられる．近年，組織レベルでのサイズ調節を，組織の構成ユニットである細胞の集団相互作用による産物と捉え，細胞を主体とする制御系を考えることでシステム的理解をめざす研究が進められている．本稿では，生体組織・器官のサイズ調節をシステム制御の観点から概説する．後半では，機械的な力刺激を利用することで組織サイズ調節が行われる例を2点紹介する．

キーワード システム，フィードバック制御，メカニカルフィードバック，アクトミオシン収縮，単層上皮サイズ，細胞の配置換え，上皮管径

■ はじめに

　生体組織や器官のサイズは，生体機能と密接に関連する重要な量である．1926年のJohn Haldaneのエッセイ『On being the right size』[1]に端を発し，多くの研究者が生体組織・器官のサイズを扱う研究に魅了されてきた．2013年には，Science誌が選ぶ発生生物学の重要課題の一つとして，器官サイズの調節がとり上げられている[2]．生体組織・器官サイズの調節は，古くて新しいテーマと言える．

　近年，組織を構成する個々の細胞が相互に影響を及ぼし合うシステムとして，組織レベルの生命現象を捉える研究がさかんに行われている．生体組織のサイズ調節をシステムのふるまいとして捉えるのであれば，システム制御の観点が重要となる[3]〜[6]．本稿では，生体組織を細胞の集合体として捉え，そのサイズ調節についてシステム制御の観点から解説する．

　なお，本稿で扱う「サイズ」は，注目する次元や対象の特徴に応じて定義されるものとする．つまり，サイズは必ずしも体積を意味しているわけではなく，場合によっては長さや面積に相当する．例えば，生体組織の代表的な構造である管のサイズを議論するときには，「長軸方向の長さ」や「断面直径」に注目する場合が多い．本稿後半では一例として管径に注目した研究例を取り上げる．

1 組織・器官サイズのフィードバック制御システム

　サイズ調節の問題は，目標とするサイズ値の決定と維持の2つの項目に分けることができる．本稿では，サイズの目標値が何らかのしくみにより定められているものとして，目標値を維持する制御系を中心に考える．通常，どの生体組織でも，時間経過とともにそのサイズが発散することはなく，ある程度一定のサイズ値が維持されている．これはサイズ調節機構の中心に，システムの恒常維持・安定化に欠かすことのできないネガティブフィードバック制御が内在していることを

Size regulation of biological tissues and organs from a perspective of system control
Tsuyoshi Hirashima：Department of Pathology and Biology of Diseases, Graduate School of Medicine, Kyoto University
（京都大学医学研究科病態生物医学）

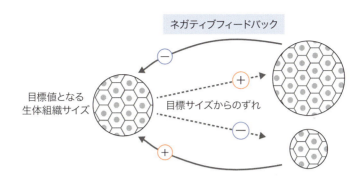

図1 組織・器官サイズ調節におけるネガティブフィードバックの模式図

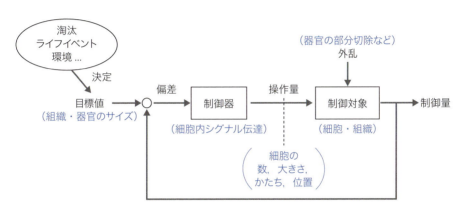

図2 組織・器官サイズのフィードバック制御をあらわすブロック線図
組織のサイズ制御システムの入力と出力を情報の流れる向きに矢印で明示している.

示唆している（図1）．つまり，現在のサイズ値と目標とする値を比べ，その差が正であればサイズを減少させる方向へ，逆に負であればサイズを増加させる方向へ働きかけるシステムが，生体組織には備わっていると考えられる．

それでは，生体組織のサイズ調節を担うフィードバック制御系の構成を考えてみよう．図2では，一般的なシステム制御工学で用いる用語は黒字で，それらに対応する生物学的対象の例を青字で示している．このシステムは，制御量となる組織・器官のサイズを目標値に収束させるための閉ループ系となっている．現在のサイズ値の情報を細胞が受けとり，何らかのかたちで目標値との差（偏差）を算出する．細胞は，偏差をゼロに近づけるために，制御器としての役割を担う細胞内シグナル伝達系を介して，その数や大きさといった組織のサイズ制御に結びつく量（操作量）を出力として返す．操作量が制御対象となる細胞や組織に加えられることで，新たな制御量が定まる．制御対象は系内部の操作量のみならず，常に外乱の影響を受ける可能性がある．外乱のわかりやすい例は器官の部分切除だろう．再生能力を有する器官である肝臓を例にとると，ラットでは3分の2ほど切除しても元の大きさに戻り，機能を回復することが知られている[7)8)]．このことから，特定の器官には大きな外乱に対しても頑強にサイズ維持を行う機構が備えられていると考えられる．制御対象の特性が未解明な組織を考える場合や，予測不能な外乱を受ける生体組織にとって，フィードバックはサイズを調節するうえで必須の制御方式と言える．

次に，フィードバック制御系のそれぞれの構成要素について，生物学的対象と関連させて簡単に説明する．

特集　サイズ生物学

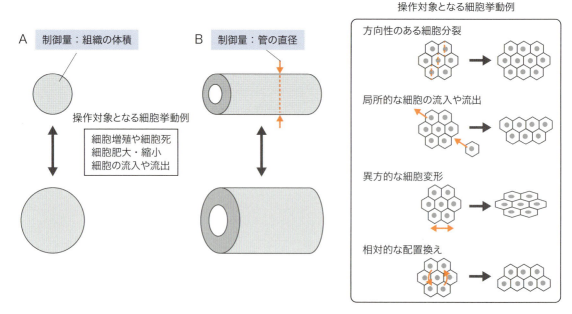

図3　注目するサイズに応じて操作対象の細胞挙動が変わる
A) 制御量が体積の場合．B) 制御量が管の直径の場合．

❶ 目標値

システム制御の目標値となる特定の組織・器官サイズは，さまざまな要因によって決まる．大まかなサイズ決定は，物理的制約や淘汰の影響が大きいだろう．ただし，組織サイズは一意に決められるものではなく，発生や発達，出産，疾病などライフイベントに応じて変動する．例えば，妊娠中や肥満時においては，膵β細胞の数が通常時の数倍に増加することが知られている．これは，インスリン抵抗性が増加した状態を補償するように，インスリン産生細胞である膵β細胞を増殖させることで高血糖を防いでいるためである[9)10)]．また，アクロメガリー（先端巨大症）のように，内分泌や代謝異常により組織局所的に目標サイズ値が増大する場合もある．

❷ 制御器

制御器または制御装置はシステムを操作する中枢機能であり，細胞が有する入出力装置すなわちシグナル伝達系がこれに相当する．組織サイズ値の情報を入力として受けとるが，この情報の実態は成長因子のようなタンパク質の場合もあるし，細胞同士の引っ張り合いに起因する機械的な力の場合もある．いずれにおいても，器官のサイズ調節に関与する分子群やシグナル伝達経路は精力的に調べられている[4)]．特に重要なものとしてHippo-YAP/TAZシグナル伝達経路があげられる[11)12)]．詳細は文献13にまとめられており，本稿ではとり上げない．

❸ 操作量

制御量としての組織サイズを「体積」とする場合，操作量の源となる細胞挙動の例としては，細胞の増殖・細胞死や細胞肥大・縮小，さらに上皮—間葉間の転換を含む細胞の流入・流出が考えられる（図3A）．これらの細胞挙動は体積変化に直結するものであり直感的である．一方で，サイズを管の「断面直径」とする場合は，操作量にかかわる細胞挙動はもっと複雑になる（図3B）．例えば，細胞増殖により管の体積が増加したとしても，分裂方向に偏りがあることで増加分を長軸方向に費やし，管の太さが維持される場合があるためである[14)15)]．また，細胞の変形は体積変化には無関係だが，管の太さには直接的に影響する．さらに，細胞集団の能動的な配置換えも管の太さ調節には重要な要因となる[16)]．

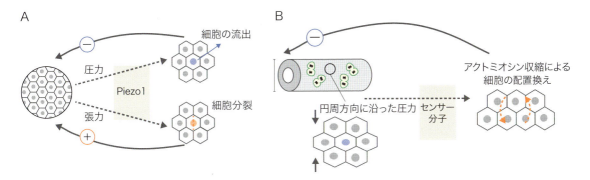

図4 組織サイズを機械的な力刺激として感知し，細胞挙動を通してネガティブフィードバック制御する
A）単層上皮サイズ調節の例．Piezo1が機械的な力刺激のセンサー分子として働く．　B）上皮管径の調節の例．特定の方向の力刺激に対するセンサー分子は不明．

2 組織・器官サイズ調節の具体例

ここからは，組織・器官サイズ調節のフィードバック制御システムの例を2点紹介する．いずれも細胞が受容する力を制御器の入力としたシステムである．機械的な力を中心に据えた組織サイズの調節については，近年さかんに研究が進められている[17)18)]．

❶ 細胞数の操作による単層上皮サイズの調節

1つ目に，細胞数の増減で単層上皮サイズを調節する例を紹介する．高密度環境下で細胞増殖能が低下する「細胞増殖の接触阻止（コンタクトインヒビション）」は，50年ほど前から報告があり[19)]，また，多くの研究者が日常的に観察している現象である．これに対する理論的な説明として，2005年にカリフォルニア大学サンタバーバラ校のBoris Shraimanは，細胞が周囲から受ける力を感知し増殖能を調節するメカニカルフィードバック制御のシステムを提案した[20)]．要点は以下の通りである．低密度環境下で細胞同士が強く引き合う場合には，細胞内張力の増加とともに細胞増殖能が活性化される．反対に，高密度環境下で細胞同士の引き合いが弱い，もしくは押し合う場合には，細胞増殖能が抑制される．さらに，過密状態で発生する大きな圧縮力に対しては細胞死を誘導する，というものである．これに続き，主にショウジョウバエの成虫原基を対象とした実験と理論の研究が行われた[17)21)22)]．一連の研究は，生体組織内で発生する機械的な力を細胞が感知し，細胞数を操作することで組織サイズを調節するシステムの全体像を浮かびあがらせることに成功し，このシステムの制御器を構成するシグナル分子の実体解明に注目が集まった．

ユタ大学のJody Rosenblattらは，培養細胞やゼブラフィッシュの表皮において，機械受容イオンチャネルPiezo1を基軸としたシグナル経路を提案している（図4A）．上皮細胞の密度が高い場合，細胞への圧力負荷に応じてPiezo1が活性化され，続いてスフィンゴシン1リン酸（S1P）が活性化する．これが，アクトミオシン収縮を誘導し，細胞が組織から流出する[23)]．一方で，上皮細胞の密度が低い状態においても，Piezo1は活性化される．この場合，細胞は張力を感知し，細胞内Ca^{2+}濃度の増加を通して分裂促進因子活性化タンパク質キナーゼ（MAPK）を活性化させ，細胞増殖を促す[24)]．つまり，Piezo1は受容する機械的な力の種類に応じて下流のシグナル経路を使い分けていると言える．ここで紹介した例は，メカニカルフィードバック制御系を支える分子経路の一例であり，今後，さらなる実態解明が待たれる．

❷ 細胞の配置換えによる上皮管径の調節

2つ目に，管径を維持するフィードバック制御に関するわれわれの研究を紹介する．発生過程において，マウス胎仔の精巣上体細管では，細胞が上皮層内であらゆる方向に分裂することが知られている[25)]．円周方向にも細胞分裂するため，管径は時間とともに大きくなりそうなものだが，精巣上体細管の太さはその形態形成過程を通してほとんど変動しない[26)27)]．この器官

特集 サイズ生物学

では，管径の目標値からの増加分を調整するフィードバック制御が働いていることが考えられる．われわれは，マウス胎仔の精巣上体細管を実験対象とし，蛍光イメージングや数理モデルを用いて，上皮管径のサイズを維持する制御機構の解明をめざしている．

われわれは，上皮管内の細胞のダイナミクスを調べるために，マウス胎仔から精巣上体を摘出し，生体外培養系を用いた二光子顕微鏡ライブイメージングを行った．細胞運動の定量解析の結果，管の円周方向に沿った細胞分裂に対し，分裂細胞に近接している細胞集団がアクトミオシン収縮を介した細胞の配置換えを引き起こしやすいことがわかった．これらの定量データを多細胞の力学動態を表現する数理モデルに組み入れシミュレーション解析を行った．その結果，円周方向の細胞分裂と細胞の配置換えが続けざまに起き，その頻度が常にバランスしていることが，ロバストに管径を維持するしくみであることがわかった．これらの解析より，精巣上体細管における上皮細胞は，特定の方向の細胞分裂により組織内に発生する応力を感知し，アクトミオシン収縮を引き起こすメカノシグナル制御器を備えていると推察される（平島，安達：投稿準備中，bioRxiv：doi.org/10.1101/172916）．

この例は，細胞が組織の特定方向の細胞数増加分を力の変化として感知し，能動的に組織局所的に配置換えを行うことで長さを調節するネガティブフィードバック制御システムの一つである（**図4B**）．このように，組織や器官において定められた座標系に沿って長さ（サイズ）が調節されることが，各組織・器官の特徴的な形態を生み出す土台となる．重要な未解明点として，細胞がどのようにして特定の方向の長さを感知しているのかという問題が残されている．先にあげた精巣上体細管の場合では，細胞がどのようにして力学刺激に対する感知の方向選択性を得ているのか，という疑問に置き換えることができる．組織を構成する細胞に軸情報を与える因子として，例えば平面内極性（planar cell polarity：PCP）に関連するシグナル分子群があげられる．PCPシグナルは，ミオシン活性の上流に位置するRhoキナーゼを活性化することが知られており[28)29)]，メカノシグナル制御器の入力を補助する役割を担っていると考えられる．実際，精巣上体細管の発生過程では，PCPタンパク質であるPTK7（protein tyrosine kinase 7）をノックアウトすると，管径の維持が調節できなくなるという報告がある[25)]．組織・器官サイズ調節の制御機構を統合的に理解するためには，操作量の把握のみならず，サイズを感知するセンサーは何か，制御器となるシグナル伝達系の特性は何かといった問題も明らかにしていく必要がある．

おわりに

組織の構成要素となる細胞や細胞内小器官自体もサイズ調節のシステムを有しており，それらが階層的に構築されることで組織レベルでのサイズ調節が実現している．これを踏まえると，本稿で試みた制御器や操作量と生物学的対象との対応付けはシステムを簡素化した一つの例と言える．複雑な構造をもつ組織サイズの調節システムの理解を深めるためにも，幅広い研究分野から知識や技術を結集させ，多様な角度からサイズ生物学が進展することを期待している．

文献

1) Haldane J B S：Harper's Magazine, 1926
2) Travis J：Science, 340：1156, 2013
3) Lander AD：Cell, 144：955-969, 2011
4) Boulan L, et al：Cold Spring Harb Perspect Biol, 7, 2015
5) Penzo-Méndez AI & Stanger BZ：Cold Spring Harb Perspect Biol, 59：21-32, 2017
6) Amourda C & Saunders T E：Cold Spring Harb Perspect Biol, 7：a019240, 2015
7) Higgins G M & Anderson R M：Arch Pathol, 12：186-202, 1931
8) Taub R：Nat Rev Mol Cell Biol, 5：836-847, 2004
9) Dhawan S, et al：Cold Spring Harb Perspect Biol, 7, 2015
10) Georgia S & Bhushan A：Current Opinion in Cell Biology, 19：634-645, 2007
11) Yu FX, et al：Cell, 163：811-828, 2015
12) Patel SH, et al：Gastroenterology, 152：533-545, 2017
13) 仁科博史：発生・器官形成，がん悪性化に関わるHippoシグナル 創薬標的として高まるYAP／TAZへの期待．羊土社, 33, 2015
14) Gillies TE & Cabernard C：Curr Biol, 21：R599-R609, 2011
15) Tang N, et al：Science, 333：342-345, 2011
16) Walck-Shannon E & Hardin J：Nat Rev Mol Cell Biol, 15：34-48, 2014
17) Eder D, et al：Mech Dev, 144：53-61, 2017

18) Brás-Pereira C & Moreno E：Curr Opin Cell Biol, 51：15-21, 2018
19) Levine EM, et al：Proc Natl Acad Sci U S A, 53：350-356, 1965
20) Shraiman BI：Proc Natl Acad Sci U S A, 102：3318-3323, 2005
21) Hufnagel L, et al：Proc Natl Acad Sci U S A, 104：3835-3840, 2007
22) Aegerter-Wilmsen T, et al：Development, 139：3221-3231, 2012
23) Eisenhoffer GT, et al：Nature, 484：546-549, 2012
24) Gudipaty SA, et al：Nature, 543：118-121, 2017
25) Xu B, et al：Dev Biol, 412：219-233, 2016
26) Hirashima T：Cell Rep, 9：866-873, 2014
27) Joseph A, et al：Dev Biol, 325：6-14, 2009
28) Butler MT & Wallingford JB：Nat Rev Mol Cell Biol, 18：375-388, 2017
29) Guillot C & Lecuit T：Science, 340：1185-1189, 2013
30) Eiraku M, et al：Nature, 472：51-56, 2011
31) Nakano T, et al：Cell Stem Cell, 10：771-785, 2012
32) Hirashima T, et al：J Theor Biol, 435：110-115, 2017

Profile 著者プロフィール

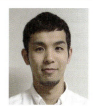

平島剛志：2011年，九州大学大学院システム生命科学府数理生物学研究室（巌佐庸教授）にて博士号取得（理学博士）．紆余曲折を経て'17年より京都大学医学研究科病態生物医学分野（松田道行教授）に講師として着任．蛍光イメージングによる定量と数理モデル解析を融合させるアプローチにより，細胞集団が臓器をかたち作るメカニズムの解明をめざしている．

column

細胞の自己組織化におけるサイズ調節

多能性幹細胞からオルガノイドを創る研究の嚆矢として，2011年に永楽らが発表した眼杯形成誘導の研究がある[30]．ES細胞を適切な環境下で三次元培養することで，細胞塊のお団子から眼杯形成を誘導できる．おもしろいことに，ES細胞の由来がマウスかヒトかで，形成されるサイズが異なる[31]．動物種によって固有のサイズが決まっているようだ．筆者は，これと同じような培養方法をMDCK細胞（イヌの尿細管由来の細胞株）に試したところ，適切な構成細胞数において，自発的に管構造が形成されることを発見した[32]．驚くべきことに，形成される管径サイズはどれもほぼ揃っている．本文で，発生過程で観察される管径サイズ調節について触れたが，培養細胞から管構造を誘導する場合においてもサイズが調節されるようである．細胞集団が自己組織的にサイズを調節する現象は驚きと謎に満ちている．

（平島剛志）

特集 **サイズ生物学**

前後軸パターンのサイズ調節制御機構

プラナリア再生モデル

梅園良彦

プラナリアは「切っても切っても再生できる」不思議な生きものである．その高い再生能力は全身に存在している分化多能性幹細胞（ネオブラスト）に基づいており，切断後，ネオブラストは体の位置情報に従って適切な細胞種へと分化することで失われた器官や組織を再生する．プラナリアの再生研究は，今から100年以上も昔にはじまり，現在においてはRNA干渉による遺伝子機能阻害実験によってその分子機構の理解が飛躍的に進んでいる．本稿では，プラナリアの前後軸パターンの再生機構について概説し，さらには，前後軸パターンのサイズ調節をつかさどる根本的な原理の解明に向けたわれわれの最新の成果についても解説する．

> **キーワード** プラナリア，再生，位置情報，スケーリング

■ はじめに

　動物の体は，体軸に沿って頭部や胴体部などの機能的に異なる組織や器官を有する複数の部位から構成されており，これらの部位は互いに連携して働くことによって成体の恒常性を維持している．動物の進化の過程において，それぞれの動物種は異なる環境に適応するために，それぞれ固有の体のパターンを獲得した．一方で，ほとんどの同種間においては，体のサイズの大小にかかわらずそのパターンを正確に保持しており，この現象はスケーリング（相似形維持）とよばれる（図1）．本稿では，"スケーリング"と"体軸パターンのサイズ調節"は同じ意味で用いることにする．しかしながら，いざスケーリングを解析するとなると，後述するが工夫を凝らして適切な実験モデルを準備する必要があるため[1][2]，その分子機構はいまだよくわかっていないのが現状である．

　扁形動物門に属するプラナリアは非常に再生能力が高く，前後軸パターンの形成機構を理解するためのモデル動物として長い歴史を有する．ノーベル生理学・

医学賞受賞者として著名なThomas Hunt Morganは，ショウジョウバエ遺伝学をはじめる以前の19世紀末から20世紀初頭において，プラナリア再生の謎解きに挑み，磁石のN極とS極と同じように，プラナリアの体にも"極性"が存在すると考えた（図2）．さらには，前後軸に短い断片をつくることで，もともと尾のあった方向から間違って頭を再生すること（双頭のプラナリア）を発見し，極性は転換することを実証した[3]．そして，何らかの物質（head stuff および tail stuff と表現）の前後軸に沿った相反する濃度勾配が体内における相対的な"位置情報"を未分化細胞に与えることで正確に体のパターンを再生できるのではないかという仮説を提唱した[4]．

　20世紀末には，プラナリア研究にも whole mount *in situ* hybridization（WISH）[5][6]やRNA干渉（RNA interference：RNAi）[7]などの遺伝子解析手法が積極的に導入されることによって，Wntシグナルを中核とする前後軸再生に必須なシグナル伝達経路が同定されるに至った[8]〜[13]．本稿では，現代におけるMorgan仮説の検証にはじまり，プラナリア再生過程における前

Anterior-posterior patterning and proportioning during planarian regeneration
Yoshihiko Umesono：Graduate School of Life Science, University of Hyogo（兵庫県立大学大学院生命理学研究科）

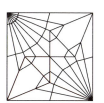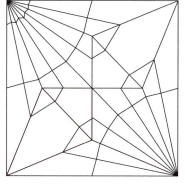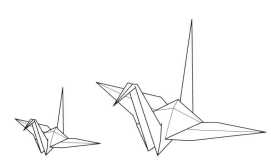

図1 個体発生におけるスケーリング
折り紙の鶴で例えると，初期胚（折り紙）のサイズが大・小と異なっていても，成体（折り鶴）の体の各部位は相似形を維持している．

後軸パターンのサイズ調節，さらには，その現象に関与する特定の分子についても解説する．

1 ナミウズムシの体の構造と再生様式

扁形動物門に属するプラナリアの体は，前後軸に沿って頭部（H），咽頭前部（Pr），咽頭部（Ph）および尾部（T）の4つの領域に大別することができる（図2）．頭部には，情報処理の中枢として働く脳や，眼などの感覚器官が存在している．一方で，摂食器官である口と咽頭は，頭部ではなく体の中央部に存在している．そして，咽頭は排泄器官としても働く．腸管は三岐腸類とよばれる由縁となった特徴的な形態を示しており，体の中央部に存在する咽頭との結合部を起点に，前側は1本の主腸管，後ろ側は2本の主腸管に分岐した三つ又構造をしている．咽頭前部は頭部と咽頭部の間の領域，そして，尾部は咽頭部より後ろの領域であり，それぞれ特定の遺伝子群の発現により他の領域とは明瞭に区別できる．

ナミウズムシ（*Dugesia japonica*）は，プラナリア種においても特に再生能力が高く，尾部断片からでも1週間後には頭部や咽頭などを有する完全な1個体を再生することができる．プラナリアの高い再生能力は頭部を除く全身に存在しているネオブラストによって支えられている[14]．ネオブラストは，増殖能を有する唯一の体性細胞であることがわかっている[14]．プラナリアの再生は，切断後，① 創傷治癒，② 再生芽形成，③ パターン形成の順で進行する（図2）．創傷シグナルによってネオブラストは活発に分裂し，切断面に再生芽を形成する[15)16)]．そして，再生芽細胞はMAPKであるERKを活性化し，頭部および尾部の細胞に分化することがわかっている[17]．

2 前後軸パターンの再生機構

2008年において3つの独立した研究グループが，別種のプラナリア（*Schmidtea mediterranea*）を用いて，Wnt/β-カテニンシグナル伝達経路が後方化シグナルとして働くことを報告した．彼らはβ-catenin遺伝子（シグナル伝達に必須な転写促進因子をコードする）をRNAiにより機能阻害することで，Morganによる双頭のプラナリアを遺伝子操作によってはじめて再現することに成功した[8)～10)]．これらの結果から，Morgan仮説におけるtail stuffは活性化β-カテニンであることが十分に考えられた．一方で，head stuffの候補因子はよくわかっていなかった．そこで，われわれはERKの活性化はネオブラストの分化に必要であることから，この2つのシグナル経路の組合わせでプラナリアの前後軸パターンの再生が説明できるのではないかと推測した．われわれはナミウズムシを用いて解析した結果，ERKとβ-カテニンはそれぞれの下流遺伝子の発現パターンから体の前後軸に沿って相反する活性勾配を形成していることがわかり，この組合わせによって前後軸パターンを再生していることを報告し

特集　サイズ生物学

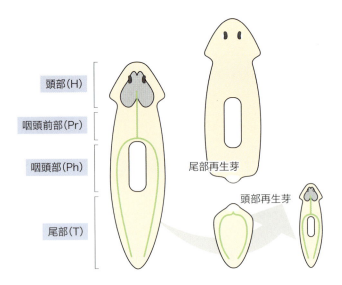

図2　プラナリアの体の構造と再生様式

頭部には脳（灰色）や一対の眼が存在する．体の中央部には咽頭が存在する．腸管（緑色）は前後軸に沿って三つ又構造をしている．このように，プラナリアは単純ながらも高等脊椎動物にみられるような機能的に異なるさまざまな器官や組織を体の特定の場所に有しており，その結果，体は前後軸に沿って4つの領域（頭部：head region，咽頭前部：prepharyngeal region，咽頭部：pharyngeal region，尾部：tail region）に大別することができる．切断後1日目の創傷部においては，ネオブラストの子孫細胞は，もともと頭のあった方向に必ず頭部再生芽を形成し，もともと尾のあった方向に必ず尾部再生芽を形成する．このような現象を"前後軸極性"もしくは"頭尾極性"という．尾部断片においては，頭部再生芽形成に伴い2本の主腸管の前端部が融合をはじめる．切断後7日目には，尾部断片からでも完全な前後軸パターンを再生することができる．この場合，図に示すように切断前の個体に比べてサイズは小さい．

た（図3）[18]．すなわち，Morgan 仮説における head stuff は活性化 ERK で説明できることを提唱した．

3　前後軸パターンのサイズ調節機構

スケーリングの分子機構を解析するためには，体の大きさの異なる個体を準備して定量的に解析することが必須となる．しかしながら，そのような個体を準備することは非常に困難であるため工夫が必要となる．ショウジョウバエ初期胚においては，前後軸サイズが遺伝的に有意に大きくなる，もしくは，小さくなる近交系を確立して解析に用いている[1]．また，アフリカツメガエル初期胚においては，人為的に腹側部位を切除して，半分サイズの胚を作製して解析に用いている[2]．そこで，われわれはナミウズムシの尾部断片からの頭部再生過程を新たな実験モデルとして活用することができないだろうかと考えた．このモデルの利点は，①断片の大きさは人為的に任意に変更可能，②二次元的

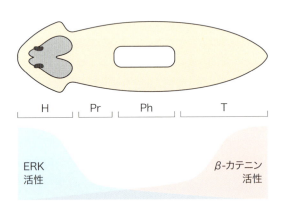

図3　プラナリアの再生原理

遺伝子発現パターンからERKの活性化レベルは頭部で最も高く，後方に向かって減少していく勾配を形成していると考えられる．一方で，β-カテニン活性はその逆の勾配パターンを形成していると考えられる．

で単純化されたパターン形成システム，の2つをあげることができる．②の特徴としては，切断後，もともと尾部の位置情報のみを有する組織片は，前方部にお

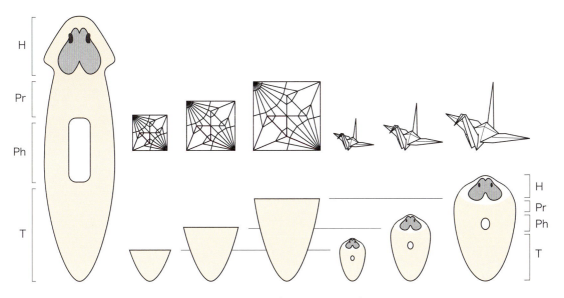

図4 尾部断片からの頭部再生過程における前後軸パターンのサイズ調節
頭部再生3日目のプラナリア尾部断片では,非常に正確に前後軸パターンのサイズ調節機構が働いている.それぞれ大きさの異なる再生体は,あたかも"マトリョーシカ人形"(ロシア民芸の入れ子人形)のようである.前端の脳や眼を含む白い領域が付加的に再生した頭部である.

いてすみやかに尾部の位置情報を消失するとともに,切断後3日目までには,大まかな前後軸パターンを再編成する.すなわち,再生芽細胞により付加的に再生した頭部,そして,旧組織からの再編成に由来する咽頭前部および咽頭部,最後に,再編成により縮小した尾部である(図4)[19].そこで,大きさの全く異なるプラナリア尾部断片(前後軸長500〜2,500 μm)を準備して,再生3日後の前後軸パターンの定量解析をおこなったところ,再生体はわれわれの想像をはるかに超えた精度をもって前後軸パターンのサイズ調節をおこなっていることがわかった(図4)[19].

4 ナミウズムシ mek kinase1 遺伝子の同定

さらにわれわれは,この実験モデルにおけるスケーリング現象に関与する遺伝子として*D. japonica mek kinase1*(*Djmekk1*)を同定することに成功した[19][20].*Djmekk1*(RNAi)個体は,咽頭前部領域の再生不全とともに前後軸長に対して咽頭再生位置が相対的に前方化し,その結果,尾部領域は相対的に拡大した.一方で,唯一,前後軸長に対して付加的に寄与する再生した頭部のサイズは正常であった.事実,再生特異的なネオブラストの増殖は正常に起こっていたことから,*Djmekk1*(RNAi)個体における異常な体の再生パターンは,これから分化するネオブラストに,体長に関してのみ間違った"位置情報"を与えているためであると結論づけた[18].たいへん興味深いことに,*S. mediterranea*を含め,このような表現型はこれまでに一切報告されていない.

われわれのこれまでの解析結果から,咽頭前部の再生には頭部より低いレベルのERK活性,一方で,咽頭部の再生には咽頭前部より低いレベルのERK活性および尾部より低いレベルのβ-カテニン活性が,それぞれ関与していることが示唆されている[18].このストーリーに準ずると,*Djmekk1*(RNAi)により生じた表現型は,前後軸に沿ったERK活性とβ-カテニン活性とのバランスが乱れることで説明できる.すなわち,DjMEKK1はERKシグナルの活性化およびβ-カテニンシグナルの抑制を同時に行うことで,両シグナルの活性勾配を体長に対してある一定のバランスに保持することで前後軸パターンのサイズ調節に関与していることが予想された(図5).実際の解析結果は,その仮

特集　サイズ生物学

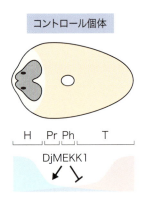
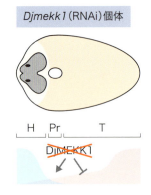

図5　DjMEKK1の機能仮説

説を支持するものであった[19].

　mekk1は進化的によく保存されたMAPキナーゼキナーゼキナーゼ（MAP3K）をコードする遺伝子であり，われわれヒトを含む高等脊椎動物にも存在する．MEKK1タンパク質の特徴は，C末端側に存在しているセリン／スレオニンキナーゼドメインに加え，N末端側に存在しているE3ユビキチンリガーゼ活性を有するPHD/RINGフィンガードメインである[21)22)]．われわれはDjMEKK1の β-カテニンシグナルに対する抑制効果をさらに調べるために，アフリカツメガエル胚を用いた解析を行った．β-カテニンは背側化因子であるため，β-catenin mRNAを腹側割球に顕微注入すると二次軸形成が誘導される[23]．そこで，D. japonica β-catenin（Djβ-catenin）mRNAとDjmekk1 mRNAを共注入したところ，二次軸形成が顕著に阻害されることがわかった[19]．また，この阻害効果は，セリン／スレオニンキナーゼドメインを必要とし，PHD/RINGフィンガードメインを必要としないこともわかった[19]．興味深いことにDjMEKK1の阻害効果はプラナリアβ-カテニンに特異的であり，アフリカツメガエルβ-catenin mRNAによる二次軸形成は全く阻害しないことがわかった[19]．以上の結果から，DjMEKK1はセリン／スレオニンキナーゼドメインを介してβ-カテニンを直接の標的として抑制を行っていることが予想された[19]．

おわりに

　Morganからはじまったプラナリアの前後軸パターンの再生機構はその理解が着実に進んでいる．さらには，実際に前後軸パターンのサイズ調節機構の解明にも挑戦可能な状況になりつつある．今から10年以上も昔に，プラナリア再生における前後軸パターンのサイズ調節機構に挑むためにさきがけ研究に応募した経緯がある（不採択）が，まさか本当にこの現象にかかわる特定の因子を同定できる日が来るとは想像していなかった．また，最近のS. mediterraneaに関する論文では，尾部断片からの頭部再生過程において，特定の遺伝子をRNAiにより機能阻害をおこなうと咽頭形成の後方化が起こり，Djmekk1（RNAi）個体とは全く逆の表現型を示すことが報告されている[24]．これらの分子の同定を手がかりとして，今後ますますプラナリア前後軸パターンのサイズ調節機構の解明が活発化することを期待している．

文献

1) Miles CM, et al: Evolution, 65: 33-42, 2011
2) Inomata H, et al: Cell, 153: 1296-1311, 2013
3) Morgan TH: Science, 20: 742-748, 1904
4) Morgan TH: J Exp Zool, 2: 495-506, 1905
5) Umesono Y, et al: Dev Growth Differ, 39: 723-727, 1997
6) Agata K, et al: Zoolog Sci, 15: 433-440, 1998
7) Sánchez Alvarado A & Newmark PA: Proc Natl Acad Sci U S A, 96: 5049-5054, 1999
8) Iglesias M, et al: Development, 135: 1215-1221, 2008
9) Gurley KA, et al: Science, 319: 323-327, 2008
10) Petersen CP & Reddien PW: Science, 319: 327-330, 2008
11) Petersen CP & Reddien PW: Proc Natl Acad Sci U S A, 106: 17061-17066, 2009
12) Rink JC, et al: Science, 326: 1406-1410, 2009
13) Yazawa S, et al: Proc Natl Acad Sci U S A, 106:

22329-22334, 2009
14) Shibata N, et al：Dev Growth Differ, 52：27-41, 2010
15) Wenemoser D & Reddien PW：Dev Biol, 344：979-991, 2010
16) Tasaki J, et al：Dev Growth Differ, 53：389-400, 2011
17) Tasaki J, et al：Development, 138：2417-2427, 2011
18) Umesono Y, et al：Nature, 500：73-76, 2013
19) Hosoda K, et al：Dev Growth Differ, in press（2018）
20) Nishimura O, et al：PloS One, 10：e0143525, 2015
21) Lange-Carter CA, et al：Science, 260：315-319, 1993
22) Lu Z, et al：Mol Cell, 9：945-956, 2002
23) Funayama N, et al：J Cell Biol, 128：959-968, 1995
24) Lander R & Petersen CP：Elife, 5：10.7554/eLife.12850, 2016

Profile

著者プロフィール

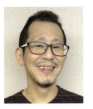

梅園良彦：1997年，神戸大学大学院自然科学研究科を修了〔博士（理学）〕．学生時代はプラナリア研究，そして，ポスドク時代はショウジョウバエ研究から「脳だらけ（ndk）」遺伝子に魅せられ再びプラナリア研究を再開し，2014年より兵庫県立大学大学院生命理学研究科教授．プラナリア研究に興味ある学生諸君の参加を希望しています．興味ある方は連絡ください．

column

サイズへの興味のきっかけはカブトムシ

　幼稚園の頃から昆虫が好きで昆虫博士になるのが夢だった．しかしながら，"将来の夢を絵で書きなさい"という図画の時間に，具体的な昆虫博士のイメージ像が思い浮かばず，それっきりとなった経緯がある．神戸大学理学部生物学科に入学したのをきっかけに，昆虫好きが復活し，昆虫の形態の多様性を遺伝子で理解したいと考え発生生物学を志す．サイズへの興味は，カブトムシの角やクワガタの大顎の大きさが，幼虫期における貧栄養条件下では体のサイズに対してスケールされず非常に小さくなってしまう現象がきっかけである．ちなみに，小学生のときにワクワクしながら幼虫からカブトムシを育てたことがあるが，そのような知識が全くなかったため，まるでメスのような短い角のオスばかりとなってしまい，非常にがっかりした苦い思い出がある．
　　　　　　　　　　　　　　　　　　　　　　　　　　　　　　　　　　　　（梅園良彦）

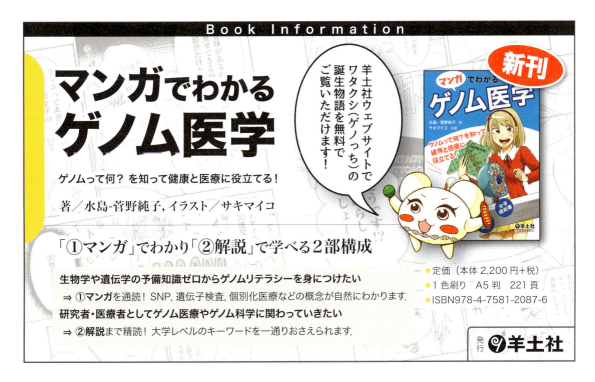

特集 サイズ生物学

個体のサイズと構造と機能
On being the right size

八木光晴

体の小さなネズミの心臓はゾウよりも早く脈打ち，体の大きなゾウの足取りはネズミよりもずいぶんゆっくりしている．生物の体の大きさはその生物の生き様に直結している．長い生物進化の歴史を経てきた現生生物の体サイズはさまざまであり，それぞれの種がそのサイズに見合った構造と機能を獲得して繁栄している．本稿では，個体レベルでの体サイズの進化と構造，そして機能の関係を概説し，個体の On being the right size "ちょうどよいサイズであること" の謎に迫る．

キーワード　体サイズ，進化，アロメトリー，スケーリング，エネルギー代謝速度

■ はじめに

　バクテリアからクジラにいたる地球上の大小さまざまな生物は，その体のサイズ（体サイズ）で生きていく為に最適な設計となっている．拡散や力学の法則，水の物性などは生物種に関係なく共通に作用するので，ゾウは水浴びを豪快に楽しむが，小さな昆虫は水際ではとても慎重に行動する．アリくらいのサイズの生物にとって，水の表面張力に一度引き込まれると脱出は難しく生死にかかわるからである．一方，ネズミはたとえ高さ 10 m の建物から落下しても平気であるが，ウマにとってそれは致命的である．どのような生物も物理・化学的な法則により生じる制約からは決して逃れることができない．

　球形をした生きものの体サイズの限界を考えてみる．半径を r とすると表面積は $4 \times \pi \times r^2$ であらわされ，体積は $\frac{4}{3} \times \pi \times r^3$ であるので，半径の増加に伴う表面積の増加量は体積の増加量よりも少ない．大きくなると酸素などの体積に比例して増加する要求量と表面積からの供給量の釣り合いがとれなくなり，いつかは個体

としてのサイズの限界がくるのだ．実際に，フィックの拡散式に従って計算すると，サイズの限界は半径が約 0.8 mm となる[1]．このサイズの上限は，球形の生物だけでなく，円柱形をした生物でも同じである．しかし，これよりも大きな生物はいくらでも存在する．先ほどのサイズの限界は，酸素の供給を拡散にのみ頼った結果であり，循環系や呼吸系を有する生物はもっと大きくなることができる．例えば，単純な循環系をもつミミズなどの環形類では最大の半径は 13 mm と計算でき，現生の最大の種のそれとほぼ一致する．呼吸系を有する生物ではさらに巨大化できる．このように，生物は長い進化の歴史のなかで，物理・化学の法則から生じる制約をそのデザインを変えることで乗り越えてきた．すなわち，すべての生物はそのサイズで生きていくために見合った "ちょうどよい" 体の構造と機能を備えて生きているのだ．本稿では，主に個体レベルでの体サイズの進化と体の構造と機能の関係について解説するとともに，サイズの生物学の根底にある "ちょうどよい大きさ" について議論する．

On being the right size : individual body size, structure and function
Mitsuharu Yagi : Graduate School of Fisheries and Environmental Sciences, Nagasaki University（長崎大学大学院水産・環境科学総合研究科水産科学領域）

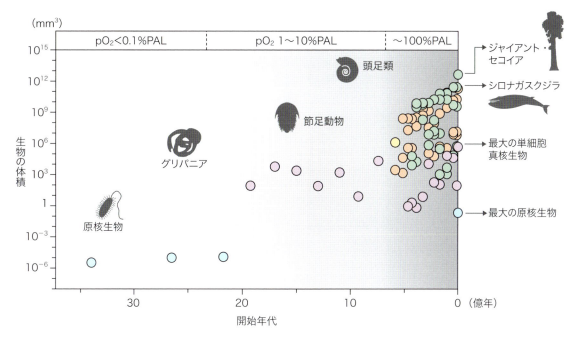

図1　開始年代と最大の化石サイズの関係
　それぞれの分類群における化石記録の最大サイズは大気中の酸素濃度と連関するように年代とともに増加してきた．水色は原核生物，紫色は原生生物，黄色はヴェンド生物，オレンジ色は動物，緑色は植物を示している．ここでの体サイズは，生物体を球形や三角錐に置き換えて算出した生物体の体積である．PAL（present atmospheric level）は，現在の大気中の濃度と比べて過去にどれだけの濃度であったかをあらわす濃度比のこと．文献2のデータに，著者のデータを加えてプロット．

1　体サイズの進化と適応

　地球上に最初に生まれた生物の構造は，単純な単細胞生物（のようなもの）であり，そのサイズは小さかった．その後，生命進化における一大イベントである多細胞化を経て，より複雑で個体として多くの細胞数を有する生物が誕生してきた．細胞1つの大きさは細胞の種類により異なるが，基本的にはおおよその直径が10〜20 μmと一定の範囲であることを考えると，多細胞化とそれに伴う複雑化の歴史は個体の体サイズの増大を意味する．多細胞化は，細胞機能を分化させ，それらが集合して組織を形成し，より複雑な生体機能の構築を可能とした．また，同時に物質の取り込み，そして熱などを含む代謝産物の排出のために呼吸・消化・循環器系の機能表面積を増大させ，進化の歴史のなかで生命の機能と構造を変化させてきた．

　おおよそ30億年の生物進化の歴史を示す一連の化石と現生生物の情報は，動物でも植物でも上限の体サイズが更新され続けてきたことを示している（図1）[2]．この他に，原核生物や原生生物などの分類群でも現生の種が最も大きい（図1）．また，同じ系統の動物群の中でも体サイズが大きくなり続ける例として，ウマ科の体サイズ進化が有名であろう．約5,200万年前にはすでに出現していたというキツネほどの大きさのウマ科のヒラコテリウムは，進化の過程でしだいに大型化した．このような系統進化のなかでの大型化の傾向は「コープの規則」とよばれ，脊椎動物で顕著であるが無脊椎動物でもみられる[3]．確かに，体サイズが大きいと動物では食物や繁殖相手の獲得などの面において，植物では成長に必要な日光を奪い合う競争において有利であろう．その一方で，体サイズが小さいことは体を隠すときや地中に潜るなどのケースには有利である．実際に，昆虫類では体サイズは小型化しており，鳥類でも同様な傾向がみられる．体が小さいと，世代交代が早く進むので環境の変化に適応する際に有利であるとも考えられる．

特集　サイズ生物学

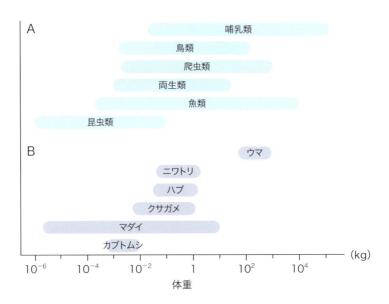

図2　種間と種内での体サイズ・スケール
A）主な動物分類群（哺乳類，鳥類，爬虫類，両生類，魚類，そして昆虫類）ごとの最小と最大のサイズの体重範囲．いずれも成体のサイズである．B）同一種のなかでの成長に伴う体重範囲．それぞれの動物群を代表してウマ，ニワトリ，ハブ，クサガメ，マダイ，カブトムシの子どもから成体までのサイズ範囲を描いた．

　動物の体サイズは生息環境により変化することも知られてきた．そのなかで，いわゆる「島の規則」とよばれる経験則は興味深い[4]．海面の高さの変化により作られた島しょなどで地理的に動物が隔離されると，世代を経るごとに大型の動物は小型化し，小型の動物は大型化するというものだ．長い間，島に隔離されたゾウは肩の高さが1mほどの大きさになり，逆にネズミは最終的にネコほどの大きさになったことが化石の情報から明らかとなっている．この理由の1つに捕食者の存在が寄与していると考えられている．資源の少ない島しょには肉食獣が少ないか，存在しない場合も多い．このような状況では，ゾウもネズミも捕食者に食べられる心配が少ない（捕食圧が小さい）ので，ゾウはそれほど大きな体サイズを維持する必要もなく，ネズミは小さい体サイズで物陰に潜むためにそれほど小さい体サイズである必要がなくなる．その結果，体サイズに変化が生じたものと考えられる．ネズミやゾウのように，中央値から並外れた小ささや大きさの体サイズを維持するのはかなり無理をしていることが予想される．いずれにしても，体サイズの進化は小さい体サイズの生物が誕生して系統の祖先となり，必ずし

も大きい体サイズへと変化するのではなく，進化に伴うサイズの多様化と自然淘汰により"ちょうどよい"サイズに落ち着いている．

2　現生動物の体サイズ・スケール

　現生している最小の生物個体はマイコプラズマとよばれるグループで長さが0.2〜0.3μm，最大の動物は体重が136tを超えるシロナガスクジラである．植物はもっと巨大で高さは80m以上，その体積は1,000m³以上と見積もられている．すなわち，最小と最大の生物とで体積比にすると10^{23}となり，地球上の生物はきわめて幅広いスケールを有している．ところで，動物個体の体サイズは体重（湿または乾燥重量）であらわされることが一般的である．体重であらわすと，異なった形の動物種の間でも体サイズの違いを共通の次元である"ものさし（スケール）"で比較することができるからである．

　ネズミやゾウといった同じ系統だが異なる種の間，すなわち動物の種間での体サイズ・スケールを図2Aに示した．哺乳類では最小のトガリネズミからシロナ

個体のサイズと構造と機能

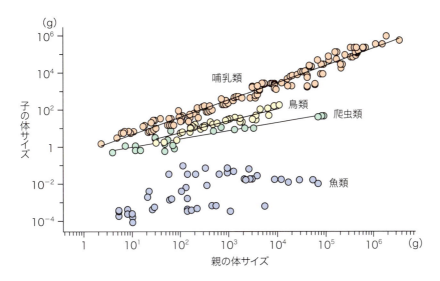

図3 親の体サイズと子どもの体サイズの関係
例外はあるが，一般に哺乳類や鳥類などの陸棲の動物は親の体サイズが大きいと子どもの体サイズも大きい．しかし，水棲動物である魚類では親と子どもの体サイズにはほとんど関係がない．赤色は哺乳類，黄色は鳥類，緑色は爬虫類，そして青色は魚類を示している．文献5の図より，魚類および陸棲動物のデータを抜粋してプロット．

ガスクジラまでその体重の比は10^7である．鳥類，爬虫類，両生類，そして昆虫類はそれほど変わらずおよそ$10^{4～5}$程度，魚類は最も広い体サイズ・スケールで10^8に近い．一方，多くの生物では子どもの体サイズは小さく，成長して親のサイズになる．この同一種のなかでの体サイズの変化，すなわち種内での体サイズ・スケールを図2Bに示した．哺乳類や鳥類は体サイズ・スケールが狭く，魚類や無脊椎動物は広い傾向にある．マグロなどはわずか数ミリグラムで誕生して，成魚になると300 kgを超えるので，1種で哺乳類の種間の体サイズ・スケールと同じくらいの体サイズ幅を一生のうちに経験する．

哺乳類や鳥類などは親の体サイズが大きいと，生まれてくる子どもの体サイズも大きい傾向にあるが，魚類では親の体サイズは子どもの体サイズと相関がない[5]（図3）．これは生活史戦略の違いを反映した自然淘汰の結果であろう．すなわち，哺乳類など陸棲の動物は大きな卵を少しの数産む大卵小産であるのに対して，魚類など水棲の動物の多くは小さな卵を多くの数産む．プランクトンくらいのサイズの生物にとって，水中ではわれわれがハチミツのなかで泳ぐような，あるいは

それ以上の粘性によりゆっくりとしか沈んでいかない．動物は子孫をできるだけ多く幅広い範囲に分散させて，その分布範囲を拡大させようとするものであるが，海洋の流れに流される形をとれば，さほど泳ぐ能力がなくても遠いところへと自然に流され分布を拡大できる．ウナギは大洋の海山近くで産卵して，その後海流に流されて分布を拡大する典型的なパターンである[6]．一方，陸棲の動物は逆で大人になって筋肉がついて移動をする．陸上を歩ける距離は筋肉量に比例するが，筋肉量は体サイズに比例して増大するからである．水棲の動物は子どものときに，陸棲の動物は大人になってから旅をするのだ．

3 サイズ・スケーリング則

生物個体の形態や生理・生態学的なさまざまな形質と体サイズの関係（サイズ・スケーリング）は，生物の設計原理の理解に役立つ．サイズ・スケーリング関係の多くは，経験的に以下のアロメトリー式であらわされることが知られている．

$$Y = aW^b \quad \cdots\cdots\cdots\cdots\cdots\cdots\cdots\cdots (1)$$

特集　サイズ生物学

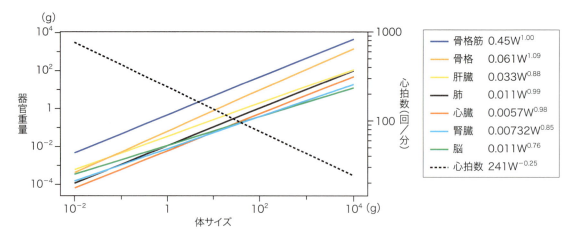

図4　動物個体の構造や機能と体サイズの関係（体サイズ・スケーリング則）
哺乳類でのさまざまな器官の重量（色線）と安静時の心拍数（破線）と体重の関係を示した．体サイズの増大に伴い器官重量は増加するが，その増え方は臓器により異なる．心拍数は体サイズが大きい動物ほど減少する．

ここで，Yは生物の形質をあらわす変数，Xは体サイズ，aはスケーリング定数，bはスケーリング指数を示している．式（1）の両辺に対数をとると

$$\log Y = \log a + b \log X \cdots\cdots\cdots\cdots\cdots (2)$$

となり，両対数グラフ上にプロットすると傾きがb，切片は$\log a$の直線関係になる．

生物界には共通したやり方が存在しているのだろう，構造や機能の形質は体サイズとある一定の決まった関係を保っている．哺乳類でのさまざまな器官のサイズと体サイズの関係を図4に示した．心臓や骨格筋，そして肺の重量と体サイズのそれぞれの関係は，アロメトリー式のb値が1のアイソメトリー（等成長）となり，体重の増加と同じ割合で各器官重量も増加する[7]．すなわち，これらの器官重量は大きな動物でも小さな動物でも変わらずに体重の一定の割合を占めている．しかし，脳や腎臓，そして肝臓の重量と体重の関係はb値が1より小さくなるネガティブ・アロメトリー（劣成長）で，体重の増加分よりは器官重量が増加しない[7]．一方，骨の重量と体サイズの関係は，b値が1よりも大きいポジティブ・アロメトリー（優成長）で，体重の増加より骨格重量の増加が優る[8]．

骨格スケーリングに関して，陸棲の動物は重力に押しつぶされないために体重（W）が増すにつれて，体の支柱である骨格の強さも増さなければならない．骨の強度はその断面積（S）に比例するので，断面積は体重に比例して増やす必要があるだろう（$S \propto W^1$）．また，骨の長さ（L）は体長に比例するので，体重に置き換えると$W^{\frac{1}{3}}$に比例する（$L \propto W^{\frac{1}{3}}$）．したがって，骨格重量（$S \times L$）は$W^1 \times W^{\frac{1}{3}}$と計算されて$S \cdot L \propto W^{\frac{4}{3}}$となり，$b$値が1.33になることが予想される．しかし，実際の動物で計量してみると骨格スケーリングにおけるb値は1.09である（図4）．この値は，1よりは高いが，1.33と比べて有意に低い値である．つまり，体重の増え方を超えて骨格は増えていくが，予想ほど激しく増えていかないことを示している．この理由はおそらく，大きい動物ほど体内での骨格が占める体積を減じて，その他必要な臓器のスペースを確保しているのだろう．その代わり，大きい動物では慎重に行動することにより，骨格系の強度に余裕がない分をカバーして折り合いをつけているのだ．無理をするとヒトくらいのサイズの動物でもしばしば骨折するので，ことさらにゾウはゆっくり・のっそり歩くのだ．

個体の各機能も体サイズとそれぞれ一定の関係にあることが知られている．例えば，哺乳類の安静時の心拍数と体重の関係は，b値が−0.25となる[7]（図4）．逆に，鼓動の間隔である心周期（時間）は心拍数（頻度）の逆数になるので，b値は0.25，すなわち$\frac{1}{4}$になる．生物に関するさまざまな時間，例えば呼吸間隔，懐胎

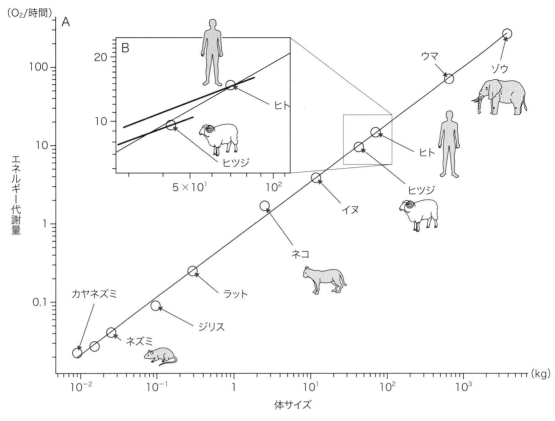

図5 哺乳類のエネルギー代謝速度と体重の関係（代謝スケーリング）
A）さまざまな種類の哺乳類（種間）の単位時間当たりに消費するエネルギー量と体重の関係．両対数グラフにプロットすると，回帰直線の傾きは$\frac{3}{4}$になる．文献10の情報をもとに作成．B）同一種内での代謝スケーリングは傾きが$\frac{2}{3}$になる（太線）．体サイズが大きい種になると傾きb（$=\frac{2}{3}$）は変わらずに，切片aの値が上昇して階段状にシフトする．その結果として種間での傾き$\frac{3}{4}$を維持する．

期間や腸の蠕動時間といったものから個体群内の個体数が倍になる時間といった生態学的なものまで，生物学的時間は体重の$\frac{1}{4}$乗に比例する[9]．寿命は，その計測のしかたが一律ではないので正確に体重の$\frac{1}{4}$乗に比例しているのか判断が難しいが，大きい動物ほど長生きという傾向がみられる．体サイズの小さな動物は心拍が早く短命であり，大きな動物はその逆である．しかし，不思議なことにどの動物もおおよそ20億回拍動して一生を終える．

生物個体が生きていくために必要な単位時間当たりのエネルギー量（代謝速度）もまた，体サイズとアロメトリックな関係にある[10]（図5A）．ネズミからゾウにいたる哺乳類で，異なる体サイズをもつ種群を対象に，複数の種を比較した種間の代謝スケーリング関係ではb値が$\frac{3}{4}$になる[11]（図5A）．しかし，成長に伴う同一種内における異なる体サイズと代謝速度の種内関係は，b値が$\frac{2}{3}$になるようである[12]（図5B）．それぞれの動物種内では，b値は$\frac{2}{3}$になるが，動物種の体サイズが増大するのに伴ってスケーリング定数（a）が階段状に上昇していくので，種間ではb値が$\frac{3}{4}$になるのである（図5B）．このように，種内と種間の体サイズ・スケーリング関係は分けて考える必要があることも指摘されている[13]．代謝スケーリングにおけるa値の階段状の上昇は，魚類[14)15]や昆虫類[16]の種内の関係のなかでも確認されていることから，体サイズを大きくするために必須のメカニズムであると考えられる．

おわりに

　本稿は，個体レベルでの構造や機能のスケーリング関係を明らかにすることで生物個体の設計基準，ボディープランをみてきた．生物は地球の重力を自在に操ることができないように，物理法則や化学定数など変えることができない．また，生物を形つくる素材の多くは体サイズによらずほぼ一定である．例えば，ネズミもゾウも骨の材料はほぼ同じで，骨断面積当たりの強度も変わらない．また，アリは体重の何倍もの重さのものを運ぶので，特別な筋肉をもち合わせているように思われるが，アリの筋肉の出せる力は断面積当たりでは脊椎動物のものと変わらない．アリは特別に力持ちではなく，長さと筋肉断面積のスケーリングの結果そのように見えているだけなのだ．このような，スケールに依存しない量の最も顕著な例は，細胞のサイズであろう．なぜ，30億年の長年の進化の歴史のなかで細胞のサイズは大きく変化しなかったのだろう．細胞サイズを大きくしないで小さいままにしてきたことは，言い換えれば隣り合う細胞間の距離を近くに保っていることになる．この考えから答えのヒントが見つかるのかもしれないが詳細は不明である．いずれにしても，すべての生物は流れを留めずに構造のための材料も化学エネルギーも可能な限り最適化されているので，細胞を大きくすると無駄が多く効率がよくなかったのであろう．

　最後に，動物のさまざまな体サイズ・スケーリングの情報から，体サイズにつきまとう可能性や制限条件について多くのことがわかってきたが，例えば上限や下限のサイズを決めている要因についてはよくわかっていない．体サイズがなぜこのようになっているのかという問いに答えるには，その生物が実際にどのように生きているのか知ることが重要であろう．体サイズの生態学的意義を考慮すれば，living on the being right size "ちょうどよいサイズで生きること" へのさらなる理解につながるものと考えられる．今後の研究の進展が望まれる．

文献

1）八木光晴 他：動物の循環「動物の事典」，朝倉書店，2019年2月発行予定
2）Payne JL, et al：Proc Natl Acad Sci U S A, 106：24-27, 2009
3）Heim NA, et al：Science, 347：867-870, 2015
4）Damuth J：Nature, 365：748-750, 1993
5）Caval-Holme F, et al：Evolution, 67：3537-3544, 2013
6）Tsukamoto K：Nature, 439：929, 2006
7）Stahl WR：Science, 150：1039-1042, 1965
8）Prange HD, et al：Amer Nat, 113：103-122, 1979
9）Lindstedt SL & Calder WA：Quart Rev Biol, 56：1-16, 1981
10）「Animal Physiology」(Schmidt-Nielsen K, ed), Cambridge University Press, 1997
11）Kolokotrones T, et al：Nature, 464：753-756, 2010
12）Heusner AA：Resip Physiol, 48：1-12, 1982
13）Makarieva AM：Scinece, 325：1206, 2009
14）Yagi M, et al：Proc R Soc Lond B Biol Sci, 277：2793-2801, 2010
15）Yagi M & Oikawa S：Sci Rep, 4：7135, 2014
16）Maino JL & Kearney MR：Amer Nat, 184：695-701, 2014

Profile

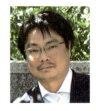

八木光晴：2010年九州大学大学院生物資源環境科学府博士課程修了．農学博士．長崎大学水産学部・助教を経て'18年より長崎大学大学院水産・環境科学総合研究科水産科学領域・准教授．ライフワークの一環として，体サイズ・スケールの広い魚類などでサイズの生物学に関する研究を続けている．最近ではダイオウグソクムシなどの巨大症 (giantism) のメカニズムに関心があり，漁業練習船を利用して深海生物を捕獲している．ご興味のある方はご連絡ください．

特集関連書籍のご案内

実験医学 Vol.35 No.19
少数性生物学ってなんだ？
〜少数の因子が生命システムを制御する

永井健治／企画

「生命らしさ」の鍵は、マイノリティ因子の振る舞いにあり。ウイルスは何個で感染できるか？細胞間のシグナルはどう伝達されるのか？今もっとも「おもろい」生物学を紹介！

B5判　137頁　2017年11月発行
定価（本体2,000円＋税）
ISBN 978-4-7581-2502-4

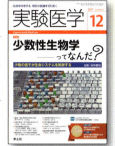

実験医学 Vol.35 No.16
オルガノイド4.0時代
〜小さな臓器が拓く次世代研究のデザイン

武部貴則／企画

発生プロセス，再生医療，創薬スクリーニングと，多分野との融合で無限大の可能性を発揮する人工のミニ臓器「オルガノイド」が，日本発の技術とクリエイティビティを武器に，その研究の第4段階を迎える！

B5判　139頁　2017年09月発行
定価（本体2,000円＋税）
ISBN 978-4-7581-2500-0

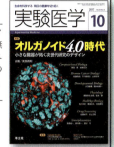

実験医学別冊　最強のステップUPシリーズ
シングルセル解析プロトコール
〜わかる！使える！1細胞特有の実験のコツから最新の応用まで

菅野純夫／編

1細胞ごとの遺伝子発現をみる「シングルセル解析」があなたのラボでもできる！1細胞の調製法や微量サンプルのハンドリングなど実験のコツから，最新の応用例までを凝縮した1冊．

B5判　345頁　2017年09月発行
定価（本体8,000円＋税）
ISBN 978-4-7581-2234-4

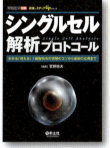

実験医学別冊　最強のステップUPシリーズ
初めてでもできる！
超解像イメージング
〜STED，PALM，STORM，SIM，顕微鏡システムの選定から撮影のコツと撮像例まで

岡田康志／編

これまでの光学顕微鏡の限界200nm以下の分解能での観察を可能にする夢の技術「超解像イメージング」．現場のプロトコール・原理・関連技術をまとめた実験書がついに誕生！撮像例のフォトグラビアとWEB動画付き．

B5判　308頁　2016年06月発行
定価（本体7,600円＋税）
ISBN 978-4-7581-0195-0

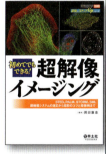

実験医学増刊 Vol.35 No.5
生命科学で使える
はじめての数理モデルとシミュレーション

鈴木　貴，久保田浩行／編

数理科学的な手法を取り入れてみたいけど，ハードルが高そう…とお思いの方は多いのではないでしょうか．本書は実験系の研究者が日々の研究に活用いただける形で，基礎知識から実際の研究事例まで幅広くご紹介します．

B5判　239頁　2017年03月発行
ISBN 978-4-7581-0361-9

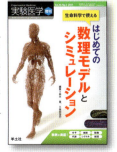

やさしい基礎生物学 第2版

南雲　保／編著，
今井　志，大島海一，
鈴木秀和，田中次郎／著

豊富なカラーイラストと厳選されたスリムな解説で大好評，多くの大学での採用実績をもつ教科書の第2版．自主学習に役立つ章末問題も掲載され，生命の基本が楽しく学べる，大学1〜2年生の基礎固めに最適な一冊．

B5判　221頁　2014年10月発行
定価（本体2,900円＋税）
ISBN 978-4-7581-2051-7

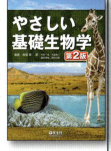

発行　羊土社 YODOSHA　〒101-0052　東京都千代田区神田小川町2-5-1　TEL 03(5282)1211　FAX 03(5282)1212
E-mail：eigyo@yodosha.co.jp
URL：www.yodosha.co.jp

ご注文は最寄りの書店，または小社営業部まで

特集関連バックナンバーのご案内

本特集 **「サイズ生物学」** に関連した，これまでの実験医学特集・増刊号の一部を以下にラインナップしました．分野の歴史の学習から関連トピックの理解まで，ぜひお役立てください．

実験医学1991年増刊号 Vol.9 No.7
発生・分化から形態形成へ
編集／村松 喬，鍋島陽一，安田國雄，山村研一

実験医学1994年1月号 Vol.12 No.1
細胞間相互作用から形態形成へ
企画／野地澄晴

実験医学2001年3月号 Vol.19 No.4
細胞極性と細胞運動
企画／竹縄忠臣

実験医学2001年増刊号 Vol.19 No.15
幹細胞研究の最前線と再生医療への応用
編集／横田 崇，岡野栄之

実験医学2002年増刊号 Vol.20 No.2
ここまで分かった形づくりのシグナル伝達
編集／竹縄忠臣，帯刀益夫

実験医学2003年6月号 Vol.21 No.9
器官・形態形成から再生へ
企画／浅島 誠

実験医学2004年増刊号 Vol.23 No.1
発生・分化・再生研究2005
編集／浅島 誠

実験医学2011年増刊号 Vol.29 No.7
細胞を創る・生命システムを創る
編集／竹内昌治，上田泰己

実験医学2014年1月号 Vol.32 No.1
再生できる・できない生物その差から挑む三次元再生と再生医療
企画／田村宏治，阿形清和

実験医学2015年2月号 Vol.33 No.3
多細胞社会が形をつくる、器官を生み出す
企画／倉永英里奈

実験医学2015年11月号 Vol.33 No.18
発生・器官形成、がん悪性化に関わるHippoシグナル
企画／仁科博史

実験医学2016年2月号 Vol.34 No.3
発見から100余年　Notchシグナルの新世紀
企画／山本慎也，森本 充

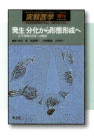 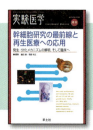 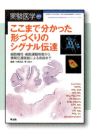 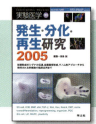 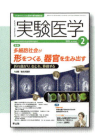

2016年以前の号は羊土社ホームページから電子版（PDF）でご購入できます

DIGITAL ARCHIVE ～電子バックナンバー～

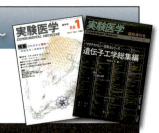

「実験医学」既刊誌をデジタルデータで復刻いたしました．
現在市販されていない「実験医学」既刊誌の，1983年創刊号から2016年までを電子版（PDF）にて取り揃えております．

実験医学online　www.yodosha.co.jp/jikkenigaku/archive/

実験医学 次号予告

次号（2018年9月号）のご案内

特集 疾患を制御するマクロファージの多様性に迫る！
— NEON GENESIS MACROPHAGE（仮題）

企画／佐藤 荘（大阪大学微生物病研究所）

マクロファージは100年以上前に発見された細胞ですが，これまで長い間貪食機能をもつ細胞として，わずか1種類のみと考えられ，免疫細胞のなかでもスポットライトを浴びる細胞ではありませんでした．しかし近年，さまざまなサブタイプのマクロファージの発見が相次ぎ，また疾患の発症・増悪とのかかわりが多く報告されるようになりました．本特集では，最近報告されたマクロファージの多様性に関して，疾患との関与に触れながらご紹介することで，マクロファージ研究のこれからの発展性と魅力をお届けします．

目次
- 概論—マクロファージの起源・多様性と疾患の関係性 …… 佐藤 荘
- 皮膚とマクロファージ …… 椛島健治
- 痛みとマクロファージ …… 津田 誠
- 脂質とマクロファージ …… 有田 誠
- 腸とマクロファージ …… 竹田 潔
- 神経とマクロファージ …… 山中宏二
- がんとマクロファージ …… 田中正人
- 線維症とマクロファージ …… 佐藤 荘

連載

新連載 研究者のナレッジマネジメント（仮） …… 梅本勝博

クローズアップ実験法
DREADDsを用いた自由行動下の動物における神経活動操作（仮） …… 山中章弘

Update Review
フェノタイピング（仮） …… 荻島創一

※予告内容は変更されることがあります

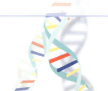

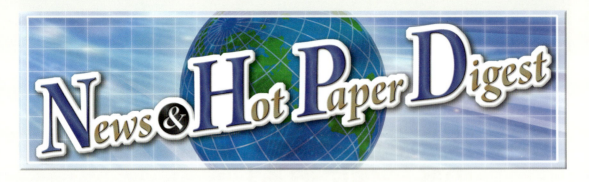

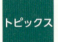 ## エピゲノム制御の障害が膵β細胞を脱分化させる

糖尿病患者においては，高血糖状態が遷延するとインスリン分泌が低下し，インスリン分泌が低下したせいでさらに血糖値が上昇する．古くからこの現象は「糖毒性」として診療の現場で広く知られている．これまでに糖毒性の原因は，高血糖にともなって誘導される酸化ストレスや小胞体ストレス，オートファジー機能障害などで膵β細胞機能が障害されたり，アポトーシスが誘導されることなどが原因だと考えられてきた．しかし近年になって，膵β細胞が内分泌前駆細胞へと脱分化してインスリン分泌をやめてしまうことや，他の内分泌細胞へと分化転換することが，膵β細胞数の減少やインスリン分泌低下に深く関与することが示された（Talchai C, et al：Cell, 150：1223-1234, 2012）．ただ，そのメカニズムとして高血糖状態の遷延が膵β細胞の脱分化の強力な誘因であることは示されているものの，脱分化を引き起こす詳細なメカニズムは不明な点が多い．

今回エピゲノム制御において重要な役割を果たすPRC2（polycomb repressive complex 2）の機能障害が，高血糖とは独立した膵β細胞の脱分化因子であることが報告されたため紹介する（図1）（Lu TT, et al：Cell Metab, 27：1294-1308.e7, 2018）．

まず筆者らはChIP-seqやsingle cell RNA-seqによって，糖尿病モデルマウスや糖尿病患者では，遺伝子サイレンシングに重要なpolycomb遺伝子群が発現低下していることを見出し，さらにそのなかでも非常に強い遺伝子サイレンシングを示すH3K27のトリメチル化（H3K27me3）が糖尿病と関連していることを見出した．

H3K27のメチル化にはPRC2が重要な役割を果たす．PRC2は

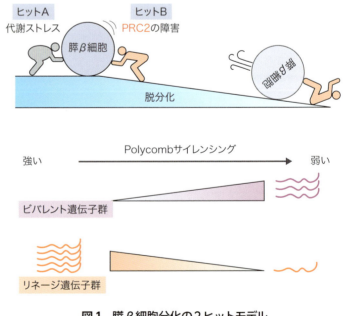

図1 膵β細胞分化の2ヒットモデル

Suz12（zinc fingerドメイン），RbAb48（ヒストン結合ドメイン），Eed，Ezh1あるいはEzh2の4つのサブユニットで構成されている．筆者らはEedのコンディショナルノックアウトマウスを作成することで，膵β細胞におけるPRC2の役割を解析した．するとH3K27me3が半分以下に抑制された膵β細胞特異的EedノックアウトマウスではH3K27me3が高度に抑制されていた．同時にノックアウトマウスでは膵β細胞内のインスリン顆粒の脱顆粒や主要転写因子の発現低下を認め，PRC2の障害によって膵β細胞の脱分化が誘導されることが示された．

本研究は肥満や高血糖状態の遷延などの代謝ストレスが，PRC2を中心としたエピゲノム制御を障害し，エピゲノム制御の障害が膵β細胞の脱分化を誘導して，インスリン分泌の低下によってさらなる糖尿病の悪化を招くという一連の流れを示しており，今後の膵β細胞の理解に重要なものであると考えられる．

（徳島大学先端酵素学研究所糖尿病臨床・研究開発センター／たまき青空病院　田蒔基行）

トピックス　レドックスシグナルの細胞内局所性を「視た」

活性酸素種（reactive oxygen species, ROS）によるレドックスシグナルは，細胞の生存，増殖および遊走などの多様な機能を有する．一般に，ROSは広範かつ高い反応性を有する化学種であるが，それにもかかわらず，細胞内におけるROS産生を介したシグナル伝達が，時に高選択的に働くようにみえるのは，どのようなしくみによるのであろうか？

これに対する説明として，細胞が「レドクソソーム」〔NAPDH

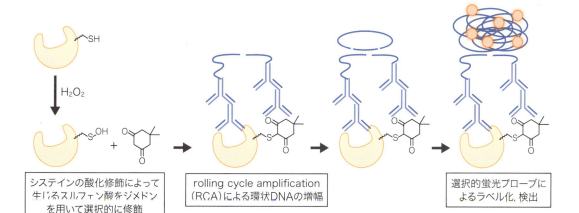

図2　PLAを利用したタンパク質特異的酸化修飾検出の原理

システイン残基の酸化修飾によって生じるスルフェン酸を，これに選択的に結合する環状ジケトン化合物のジメドンによって修飾し，これに対し，抗ジメドン抗体と，標的タンパク質に対する抗体を作用させる．二次抗体にはテンプレートとなるDNAオリゴヌクレオチドが結合しており，2つの抗体がごく近傍に存在する場合に限り，rolling cycle amplification（RCA）が起こる．これによって指数関数的に増幅された環状DNAを蛍光プローブで検出することで，分子内に酸化修飾を有する標的タンパク質（2つの抗体が近傍で結合するという要件を満たす）が高選択的かつ高感度に検出される．

oxidase（NOX）などにより生成するROSを介したシグナル伝達の調節が限局して起こるエンドソーム〕内などの限局した時間，場所でROSを産生し，特定のタンパク質にだけ酸化修飾を施している，という考えが提唱されてきた．しかしながら，実際にROSにより特定のタンパク質の酸化修飾が起こる様子を直接的に観察する方法は，これまでに開発されていなかった．これに対し，NYU Langone Healthの堤らは，PTP1BやSrc homology 2 domain-containing protein-tyrosine phosphatase 2（SHP2）などの特定のタンパク質上の酸化修飾を，高感度かつ特異的に「視る」技術を開発した（Tsutsumi R, et al : Nat Commun, 8 : 466, 2017）．この技術は，化合物ジメドンを用いたスルフェン酸（システイン残基が酸化修飾を受けて生じる）の選択的な化学修飾と，近接する抗体をシグナル増幅をもって高感度に検出するproximity-ligation assay（PLA）を組合わせたもので，抗ジメドン抗体と標的タンパク質に対する抗体の間でPLAを行うことによって，標的タンパク質上の酸化修飾を高選択的に検出することを実現した（図2）．筆者らは，この技術を用いることで，PDGF刺激下においてSHP2の酸化修飾がRAB5$^+$/EEA$^-$の内在化小胞（レドクソソームと考えられる）に限局して起こる様子をイメージングにより検出することに成功した．この結果は，酸化ストレスの局所性を直接的に観察することに成功した興味深い成果であり，また，標的の抗体を変化させることでさまざまなタンパク質の酸化修飾の局所性を明らかにする新たなツールを提供した点で特に意義のあるものと考えられる．細胞内では，多彩な化学反応が繰り広げられているが，これを効率的な細胞機能の制御に利用するため，このような「局所的な化学反応」がうまく利用されている場面が多々存在するのかもしれない．

（ボストンカレッジ化学科
安保真裕／
東京大学大学院薬学系研究科
小松　徹）

ミクログリアは免疫記憶するか？

トピックス

ミクログリアは，しばしば脳内常在性マクロファージや脳内免疫細胞と称されるが，この表現の妥当性を裏付ける実験的証拠は不十分であった．今回紹介するNeherらの研究グループの論文は，ミクログリアに免疫記憶機能があることをはじめて示した（Wendeln AC, et al : Nature, 556 : 332-338, 2018）．

　免疫細胞による記憶（免疫記憶）は，初回の免疫刺激を記憶し，次回の免疫刺激に適切に応答するために役立つ．そして，免疫刺激による"訓練"の記憶は次回の免疫応答を増強させ，"寛容"の記憶は次回の免疫応答を緩和させる．これまでに末梢の骨髄細胞が免疫記憶機能を有することは示されていたが（Netea MG, et al : Science, 352 : aaf1098, 2016），長寿命の組織常在性マクロファージにおける免疫記憶機能の有無は不明であった．

　Wendelnらは，ミクログリアが免疫記憶機能を有し，この機能が神経変性疾患の病理状態に影響を与えることをはじめて示した（Wendeln AC, et al : Nature, 556 : 332-338, 2018）．この研究では，末梢で免疫系を活性化させるリポ多糖（LPS）をアルツハイマー病モデルマウス（3カ月齢）に投与し，脳内免疫応答と，ミクログリアの遺伝子発現変化が調べられた．

　LPS投与6カ月後のアミロイドーシスは，LPS単回投与による免疫訓練で悪化し，LPS複数回投与による免疫寛容によって軽減することが示された．さらに，この長期的な免疫記憶の本体が，ミクログリアにおける代謝や貪食に関する遺伝子発現のエピジェネティックな制御であることが示された．すなわち，免疫訓練下では代謝に関与する*Hif1a*（Hypoxia-inducible factor 1a）や解糖に関与する*Pfkp*（phosphofructokinase, platelet）の転写が促進され，貪食に関与する*Rap1a*（Ras-related protein 1a）の転写が抑制された．一方，免疫寛容下ではこれと逆の現象が観察された（図3）．また，虚血誘導性脳卒中モデルにおいても免疫訓練と免疫寛容が脳卒中の

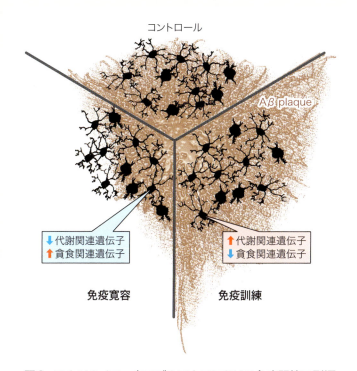

図3 アルツハイマー病モデルマウスにおける免疫記憶の影響

病理学的特徴を変化させることが示された．

以上のように，Wendelnらは，ミクログリアが免疫刺激を長期的に記憶し，刺激状況によって異なる免疫応答をすることで，病態に変化を与えることを示した．最近は炎症とうつ病を含む精神疾患の関連が注目されており（Abbott A：Nature, 557：633-634, 2018），今回紹介した研究をきっかけに，"免疫細胞"ミクログリアと各種脳疾患の関連についての理解がさらに進むと期待される．

(東京大学大学院薬学系研究科薬品作用学教室
大柿安里，池谷裕二，小山隆太)

トピックス 微生物の化合物組立てラインの合理的な改変

非リボソームペプチド（NRP）は，mRNAを鋳型としたリボソームによる翻訳ではなく，非リボソームペプチド合成酵素（NRPS）とよばれる巨大な酵素複合体により合成される，微生物の二次代謝物である．NRPには抗生物質や免疫抑制剤等に利用される数々の生理活性化合物が見出されている．NRPSはアミノ酸ごとにくり返し構造をもつ「モジュール」によって構成されており，各モジュールは特定の機能を有する「ドメイン」に分割できる．モジュールを構成する基本的なドメインとして，基質アミノ酸の選択および活性化を行う「Aドメイン」，縮合を行う「Cドメイン」，アミノ酸の係留・受渡しを担う「Tドメイン」が挙げられる．アミノ酸ごとに対応したモジュールが連結，複合化し，1つのペプチド生成物に対して1つの酵素複合体が工業的な「組立てライン」のように中間生成物を受け渡しながら，段階的に合成を行う．

近年，この合成経路を改変して新規化合物を合成，さらにはスクリーニングするための技術の開発がさかんに試みられている．従来，ある着目したNRPSの組立てライン中のドメインと，変異導入により基質選択性を改変したAドメインや基質選択性が異なる別種のNRPSのドメインとを交換することにより，天然型とは異なるNRPの合成が達成されてきた．しかし，その収率は天然のNRPSに比べて著しく低く，大きな検討課題となっている．また，汎用性の高い経路改変の方法はいまだに確立しておらず，構造情報をもとにした設計が毎度必要である．

最近，Bodeらのグループは，機能モジュールの交換と組合わせによるNRPS合成の経路設計に対して興味深いアプローチを示した（Bozhüyük KAJ, et al：Nat Chem, 10：275-281, 2018）．

*Xenorhabdus*によるambactin合成を担うNRPS（AmbS）を事例として，*Photorhabdus*のNRPSとの配列比較ならびに関連のNRPSの構造情報に基づき，C-Aドメイン間を連結するリンカー領域内で各ドメインの機能を損なわずにモジュールの分割・連結できる箇所を推定した．これにより，1つのアミノ酸の導入のために交換するモジュール単位（eXchange Unit, XU）をA-T-Cトリドメインと定義して，XUを連続的に配列したNRPSを作製することで，比較的高い収率を維持したまま標的のNRPを合成できることを実証した．さらに，さまざまなNRPSのA-T-Cトリドメインを用いて，単独のみならず複数のXUsの連結による標的ペプチドの合成が可能であることを示した．本コンセプトにおいて，XU間の連結する際に最も重要となるのは，下流にあるアミノ酸に基質選択性が対応するようCドメインを選択することである．また，反応を終結させるTEドメインの基質選択性の重要性も併せて示された．本手法は従来のユニット交換的手法と比べて，設計性に優れた比較的汎用性の高いNRPS構築方法になりうる．今後，天然と同様の多様な修飾ペプチドを収率よく獲得するためのさらなる連結，複合化条件の探索を通じて，NRPSのペプチド組立てラインのしくみを理解し活用する新たな技術開発への展開が期待される．

（京都大学エネルギー理工学研究所　　仲野　瞬）

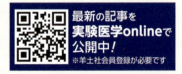

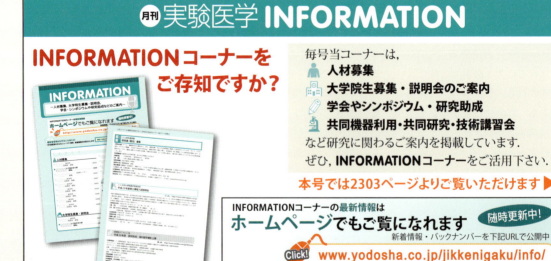

羊土社の教科書・サブテキスト
ライフサイエンス界をリードする

基礎から学ぶ 遺伝子工学 第2版
田村隆明／著
■ 定価（本体3,400円＋税） ■ B5判

基礎からしっかり学ぶ 生化学
山口雄輝／編著，成田 央／著
■ 定価（本体2,900円＋税） ■ B5判

基礎から学ぶ 生物学・細胞生物学 第3版
和田 勝／著　髙田耕司／編集協力
■ 定価（本体3,200円＋税） ■ B5判

理系総合のための 生命科学 第4版 【新刊】
東京大学生命科学教科書編集委員会／編
■ 定価（本体 3,800円＋税） ■ B5判

演習で学ぶ 生命科学 第2版
東京大学生命科学教科書編集委員会／編
■ 定価（本体 3,200円＋税） ■ B5判

生命科学 改訂第3版
東京大学生命科学教科書編集委員会／編
■ 定価（本体2,800円＋税） ■ B5判

現代生命科学
東京大学生命科学教科書編集委員会／編
■ 定価（本体2,800円＋税） ■ B5判

やさしい基礎生物学 第2版
南雲 保／編著
今井一志，大島海一，鈴木秀和，田中次郎／著
■ 定価（本体2,900円＋税） ■ B5判

Ya-Sa-Shi-I Biological Science
（やさしい基礎生物学 English version）
南雲 保／編著
今井一志 ほか／著，豊田健介 ほか／英訳
■ 定価（本体3,600円＋税） ■ B5判

診療・研究にダイレクトにつながる 遺伝医学
渡邉 淳／著
■ 定価（本体4,300円＋税） ■ B5判

解剖生理や生化学をまなぶ前の 楽しくわかる生物・化学・物理
岡田隆夫／著，村山絵里子／イラスト
■ 定価（本体 2,600円＋税） ■ B5判

よくわかるゲノム医学 改訂第2版
服部成介，水島-菅野純子／著　菅野純夫／監
■ 定価（本体3,700円＋税） ■ B5判

大学で学ぶ 身近な生物学
吉村成弘／著
■ 定価（本体2,800円＋税） ■ B5判

はじめの一歩シリーズ

はじめの一歩の 病態・疾患学
林 洋／編
■ 定価（本体 2,700円＋税） ■ B5判

はじめの一歩の 病理学 第2版
深山正久／編
■ 定価（本体 2,900円＋税） ■ B5判

はじめの一歩の イラスト薬理学
石井邦雄／著
■ 定価（本体2,900円＋税） ■ B5判

はじめの一歩の 生化学・分子生物学 第3版
前野正夫，磯川桂太郎／著
■ 定価（本体3,800円＋税） ■ B5判

はじめの一歩の イラスト生理学 改訂第2版
照井直人／編
■ 定価（本体3,500円＋税） ■ B5判

はじめの一歩の イラスト感染症・微生物学
本田武司／編
■ 定価（本体3,200円＋税） ■ B5判

発行 羊土社 YODOSHA
〒101-0052 東京都千代田区神田小川町2-5-1　TEL 03(5282)1211　FAX 03(5282)1212
E-mail：eigyo@yodosha.co.jp
URL：www.yodosha.co.jp/

ご注文は最寄りの書店，または小社営業部まで

Current Topics

Hoshii T, et al : Cell, 172 : 1007-1021.e17, 2018

ヒストンメチル化酵素SETD1Aによる
触媒作用を介さない遺伝子発現制御機構の同定

星居孝之

> MLL/SETメチル基転移酵素はヒストンH3の4番目のリジン残基のメチル化を介して遺伝子発現に重要な役割を担うとされる. われわれはMLL/SETファミリーの一つであるSETD1Aには酵素活性とは独立した遺伝子発現制御機能があり, cyclin KとともにDNA修復において重要な役割を担うことを明らかにした.

DNAの塩基配列に変化を及ぼさない遺伝子の発現調節機構として, DNAやヒストンへの化学修飾を介したエピゲノム制御が知られている. ヒストン修飾は, 修飾されるアミノ酸残基の場所や, 複数の化学修飾の組合わせから成り, ヌクレオソームの緩みの調整にかかわるとされ, 遺伝子発現を理解するうえで重要である. ヒストン修飾は各種の修飾酵素によって調節されており, 最も有名なヒストン修飾の一つであるヒストンH3の4番目のリジン残基のメチル化 (H3K4me) はMLLファミリータンパク質 (MLL1-4, SETD1A-B) によって修飾される[1]. H3K4meは遺伝子の発現を正に制御する修飾として知られており, MLLファミリータンパク質の機能解析を通じて, さまざまな組織や病態でのH3K4meの機能解析が試みられている[2]~[5]. MLL1の転座は白血病の原因として知られており, MLL1を含むエピゲノム制御分子は創薬標的として注目されている[6][7]. 一方で, 多くのエピゲノム制御の役割はその修飾酵素の抑制や破壊によって研究されているが, 報告されている生物学的形質変化がその修飾酵素の酵素活性に依存するかどうかは不明な点が多い. 今回われわれは白血病細胞の増殖に必須の分子としてSETD1Aに着目した. SETD1A変異体を用いた機能回復実験や

CRISPR-Cas9技術を用いた解析から, SETD1Aの新たな役割を見出した. 本研究では, エピゲノム制御分子のエピゲノム制御非依存的な働きについて解析を進めた.

SETD1Aの酵素活性非依存的な役割が白血病細胞の生存に必須である

MLL-AF9融合遺伝子を造血幹・前駆細胞へ導入して誘導したマウス白血病細胞と, MLL/SETタンパク質複合体の構成因子を標的とする42のshRNAを用いて, 白血病細胞の増殖に必要となる因子をスクリーニングした結果から, SETD1A複合体の構成因子 (SETD1A, CXXC1, HCFC1, WDR5) がMLL-AF9白血病細胞の増殖に必須であることを見出した. SETD1Aの抑制はアポトーシスを誘導し, 細胞分化を促進したが, H3K4のメチル化状態に変化は認められなかった. 生体内の白血病細胞増殖においてもSETD1Aは必須であり, shRNAによるSETD1Aの抑制により, マウス生体内でも白血病細胞の減少やアポトーシスの誘導が観察された. 次にマウスSETD1A shRNAを発現するマウス由来の白血病細胞にヒトのSETD1Aを導入して, 表現型回復実験を行った. すると予想外なことに, 野生型と

A non-catalytic function of SETD1A regulates cyclin K and the DNA damage response
Takayuki Hoshii：Dana-Farber Cancer Institute (ダナファーバーがん研究所)

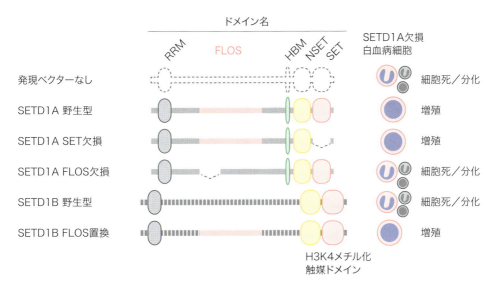

図1 SETD1A欠損細胞を使った機能回復実験
SETD1Aをもたない白血病細胞は細胞死／分化する．SETD1AやSETD1Bの変異体を発現させてSETD1Aの機能を回復させたところ，これまで役割のわかっていなかったSETD1A上の領域（FLOS）に触媒活性とは異なる重要な役割があることを発見した．（文献9を参考に作成）

同様に，触媒活性ドメイン（SETドメイン）を欠損するSETD1Aも表現型を回復させる機能をもつことが明らかとなった（図1）．次にさまざまなSETD1A変異体を発現させて，どのタンパク質領域に機能があるかを調べたところ，これまでデータベース上では機能の知られていない領域が重要であることが明らかとなった．ここでわれわれはこの領域をFunctional Location on SETD1Aの略からFLOSドメインと命名した．近年新しく樹立されたCRISPR-Cas9を用いた内在性タンパク質のドメイン機能解析や，SETD1Bとのドメイン置換実験などから，FLOSドメインはSETD1Aに特異的で，かつ白血病や他のがん細胞の生存に必須の役割があることを明らかにした．

SETD1Aは酵素活性とは独立してDNA修復関連遺伝子を制御する

SETD1Aによって制御される遺伝子群を同定するため，Setd1aノックアウト白血病細胞を樹立し，RNA-seq解析を行った．遺伝子発現解析より，Setd1a欠損後にはDNA修復やFanconi経路に関連した遺伝子の発現が減少し，p53の標的遺伝子が発現増加していることが明らかとなった．発現が低下した遺伝子のヒストン修飾状態に異常はなく，触媒活性ドメイン欠損変異体によっても遺伝子の発現は回復可能であった．一方でFLOSドメイン変異体ではDNA修復遺伝子の発現は回復しなかった．遺伝子発現と一致して，Setd1aノックアウト細胞では著しい染色体異常の増加が検出され，p53タンパク質の蓄積が認められた．p53を破壊することにより，FLOSドメイン変異によって誘導される細胞死は回避されたことから，SETD1AはFLOSドメインを介してDNA修復をサポートすること，そしてその破綻がp53を増加させて細胞死を誘導することが明らかとなった．

SETD1Aの機能ドメインFLOSはcyclin Kと結合する

SETD1Aの既知のドメインにはそれぞれ結合タンパク質が同定されている．新しい機能ドメインにも特異的な結合タンパク質があると想定し，SETD1A結合タンパク質を質量分析法で同定し，GO解析＊からDNA修復にかかわる分子に注目した．そのなかで特に注目

※　GO解析
既知の情報に基づいて各遺伝子に付記された語彙"GO term"を利用して、任意の遺伝子群の機能や細胞内局在を推定する解析方法．

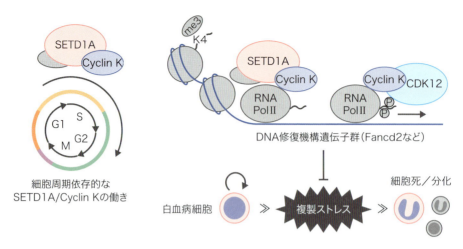

図2　SETD1A-cyclin K複合体を介したDNA修復制御モデル
SETD1Aは非触媒活性のFLOSドメインを介してcyclin Kと結合し，細胞周期依存的な遺伝子発現を制御する．SETD1A/Cyclin Kによって誘導されるDNA修復遺伝子群の発現は，白血病細胞の異常なDNA複製過程に生じるDNAの傷を修復し，細胞を保護している．（文献9を参考に作成）

した分子がcyclin Kであった．cyclin KはCDK12/13の補助因子として知られ，RNA合成酵素の働きを制御することや，DNA修復遺伝子群の制御にかかわることがすでに報告されていた[8]．SETD1A上のcyclin K結合部位を解析したところ，FLOSドメインに結合することを見出した．*Setd1a*欠損細胞ではcyclin Kの転写開始点への結合が減少していることも明らかとなった．MLL-AF9白血病細胞ではSETD1A-cyclin K-CDK12経路が重要であり，SETD1A/cyclin Kを介した転写制御は，細胞周期に依存したDNA修復遺伝子の発現促進にかかわることも明らかとなった（図2）．近年開発されたCDK12/13の阻害剤によっても白血病細胞の増殖抑制効果が認められ，このヒストンメチル化酵素の新たな働きが，白血病治療に向けて創薬の標的となることが示唆された．

おわりに

H3K4メチル基転移酵素であるMLLファミリーは初期発生やがんなどにおいてさまざまな役割が報告されており，創薬標的としても注目されている．他のエピゲノム制御分子を含め，MLLファミリー分子の役割は触媒活性に依存すると信じられているが，実際に触媒機能が生物学的に重要であることを示した報告は少な

い．エピゲノム制御分子の触媒活性ドメインは進化的にもよく保存されているが，重複した基質特異性をもつ酵素が哺乳類で多く存在する理由は不明である．今回の結果から，エピゲノム制御分子の新たな遺伝子発現制御機構が明らかとなった．この事は今後他のエピゲノム制御分子を標的として創薬とするうえでも注意すべき点であると考えられる．

文献

1) Rao RC & Dou Y：Hijacked in cancer: the KMT2 (MLL) family of methyltransferases. Nat Rev Cancer, 15：334-346, 2015
2) Bledau AS, et al：The H3K4 methyltransferase Setd1a is first required at the epiblast stage, whereas Setd1b becomes essential after gastrulation. Development, 141：1022-1035, 2014
3) Denissov S, et al：Mll2 is required for H3K4 trimethylation on bivalent promoters in embryonic stem cells, whereas Mll1 is redundant. Development, 141：526-537, 2014
4) Ernst P, et al：Definitive hematopoiesis requires the mixed-lineage leukemia gene. Dev Cell, 6：437-443, 2004
5) Kandoth C, et al：Mutational landscape and significance across 12 major cancer types. Nature, 502：333-339, 2013
6) Borkin D, et al：Pharmacologic inhibition of the Menin-MLL interaction blocks progression of MLL leukemia in vivo. Cancer Cell, 27：589-602, 2015
7) Cao F, et al：Targeting MLL1 H3K4 methyltransferase

activity in mixed-lineage leukemia. Mol Cell, 53：247-261, 2014
8）Blazek D, et al：The Cyclin K/Cdk12 complex maintains genomic stability via regulation of expression of DNA damage response genes. Genes Dev, 25：2158-2172, 2011
9）Hoshii T, et al：A non-catalytic function of SETD1A regulates cyclin K and the DNA damage response. Cell, 172：1007-1021.e17, 2018

● 著者プロフィール ●

星居孝之：近畿大学生物理工学部卒業．熊本大学薬学教育部博士課程修了．金沢大学がん進展制御研究所（平尾敦教授）にて助教を務めた後，2014年より渡米．スコットアームストロング博士の下，メモリアルスローンケタリングがん研究所で本研究を開始し，現在はダナファーバーがん研究所所属．細胞増殖を司る成長因子シグナルとエピゲノム制御の相互作用の解明とその応用をめざし，研究を展開中．3日に1回はラーメン荘「Yume Wo Katare」に行く．

筆頭著者のつぶやき

　ラボ選びから論文アクセプトまで，周りに恵まれたことから生まれた論文である．まず，推薦状をお願いした先生のなかに偶然，本研究をはじめたラボのPI，スコットをよく知る先生がおられたことで，面接の機会を得た．そして，日本に残る決断をした家族のおかげで，物価に悩まず研究生活をスタートすることができた．また，不慣れな英語での議論に付き合ってくれたラボメンバーや共同研究者，そして予想通りではない結果を驚きつつも受け入れてくれたスコットのおかげで，このストーリーが展開できた．極め付けはボストンへの引越しで，研究半ばでの引越しがなければ，そして新しい友人に出会わなければ，開発されたばかりの阻害剤をいちはやく知ることはできなかった．今後も仮説に捕らわれ過ぎず，実験を通じた生命現象とのキャッチボールを楽しみながら，がんの理解と根絶に向けて研究を進めて行きたい．

（星居孝之）

Book Information

実験医学 別冊

ラボ必携
フローサイトメトリー
Q&A
正しいデータを出すための100箇条

編／戸村道夫

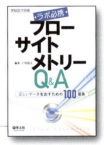

「マルチカラー解析で用いる抗体の組合わせ方がわからない」，「基本となるゲーティングの流れを知りたい」といった疑問が生じていませんか？本書では，プロのノウハウが詰まった100種類のQ&Aで，これらの疑問をさっぱりと解消します！

◆定価（本体 6,400 円＋税）
◆フルカラー　B5判　313頁
◆ISBN978-4-7581-2235-1

圧倒的な情報量と，専門家のノウハウを一冊に凝縮

発行　羊土社

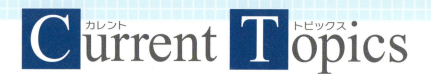

Ohtaka-Maruyama C, et al : Science, 360 : 313-317, 2018

移動ニューロンへのシナプス伝達が放射状神経細胞移動を制御する

丸山千秋，前田信明

> シナプスは，神経回路内で成熟ニューロン同士が互いにシグナルを伝達する場であると考えられてきた．われわれは，大脳新皮質で最も早く誕生するサブプレートニューロンが，その後に生まれる未熟なニューロン上に一過性シナプスを形成し，その移動様式の転換を制御していることを見出した．

　思考や言語機能など高次脳機能を司る大脳新皮質は哺乳類でのみ発達し，6層の構造内にさまざまな機能や形態を示すニューロンが精緻に配置されている．このような層構造は，胎仔期に多数の興奮性ニューロンと抑制性ニューロンが順次移動をくり返すことによって形成される．なかでも興奮性ニューロンは，大脳皮質の深部に存在する脳室帯で誕生し，「多極性移動」と「ロコモーション」とよばれる2種類の移動様式を用いて表層に向かって移動する（図1）[1)～3)]．このような一連の移動過程は放射状神経細胞移動とよばれている．最近，放射状神経細胞移動の制御に関与する多くの遺伝子が同定され，これら遺伝子の変異が，脳奇形，自閉症，統合失調症等の精神・神経疾患の原因になることが明らかにされつつある[3)～5)]．しかしながら，2種類の移動様式が切り替わるタイミングや場所，さらに，その制御メカニズムについては，よくわかっていなかった．
　サブプレートニューロン（SPニューロン）は大脳新皮質で最も早く誕生し，生後消失する一過的なニューロンであり，新皮質の発生制御に特化した機能を果たしている．これまで，SPニューロンは視床－皮質間の軸索投射を制御していることが知られていたが，その皮質発生初期の機能は不明であった[6)]．われわれは，SPニューロンが放射状神経細胞移動をも制御しているという仮説を立て，検証を進めた．その結果，SPニューロンは新生ニューロンと一過性のシナプスを形成し，多極性移動からロコモーションへの転換を促すシグナルを送っていることが明らかになった[7)]．

新生ニューロンの移動モードの転換はサブプレート層で起こる

　近年，子宮内胎仔電気穿孔法を用いた神経前駆細胞への遺伝子導入が，神経細胞移動の解析手法としてさかんに用いられている．この方法を用いてさまざまな遺伝子をノックダウンすると，しばしば放射状神経細胞移動の障害が観察される．われわれはその表現型を注意深く観察し，ある共通性を見出した．すなわち，遺伝子がノックダウンされたニューロンは，皮質の半ばで移動をやめ，滞留してしまう例が多いという共通性である．「この皮質半ばの境界は一体何なのか？」という疑問から本研究はスタートした．

Synaptic transmission from subplate neurons controls radial migration of neocortical neurons
Chiaki Ohtaka-Maruyama/Nobuaki Maeda : Neural Network Project, Department of Brain Development and Neural Regeneration, Tokyo Metropolitan Institute of Medical Science（公益財団法人東京都医学総合研究所神経回路形成プロジェクト）

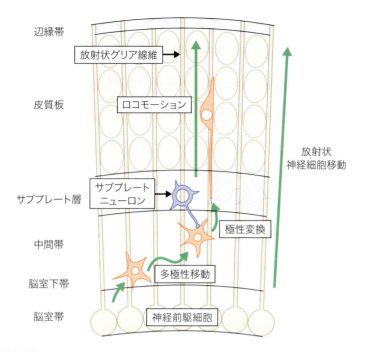

図1 放射状神経細胞移動
脳室帯で生まれた新生ニューロンは多極性移動した後,サブプレート層直下でいったん停止する.その後,SP層を越える際,双極性に形態変化し,放射状グリア線維に沿って脳表に向かってより早いスピードで移動していく(ロコモーション).

われわれは,子宮内電気穿孔法を用いてGFP遺伝子を導入したマウス胎仔大脳をスライス培養し,タイムラプス観察により新生ニューロンの移動を詳細に観察した.その結果,多極性移動モードでゆっくりと移動していた新生ニューロンは,サブプレート層(SP層)直下でいったん停止し,その後,ロコモーションモードに転換してすばやく皮質板を上っていくことがわかった(図1).また,移動モードの転換に伴って,移動ニューロンの形態は多極性から双極性に変化するが,このような形態変化もSP層で起こることが判明した.すなわち,SP層は,新生ニューロンの形態と移動モードが大きく変化する領域であり,前述の移動障害は移動ニューロンがSP層直下で停止した後,次のステップに移行できないことによると推測された.

SPニューロンと移動ニューロンはシナプスを介して相互作用する

SP層は,主としてSPニューロンと豊富な細胞外基質から構成される領域である[8)9)].このことからわれわれは,SPニューロンから移動ニューロンへ,移動モードの転換を誘導するシグナルが送られているのではないかと予想した.そこでまず,移動ニューロンにGCaMPを導入し,カルシウム動態をタイムラプスイメージングで観察した.その結果,移動ニューロンはSP層を越える際に,一過的な細胞内Ca^{2+}濃度の上昇を示すことが明らかになった.また,SPニューロンにも活発なカルシウムスパイクが観察され,胎生15日の時点ですでに神経活動を開始していることが示唆された.次にSPニューロンと移動ニューロンを異なる蛍光タンパク質で標識し,両者のふるまいを同一脳スライス上でタイムラプス観察した.その結果,SPニューロンは脳室側に向かって軸索様の突起をさかんに伸ばし,移動ニューロンと密接に相互作用していることが明らかになった.そこで,両者の接触部位を電顕観察したところ,意外なことに,シナプス様の接着構造が見つかった.また,シナプス小胞は本構造の20〜30%にしか観察されず,このシナプスは短期間機能し,その後消失する一過的なものであると推測された.

次に,シナプトフィジン−フルオリン(Syp-pHluorin)[10)]をSPニューロンに発現させ,シナプス伝達の

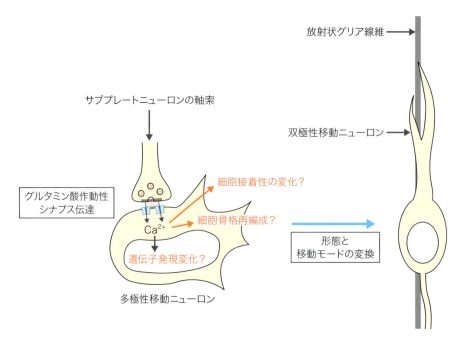

図2 移動モード転換の仮説的モデル
多極性移動ニューロンは，SPニューロンと一過的なグルタミン酸作動性シナプスを形成する．本シナプスの活動によって，移動ニューロン内でカルシウムシグナリングが起こり，双極性への形態変化とロコモーションへの移動モード転換が起こる．

イメージングを行った．すると，SP層直下の多数の細胞周囲にpHluorinシグナルが観察された．このシグナルは脱分極刺激（100 mM KCl）により増強すること，さらに，シグナルが観察される領域に存在する細胞は大部分が移動ニューロンであることから，SPニューロンから移動ニューロンへのシナプス伝達に対応すると結論した．

移動ニューロンはSP層直下でグルタミン酸シグナルを受けとり，移動モードを転換する

それでは，このようなシナプスはニューロンの移動制御に関与しているのだろうか？そこで，SPニューロンにテタヌス毒素を発現させて開口放出すなわちシナプス前活動を阻害したところ，新生ニューロンの移動がSP層直下で停止した．同様の現象は，SPニューロンに内向き整流性カリウムチャネルKir2.1を発現させて神経興奮を抑制した場合にも観察された．一方，NMDA型グルタミン酸受容体サブユニット*NR1*遺伝子あるいはシナプス後部タンパク質*PSD-95*遺伝子を，移動ニューロン特異的にノックアウト/ノックダウンすると，やはり移動がSP層直下で阻害されることが明らかになった．このことは，新生ニューロンが移動モードを転換してSP層を乗り越えるためには，SPニューロンから移動ニューロンへのグルタミン酸作動性シナプス伝達が必要であることを示唆している．そこで，光照射によってグルタミン酸が放出されるケージドグルタミン酸を用いて，SP層直下の移動ニューロン周囲にグルタミン酸を局所的に投与したところ，多極性移動からロコモーションへの移行が著しく促進するのが観察された．われわれは，以上の結果から次のようなモデルを提唱した（図2）．すなわち，一過性シナプスでSPニューロンから放出されたグルタミン酸は，移動ニューロン側のNMDA受容体を活性化し，Ca^{2+}流入を引き起こす．これがきっかけとなって，移動ニューロンにおいて細胞骨格の再構成，細胞接着性や遺伝子発現の変化等が起こり，形態と移動モードが変換するというモデルである[7]．

おわりに

　本研究は，「シナプスは成熟したニューロン間の情報伝達に使われる接着構造である」というこれまでの常識を覆し，シナプスが幼若ニューロンの極性変換を誘導するシグナル伝達の道具としても使われることをはじめて示した．今後，このシグナルに関与する遺伝子の機能解析が，さまざまな神経・精神疾患の原因解明につながるのではないかと期待している．また，SP層は哺乳類に特有なニューロン層であることから，大脳新皮質の進化を考えるうえでも重要である．すなわち，SPニューロンの出現と新生ニューロンの「新しい移動モード」の獲得が，新皮質の発達に大きな役割を果たしたのではないかとわれわれは考えている．

文献

1）Rakic P：Neurons in rhesus monkey visual cortex: systematic relation between time of origin and eventual disposition. Science, 183：425–427, 1974
2）Tabata H & Nakajima K：Multipolar migration: the third mode of radial neuronal migration in the developing cerebral cortex. J Neurosci, 23：9996–10001, 2003
3）Ohtaka–Maruyama C & Okado H：Molecular pathways underlying projection neuron production and migration during cerebral cortical development. Front Neurosci 9：447, 2015
4）Gleeson J G, Walsh C A：Neuronal migration disorders: from genetic diseases to developmental mechanisms. Trends Neurosci, 23：352–359, 2000

5）La Fata G, et al：FMRP regulates multipolar to bipolar transition affecting neuronal migration and cortical circuitry. Nat Neurosci, 17：1693–1700, 2014
6）Allendoerfer KL & Shatz CJ：The subplate, a transient neocortical structure: its role in the development of connections between thalamus and cortex. Annu Rev Neurosci, 17：185–218, 1994
7）Ohtaka–Maruyama C, et al：Synaptic transmission from subplate neurons controls radial migration of neocortical neurons. Science, 360：313–317, 2018
8）Hoerder–Suabedissen A, et al：Expression profiling of mouse subplate reveals a dynamic gene network and disease association with autism and schizophrenia. Proc Natl Acad Sci U S A, 110：3555–3560, 2013
9）Maeda N：Proteoglycans and neuronal migration in the cerebral cortex during development and disease. Front Neurosci, 9：98, 2015
10）Granseth B, et al：Clathrin–mediated endocytosis is the dominant mechanism of vesicle retrieval at hippocampal synapses. Neuron, 51：773–786, 2006

● 筆頭著者プロフィール ●

丸山千秋：東京都医学総合研究所・副参事研究員．東京大学大学院理学系研究科で博士号取得後，米NIH・NEI分子発生学研究室にて水晶体特異的遺伝子発現制御の研究に従事．帰国後は理化学研究所，がん研究所を経て2005年より東京都神経科学総合研究所（現東京都医学総合研究所）にて神経発生学の研究を開始．'13年に神経回路形成プロジェクトに移り，サブプレートニューロンの研究をはじめた．哺乳類大脳新皮質はどのようにして6層構造を獲得したのか？ という脳進化の謎に迫る研究をしていきたい．

筆頭著者の つぶやき

　移動障害のある切片を観察していた際，はっきりと線を引いたような境界で細胞が留まっているのを顕微鏡越しに見たときの興奮は今でも覚えています．「この境界はなんだろう？ 何かとても主要なシグナル伝達がうまくいっていない」．その境界がサブプレート（SP）層であることがわかり，SPニューロンは重要な役割を担っていると直感しました．主に胎仔期にしかなく，生後は細胞死で失われるため解析が難しく，機能解明も進んでいませんでした．細かい実験手法（子宮内エレポを同じ胚にE10とE14で2回行う）も新しい発見のためには労を惜しまず，失敗を重ねながらも練習しました．実験を続けていると，結果を見たときに「これは大きな発見につながるぞ！」という直感のようなものが出てきます．それを見逃さずに，集中して研究を進めることが大切だと実感しています．

（丸山千秋）

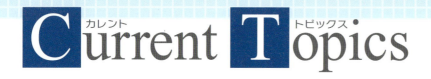

Ishiura H, et al : Nat Genet, 50 : 581-590, 2018

家族性てんかんの原因として同定されたイントロンのTTTCAおよびTTTTAリピート伸長変異

石浦浩之，辻　省次

> これまで原因不明であった良性成人型家族性ミオクローヌスてんかんの原因が，イントロンに存在するTTTCA・TTTTAリピート伸長変異であることを発見した．RNAを介した病態機序が存在すると考えられ，てんかんにおける新たな病態機序を明らかにした．疾患に与えるイントロンのリピート伸長変異の影響について，今後さらに研究が進展していくと考えられる．

　てんかんは頻度の高い神経疾患の一つである．てんかんの原因として，すべてではないものの強い遺伝性の素因が考えられており，これまで同定された原因遺伝子の多くは，イオンチャネルや神経伝達物質の受容体をコードする遺伝子である．また，現在使用されている抗てんかん薬の作用点もイオンチャネル，シナプス，神経伝達物質の受容体であると考えられており，てんかんの原因は神経細胞の興奮性の変化やシナプス伝達効率の変化であると考えられている．

　良性成人型家族性ミオクローヌスてんかん（benign adult familial myoclonic epilepsy, BAFME）は常染色体優性遺伝を呈し，通常成人発症で全身の強直間代発作と手指のふるえ（振戦様ミオクローヌス）を主徴とする疾患である．本邦で多く報告されており，1990年頃に本邦でその疾患概念が確立された疾患である[1]〜[3]．これまで，本邦から複数の連鎖解析の研究が報告されており，第8番染色体長腕への連鎖が示されてきた[4]〜[6]．候補領域中のすべてのエクソンについては，すでに塩基配列解析が行われているが，現時点で明らかな病原性変異が同定されておらず[7]，その原因は謎に包まれていた．

　今回われわれは，本疾患について，51家系100名の患者とその家族の協力を得て原因がイントロンに存在するリピート伸長変異であることを明らかにした．

SAMD12のイントロンに，TTTCA・TTTTAリピート伸長変異を同定した

　まず，4家系について連鎖解析を行ったところ，すでに報告されている遺伝子座への連鎖を確認することができたが，従来報告されている候補領域（420万塩基対）を狭めることができなかった．次に，さらに候補領域を狭めるため，本疾患は本邦で非常に多く報告されていることから，本邦において創始者変異※が存在すると想定し，ハプロタイプ解析を行った．つまり，発症者については原因変異の周囲において，すべて共通の創始者ハプロタイプを有しているはずと考えた．実際，6家系でハプロタイプを再構築して比較したと

※　**創始者変異**
ある特定の先祖に生じた突然変異のこと．集団間で疾患頻度・遺伝子頻度が異なる時，遺伝的浮動等により集団の中で広がった創始者変異が原因である場合がある．

Expansions of intronic TTTCA and TTTTA repeats in benign adult familial myoclonic epilepsy
Hiroyuki Ishiura/Shoji Tsuji：Department of Neurology, The University of Tokyo[1]/Department of Molecular Neurology, The University of Tokyo[2]（東京大学医学部附属病院神経内科[1]/東京大学大学院医学系研究科分子神経学講座[2]）

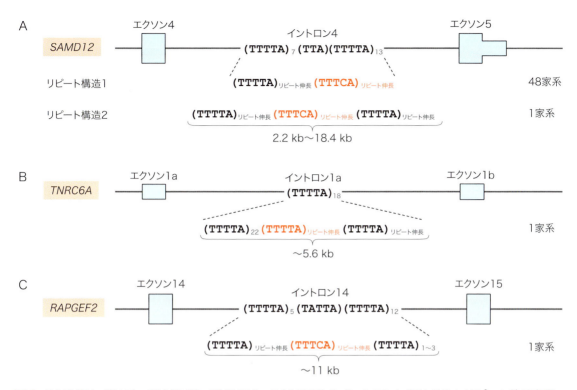

図1 BAFMEにおいて，SAMD12，TNRC6A，RAPGEF2のイントロンに認められたリピート伸長変異
BAFME家系の解析により，SAMD12のイントロン4，TNRC6Aのイントロン1a，RAPGEF2のイントロン14に，参照配列では主にTTTTAからなる短いくり返し配列であるところに，TTTTAリピートの伸長のみならずTTTCAリピート伸長変異が挿入されていることが明らかとなった．

ころ，予想通り創始者ハプロタイプを見出すことができた．6家系すべてで共通するハプロタイプを有する領域として，13万塩基対が残り，これを最小候補領域と考えた．

この13万塩基対の領域には，SAMD12のエクソン4と，イントロン3・イントロン4の一部が含まれるのみであった．発症者1名について全ゲノム配列解析を行い，エクソン4には明らかな病原性変異が認められなかったため，イントロンに変異があると考え，Sanger法を用いてイントロンの変異の確認を行った．この解析のなかで，一見親子関係に矛盾があるように見えるものの，発症者においてリピート伸長変異が存在すると考えると矛盾しないデータを得た．実際，repeat-primed PCR法，Southern blot法を用いることで，SAMD12のイントロン4に，ほとんどの健常者において短いTTTTAリピートが存在する位置において，TTTTAリピートが伸長するのみならず，その下流に

TTTCAリピートが伸長していることが明らかとなった（**図1A**）．1,000名の健常者では，稀に（5.9％）TTTTAリピートのみが伸長していること，TTTCAリピートの伸長が検出されなかったことから，本来存在しないTTTCAリピートの伸長が病態に強く関与していると考えられた．Southern blot法で，TTTTAリピートおよびTTTCAリピート伸長の長さを検討したところ，てんかんの発症年齢と有意に逆相関し，本リピートの病原性をさらに支持する結果と考えられた．

本変異は，イントロンに存在するため，RNAには転写されるが，通常タンパク質には翻訳されない領域と考えられる．患者神経細胞の核内で，TTTCAリピートが転写されて生じたUUUCAリピートからなるRNAの凝集体（RNA foci）が存在することが確認された．このことから，イントロンのリピート伸長に伴い，転写の停止とそれに伴う核内のRNAの異常蓄積が生じ，RNAを介した新規の病態機序があるものと考えられた

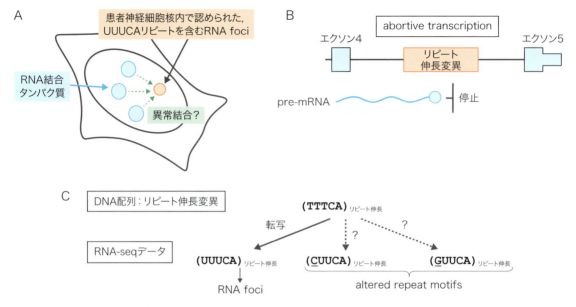

図2　BAFMEにおける想定されるRNAを介した病態機序

A) 患者神経細胞では，UUUCAリピートからなるRNA fociが認められた．他疾患でも指摘されているように，核内で機能すべきRNA結合タンパク質がRNA fociに絡めとられてしまい，正常な働きが阻害される，などの機序が想定される．**B)** 患者剖検脳を用いたRNA-seqでは，イントロン4にマップされるリードのうち，リピート上流にマップされるリードがリピート下流にマップされるリードよりも有意に多く観察された．このことから，リピート伸長部分において転写が停止している可能性が考えられた．**C)** unstranded RNA-seqのデータから，患者特異的に，脳，リンパ芽球様細胞，肝臓においてUUUCAおよびその相補配列で埋め尽くされたリードを検出した．これは，TTTCAリピート配列から転写されて生じた配列と考えられた．これに加え，CUUCAおよびその相補配列で埋め尽くされたリードが，患者脳特異的に存在することが明らかとなり，GUUCAおよびその相補配列で埋め尽くされたリードが少数ながら患者脳で見出された．これらの配列の病原性や，ゲノム上のTTTCAリピート由来かどうかについて，今後検討する必要がある．

（図2A）．患者脳組織を用いた詳細なRNA-seq解析の結果から，リピート伸長部分における転写の停止（abortive transcriptional）を示唆する所見が得られた（図2B）．さらに，UUUCAからなるリピート配列のみならず，一塩基異なったCUUCA，GUCCAリピート（altered repeat motifs）で埋め尽くされたリードを，患者脳特異的に見出した（図2C）．これらの配列の由来については，RNA修飾などの可能性を含め今後さらに検討する必要があると考えられた．

一分子ロングリードシークエンシングによりSAMD12に存在するリピート伸長変異の構造が2つ存在することを示した

51家系中48家系はSAMD12にTTTTAリピート・TTTCAリピート伸長変異を認めた．残る3家系のうち，1家系については，Southern blot法でSAMD12のイントロン4に何らかのリピート伸長変異の存在が示されたが，その構造については通常の構造と異なると考えられた．しかしながら，PCR法ではリピート全長を増幅が不可能で，また全ゲノム配列解析についても，100〜150塩基の読みとり長しかないことから，数kbにわたるリピート伸長構造を明らかにすることができなかった．

そこで，SAMD12に通常のリピート伸長変異（リピート構造[1]）を有する1名と，構造不明のリピート伸長変異（リピート構造2）を有する1名について，1分子ロングリードシークエンサーを用いてリピート伸長変異の解読を試みた．PacBio社のRSⅡシークエンサーを用いて当該変異を含んだBACクローンの解読を行い，またOxford Nanopore Technologies社のMinIONシークエンサーを用いてゲノムDNAの解読を行った．結果，通常のリピート伸長変異においては，

TTTTAリピート伸長の下流にTTTCAリピートが存在
していること，また，リピート構造が不明の家系にお
いては，2つのTTTTAリピート伸長配列に挟まれて，
TTTCAリピート伸長変異が存在していた．このよう
に，2つのリピート構造を明らかにすることができた
（図1A, B）．

SAMD12に変異を有さない家系において，TNRC6A，RAPGEF2のイントロンに同様のリピート伸長変異が見出された

最後に，2家系については，SAMD12のイントロン
4にはリピート伸長変異を認めなかった．これまでの解
析により，イントロンに存在するTTTCAリピートおよ
びTTTTAリピートがRNAに転写されて病態に寄与す
ることが想定されてきたため，残り2家系においても
SAMD12以外の遺伝子のイントロンに，TTTCAリピー
トを含む変異が存在する可能性を考えた．実際，残る
2家系において全ゲノム配列解析を行い，100～150塩
基のショートリードのデータのうち，TTTCAリピート
で埋め尽くされたリードを探索したところ[8]，TTTCA
リピートが存在することが確認された．一部のリード
では，TTTCAリピートで埋め尽くされたリードとペア
となるリードを用いて伸長リピートの染色体上の位置
を決定することが可能であり，結果的にそれぞれ，
TNRC6Aのイントロン1aとRAPGEF2のイントロン
14に，2つのTTTTAリピートに挟まれる形でTTTCA
リピート伸長変異が存在することが明らかとなった（図
1B, C）．健常者では，やはり少数（0.9％，0.5％）に
おいてTTTTAのみのリピート伸長を認めたが，TTTCA
リピート伸長は検出されなかった．

おわりに

本研究により，SAMD12，TNRC6A，RAPGEF2の
イントロンに存在する，TTTCAおよびTTTTAリピー
ト伸長変異が，BAFMEの原因であることを明らかに
した．3つの遺伝子のイントロンに存在する同様のリ
ピート伸長変異が同様の臨床病型を呈することから，3
遺伝子の機能というよりも，リピート伸長変異そのも
のが病態に強くかかわっていると考えられる．特に，
健常者では存在しないTTTCAリピートによる，RNA
を介した病態機序が存在すると考えられた．

これまで，てんかんにおいてイントロンのリピート
伸長変異が強調されたことはなく，てんかんの新規の
病態機序を明らかにしたことになる．今後，病態機序
に基づいた治療法の確立が焦点となるとともに，他の
てんかんや他の神経筋疾患におけるイントロンのリピー
ト伸長変異についてさらに注目が集まっていくと考え
られる．

文献

1）稲月 原，他：ミオクローヌスとてんかんを合併する家族性疾
患について：Familial essential myoclonus and epilepsy
（FEME）の疾病分類学的位置付け．精神神経学雑誌，92：
1-21, 1990
2）Ikeda A, et al：Cortical tremor: a variant of cortical
reflex myoclonus. Neurology, 40：1561-1565, 1990
3）Yasuda T：Benign adult familial myoclonic epilepsy
（BAFME）．Kawasaki Med J, 17：1-13, 1991
4）Plaster NM, et al：Genetic localization of the familial
adult myoclonic epilepsy (FAME) gene to chromosome
8q24. Neurology, 53：1180-1183, 1999
5）Mikami M, et al：Localization of a gene for benign adult
familial myoclonic epilepsy to chromosome
8q23.3-q24.1. Am J Hum Genet, 65：745-751, 1999

筆頭著者のつぶやき

長年謎であった本疾患の存在を知ってから10数年，実際に患者さんにお会いしてから
8年．当初4つの小さな家系の解析からはじまり，日本中の多くの患者さんと共同研究者
の先生方のご協力をいただき，最終的に51家系100名もの患者さんとご家族にご参加い
ただくことができた．当初より，未知の複雑な変異が存在するのではと考えていたが，リ
ピート伸長変異を疑うデータを得たときの驚きは忘れられない．また，SAMD12に変異
が同定されなかった2家系で，まさか別々の遺伝子座に同じモチーフのTTTCA・TTTTA
リピート伸長変異が存在しているとまでは考えておらず，よい意味で想定外であった．

（石浦浩之）

6) 鈴木 隆：Familial essential myoclonus and epilepsy (FEME) の臨床遺伝学的検討と連鎖解析. 新潟医学会雑誌, 116：535-545, 2002

7) Mori, S, et al：Remapping and mutation analysis of benign adult familial myoclonic epilepsy in a Japanese pedigree. J. Hum Genet, 56：742-747, 2011

8) Doi K, et al：Rapid detection of expanded short tandem repeats in personal genomics using hybrid sequencing. Bioinformatics, 30：815-822, 2014

● 筆頭著者プロフィール ●

石浦浩之：2002年東京大学医学部医学科卒業. '04年東京大学神経内科入局. '11年東京大学大学院医学系研究科脳神経医学専攻神経内科学修了. 博士（医学）. '11年日本学術振興会特別研究員. '12年より東京大学医学部附属病院神経内科助教. 遺伝子を通して神経筋疾患の成り立ちについて理解を深め, 治療法開発につなげていきたい.

Current Topics

Takada N, et al：EMBO J, 37：e97705, 2018

脂質二重層間のリン脂質の移動（フリップ―フロップ）による細胞膜の変形

申　惠媛

> 　細胞膜の形態変化には細胞骨格関連タンパク質を含むさまざまなタンパク質の調節が必須であることがよく知られているが，細胞膜を構成するリン脂質の組成変化が直接細胞膜の形態変化に関与するかどうかは不明であった．われわれはフリッパーゼの活性亢進による脂質二重層間のリン脂質量の変化が細胞膜変形を引き起こすことを明らかにした．

　脂質二重層からなる生体膜は，その内葉と外葉においてリン脂質組成の非対称性を有する．細胞膜において，ホスファチジルセリン（PS）やホスファチジルエタノールアミンのアミノリン脂質はほとんどが内葉に存在し，ホスファチジルコリン（PC）やスフィンゴミエリンは外葉に富んでいる[1]．P4-ATPase（フリッパーゼ）は，リン脂質を膜の外葉から内葉へ転移（フリップ）することで脂質二重層間の脂質組成の動的変容を調節する．これまでに，人工膜や赤血球の細胞膜を用いた実験において化合物添加により脂質二重層間の組成を変化させると一時的に膜の変形が起こることが示されていた[2,3]．またP4-ATPaseはメンブレントラフィック，細胞運動，細胞の形態変化に関与することが報告され，P4-ATPaseの活性が膜の変形にかかわる可能性が考えられていた[4,5]．しかし，P4-ATPaseのリン脂質フリップ活性による生体膜の変形を可視化することは困難であり，フリップ活性が直接膜変形にかかわるかどうかは不明であった．本研究では，細胞膜の外葉に多いPCのフリップ活性が上昇すると，脂質二重層間のリン脂質量のバランスが崩れることで，細胞膜が変形することをBAR（Bin/Amphiphysin/Rvs）

ドメインを用いた方法で示した[6]．

膜曲率形成を評価するため，BARドメインを用いた方法を導入

　P4-ATPaseのうち，ATP10AはPCに対して比較的高いフリップ活性をもつ．以前われわれは，ATP10Aを発現させると細胞の形態が変化してそのサイズが減少することや細胞の接着およびspreadingが遅延することを報告した[4]．このことから，細胞膜の脂質二重層間のリン脂質量のバランスが崩れ，内葉の量が優位になると，細胞膜が内側へと曲がりやすく，外側に広がりにくくなる可能性が考えられた．細胞膜の内側への曲率形成にATP10Aが関与する可能性を検証するため，膜曲率を認識して結合し，膜のtubule化を引き起こすBARドメインを任意のタイミングで細胞膜へリクルートするCID（chemical induced dimerization）法を用いた[7]．CID法はラパマイシンを介したFRBとFKBPの結合を利用する方法である（**図1**）．細胞膜局在化シグナルとなる配列を融合させたFRBと，各BARドメインを融合させたFKBPを同時に細胞に発現させてラパマイシンを処理することでサイトゾルにあった

Phospholipid-flipping activity of P4-ATPase drives membrane curvature
Hye-Won Shin：Graduate School of Pharmaceutical Sciences, Kyoto University（京都大学大学院薬学研究科）

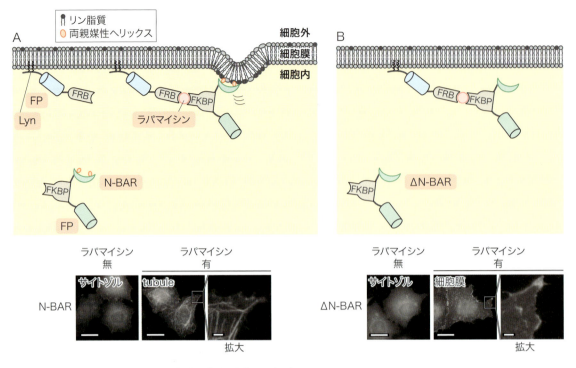

図1 BARドメインを用いた細胞膜の曲率形成の評価[6]

FRBと細胞膜局在化シグナルとなる配列（LynのN末端11アミノ酸）の融合タンパク質およびFKBPとBARドメイン（amphiphysinのN-BARドメイン）の融合タンパク質を共発現させた後，ラパマイシンを添加するとサイトゾルにあったBARドメインはすみやかに細胞膜へリクルートされる．N-BARドメインは細胞膜にリクルートされると，tubule構造を形成するが（A），N末端の両親媒性αヘリックスを欠失させたΔN-BARドメインはtubule構造を形成しない．FP：fluorescent protein. FKBP：FK506-binding protein. FRB：FKBP-rapamycin binding domain.（写真は文献6より引用）

BARドメインをすみやかに細胞膜へ呼び寄せることが可能である（図1）．

N-BARドメインが細胞膜にリクルートされるとtubule構造を形成するが，ΔN-BARドメインはtubule構造を形成しない

N-BARドメインはBARドメインのN末端に両親媒性αヘリックスをもつ．このヘリックスが膜に挿入されることで膜を変形させることが示されている[8)9)]．したがって，N-BARドメインは自ら膜曲率を形成することが可能であり，BARドメインはその曲率を認識して結合し，tubule構造を形成する（図1A，2A）．一方で，N末端の両親媒性αヘリックスを欠失させたΔN-BARドメインは自ら膜曲率を形成することはできないが（図1B，2B），すでに形成されている膜曲率を認識し結合することでtubule構造を形成する（図2B）．実際，ラパマイシンを処理してこれらのBARドメインを細胞膜に呼び寄せるとN-BARドメインは細胞膜から多くのtubule構造を形成するが，ΔN-BARドメインはtubule構造を形成しない[7)]（図1）．次にこのシステムを用いてP4-ATPaseのATP10Aを発現させた細胞でのtubule構造の形成を調べた．

ATP10Aを発現させた細胞では，ΔN-BARドメインを細胞膜に呼び寄せるとtubule構造を形成する

ATP10Aを安定に発現させた細胞では，前述のコントロール細胞とは異なり，ΔN-BARドメインを細胞膜に呼び寄せると細胞膜からtubule構造が形成された．しかし，ATPase活性が欠損したATP10A変異体を発現させた細胞では，tubule構造が形成されなかった．したがって，ΔN-BARドメインによる細胞膜からの

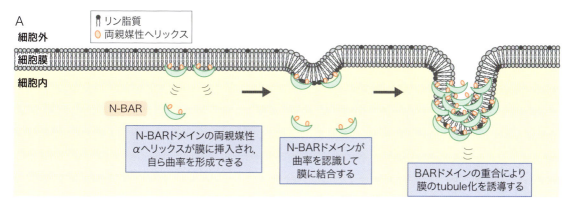
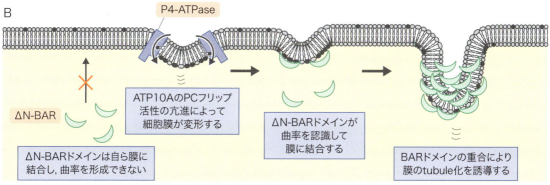

図2 P4-ATPaseのフリップ活性による膜曲率形成のモデル[6]

N-BARドメインは両親媒性αヘリックスが膜に挿入されることで自ら膜曲率を形成し,BARドメインがその曲率を認識し結合する.BARドメインが重合することによって膜のtubule化が起こる(A).両親媒性αヘリックスを欠失させたΔN-BARドメインは,自ら膜曲率を形成することはできない.一方,P4-ATPaseのフリップ活性亢進により脂質二重層の内葉の脂質量が増加することで,細胞膜が内側へと曲がりやすくなる.BARドメインがその曲率を認識して結合し重合することで膜のtubule化を引き起こす(B).

tubule構造の形成はATP10Aのフリップ活性によるものであることが明らかになった.一方で,PSをフリップするATP11Aを発現させた細胞では[10],このようなtubule構造は形成されなかった[6].PSは主に細胞膜の内葉に存在することから,ATP11Aを発現させた細胞において脂質二重層間のリン脂質の量は,大きく変化しないことが考えられる.一方で,PCは細胞膜の外葉に多く存在することから,ATP10Aの発現によるPCフリップ活性の亢進は,細胞膜内葉のリン脂質量を増加させることが考えられた.この量の変化によって細胞膜が内側へと曲がりやすくなり,ΔN-BARドメインがこの曲率を認識し結合することでtubule構造を形成すると考えられた(図2B)[6].

細胞膜の張力を上げるとBARドメインを細胞膜に呼び寄せてもtubule構造は形成されない

膜曲率の形成が,BARドメインによるtubule構造形成の前提条件であることを調べるため,低張液を細胞の培地に加え浸透圧を上げる実験を行った.浸透圧を上げると細胞が膨張し細胞膜にかかる張力が上昇するため,細胞膜の内側への曲率形成が難しくなる.低張液を細胞の培地に加えてN-BARドメインを細胞膜に呼び寄せてもtubule構造は形成されなかった.また,ATP10Aを発現させた細胞においても,同条件下でΔN-BARドメインによるtubule構造は形成されなかった.したがって,BARドメインによる細胞膜からのtubule形成には,細胞膜の内側への曲率形成が必要であることがわかった[6].

おわりに

　われわれは，ATP10AのPCフリップ活性の亢進による細胞膜のリン脂質量の変化が細胞膜の曲率形成を駆動することを示した．また，この膜曲率形成がエンドサイトーシスを亢進することも示唆した[6]．本研究は，フリッパーゼによる細胞膜のリン脂質の移動が，細胞膜の形態変化に直接関与していることを実証したはじめての成果である．今後，膜変形を必要とする多くの細胞機能（メンブレントラフィック，細胞運動，細胞分裂，細胞外小胞形成など）における膜脂質およびフリッパーゼの機能解明が期待される．

文献

1) Murate M, et al：Transbilayer distribution of lipids at nano scale. J Cell Sci, 128：1627-1638, 2015
2) Seigneuret M & Devaux PF：ATP-dependent asymmetric distribution of spin-labeled phospholipids in the erythrocyte membrane: relation to shape changes. Proc Natl Acad Sci U S A, 81：3751-3755, 1984
3) Papadopulos A, et al：Flippase activity detected with unlabeled lipids by shape changes of giant unilamellar vesicles. J Biol Chem, 282：15559-15568, 2007
4) Naito T, et al：Phospholipid Flippase ATP10A Translocates Phosphatidylcholine and Is Involved in Plasma Membrane Dynamics. J Biol Chem, 290：15004-15017, 2015
5) Andersen JP, et al：P4-ATPases as Phospholipid Flippases-Structure, Function, and Enigmas. Front Physiol, 7：275, 2016
6) Takada N, et al：Phospholipid-flipping activity of P4-ATPase drives membrane curvature. EMBO J, 37, 2018
7) Suarez A, et al：Bin/Amphiphysin/Rvs (BAR) family members bend membranes in cells. Sci Rep, 4：4693, 2014
8) Gallop JL, et al：Mechanism of endophilin N-BAR domain-mediated membrane curvature. EMBO J, 25：2898-2910, 2006
9) Campelo F, et al：The hydrophobic insertion mechanism of membrane curvature generation by proteins. Biophys J, 95：2325-2339, 2008
10) Takatsu H, et al：Phospholipid flippase activities and substrate specificities of human type IV P-type ATPases localized to the plasma membrane. J Biol Chem, 289：33543-33556, 2014

● 著者プロフィール ●

申　惠媛：韓国出身．韓国で修士課程修了後，筑波大学で博士課程修了．ドイツのEMBL（ハイデルベルグ），MPI-CBG（ドレスデン）でのポスドク研究員を経て再び日本へ．金沢大学薬学部助手，京都大学薬学研究科助教，京都大学生命科学系キャリアパス形成ユニットグループリーダーを経て2012年より現所属准教授．膜脂質ダイナミクスは，いかにして生体膜，細胞，個体の恒常性に寄与するかが研究テーマ．

筆頭著者の つぶやき

　フリッパーゼの仕事をはじめてから，フリッパーゼによる生体膜変形を可視化できないかと考えていた．そのなかで，共著者の井上尊生先生のBARドメインを用いたCIDシステムの講演を聞いて「これは使えるかも！」と考えた．しかしうまく行くかどうかは全くわからなかったが，当時大学院生の高田君（現 花王）が「（ATP10A発現細胞で）tubule見えました！」と言ったときにはとても嬉しかった．実験はやはりやってみないとわからないもの．研究はうまく行かないことが頻繁にあるが，だからこそ挑戦したいし，やりがいがある（いつもうまく行くともっとやりがいがあるかもしれないが…）．一方，本研究成果はまだ間接的であり，実際の変形を可視化したわけではない．いつか新たなideaが生まれたら試してみたい．

（申　惠媛）

各研究分野を完全網羅した最新レビュー集

実験医学増刊号

年8冊発行 [B5判]
定価（本体5,400円＋税）

Vol.36 No.12（2018年7月発行）

脳神経回路と高次脳機能
スクラップ＆ビルドによる心の発達と脳疾患の謎を解く

編集／榎本和生，岡部繁男

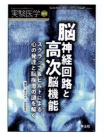

最新刊!!

序にかえて―スクラップ＆ビルドで発達する脳神経回路と高次脳機能　　　榎本和生，岡部繁男

第1章　脳発達を駆動する脳神経回路再編メカニズム

＜1＞シナプスリモデリングの分子機構　岩﨑広英，岡部繁男
＜2＞神経突起の選択的除去メカニズム
　　　　　長谷川恵理，北谷育子，栁　学理，榎本和生
＜3＞神経幹細胞のダイナミックな転写制御
　　　　　　　　　影山龍一郎，大塚俊之，下條博美
＜4＞グリア細胞による神経回路のスクラップアンドビルド
　　　　　　　　　　　　　　　和氣弘明，加藤大輔
＜5＞スクラップ＆ビルドによる小脳神経回路の動的制御
　　　　　　　　　　　　　　　　　掛川　渉，柚﨑通介
＜6＞視床大脳皮質投射系における軸索分岐のリモデリング機構　　　　　　　　　　　　　　山本亘彦
＜7＞マウス体性感覚野の回路発達と神経活動
　　　　　　　　　　中沢信吾，水野秀信，岩里琢治
＜8＞嗅覚回路から神経回路再編メカニズムを解き明かす
　　　　　竹内俊祐，藤島航大，奥山　圭，冨樫和也，榎本和生

第2章　脳発達と回路再編により生み出される高次脳機能

＜1＞スクラップ化した記憶はどこへ　　　　奥山輝大
＜2＞発声学習を決定する臨界期の聴覚経験依存的神経回路形成　　　　　　　　　　　　　杉山（矢崎）陽子
＜3＞睡眠の制御メカニズムとその破綻に伴う行動異常
　　　　　　　　　　　大石　陽，林　悠，柳沢正史
＜4＞手綱核による危険予知と絶望　岡本　仁，天羽龍之介
＜5＞相手を知り，理解し，適切な行動を生み出す神経回路
　　　　　　　　　　　　　　　　　　　　　菊水健史
＜6＞知覚が発生する神経基盤　福田めぐみ，村山正宜

第3章　脳発達・再編と病気・障害

＜1＞発達障害―自閉症の病態とシナプス動態を中心に
　　　　　　　　　　　　　　　　　　　　　内匠　透
＜2＞思春期の発達脳科学と発達精神病理学の統合にもとづく統合失調症の病態研究　　　　　笠井清登
＜3＞哺乳類における老化・寿命を制御する視床下部神経細胞およびその分子機序　　　　　　佐藤亜希子
＜4＞発達・病態における神経回路再編成
　　　　　　　　　　　江藤　圭，竹田育子，鍋倉淳一
＜5＞脳の障害後に残存する神経回路による機能回復
　　　　　　　　　　　　　　　　　高桑徳宏，伊佐　正
＜6＞うつ病に神経回路再編は関係するのか　　加藤忠史

第4章　脳発達と再編の仕組みを研究するための最新技術・モデル

＜1＞脳の透明化を用いた神経回路構造の定量解析
　　　　　　　　　　　　　　　　　　　　　今井　猛
＜2＞CUBICによる全脳全細胞解析最前線
　　　　　　　　　　　　　　　真野智之，上田泰己
＜3＞電子顕微鏡を使った革新的脳組織解析法
　　―コネクトーム研究　　　　窪田芳之，川口泰雄
＜4＞遺伝子発現の光制御技術と神経幹細胞研究への応用
　　　　　　　　　　　　　　　　今吉　格，鈴木裕輔
＜5＞シナプス光遺伝学―シナプス・アンサンブルを可視化・操作する技術の創出　　　　　　林（高木）朗子
＜6＞神経系オルガノイドにおける自発的軸形成
　　　　　　　　　　　　　　　　瀬戸裕介，永樂元次
＜7＞脳神経研究における新たな「スーパーモデル」：
　　マーモセット　　　　　　　　吉田　哲，岡野栄之
＜8＞ブレイン・マシン・インターフェースの基礎と最先端
　　　　　　　　　　　　　　　　　　　　　平田雅之

発行　羊土社 YODOSHA　〒101-0052　東京都千代田区神田小川町2-5-1　TEL 03(5282)1211　FAX 03(5282)1212
E-mail：eigyo@yodosha.co.jp
URL：www.yodosha.co.jp/

ご注文は最寄りの書店，または小社営業部まで

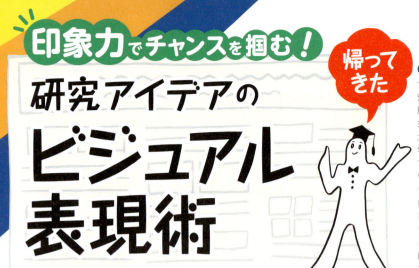

印象力でチャンスを掴む！

研究アイデアのビジュアル表現術 帰ってきた

執筆・イラスト 大塩 立華（おおしお りつ）

サイエンスコミュニケーター／デザイナー．電気通信大学 男女共同参画・ダイバーシティ戦略室 特任准教授．ソラノマドプロジェクト株式会社 代表取締役．博士（医学）．東京薬科大学生命科学部 卒業．名古屋大学大学院医学系研究科 満了．幼少よりアトリエ空の窓にて色彩・空間構成を学ぶ．美術のバックグラウンドと研究キャリアを活かしたアウトリーチデザインを目指し，2010年ソラノマドプロジェクト株式会社設立．科学と芸術の融合をモットーに，研究者のためのデザインワークショップの講師等を行う．2011～'15年まで，自然科学研究機構生理学研究所 特任助教として文部科学省 脳科学研究戦略推進プログラムにて広報・アウトリーチ等を担当．

新連載 第1回 研究におけるビジュアル表現とは
イラスト？ レイアウト？ ポンチ絵ってなに？

　ご無沙汰しております，大塩です．前回の連載（2016年2～4月号，6～8月号掲載）からはやくも2年．前回はポスター発表のデザインについて取り上げましたが，今回は，研究活動で必要になる様々な「ビジュアル表現」について役立つ情報をお伝えしてまいります．

　研究活動においては，研究発表のみならず，研究のアイデアや計画を提案したり，伝えるためのわかりやすい資料づくりが求められることが多々あります．そこで大事になるのが「ビジュアル表現力」です．研究の意義や概念，背景を伝えるためにも必要ですし，データをどのような絵（グラフ・表）で見せればいいかを工夫することもビジュアル表現の1つです．さらには，研究の意義，計画や体制などプロジェクトビジョンを伝える際にもビジュアル表現力が求められます．

　突然ですが，皆様は以下のABどちらの方がメッセージを読み取りやすいでしょうか．

A　ここは高齢者，障害者（けが人），妊産婦，乳幼児連れ，内部障害者の方のための優先設備です．

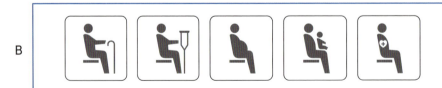

B

　どちらの言葉・絵も見覚えがあるかと思います．もし文字だけの場合，どのような人に対する優先なのかをイメージするのに少し時間がかかるかと思いますが，絵にすると一瞬で具体的にどのような方々についてなのかがわかります．

次にこちらの絵を見てください．いかがでしょうか．絵と文字は逆の情報を示していますが，直感的には絵の情報に引っ張られるような気はしませんか？

このようにビジュアル表現は，情報をより直感的にストレートに伝える力をもっています．

ビジュアル表現は，内容を直感的に伝えるのに役立つとともに，情報にインパクトを与えることもできます．同じモチーフの作品でも作家によってさまざまな作品に仕上がるように，同じストーリー，同じ結果でも，それをどう表現するかによって，印象は大きく変わります．表現のなかでも視覚に訴える要素は，研究の伝わり方に大きく影響を与える部分ですので，ビジュアル表現力は研究という作品を作り出す研究者にとってとても大切なスキルの1つと言えるでしょう．

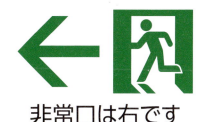

まずは言葉の整理

ここで，ビジュアル表現を検討するときに良く出てくる言葉「レイアウト」と「デザイン」について整理しておきましょう．似たようなシチュエーションで使われますが，専門的には少し意味が違います．

◉ レイアウト：

辞書では「①配置．配列．②印刷で，紙面の仕上がりの形を考えて，文字・図・写真などを所定の範囲内に効果的に配置すること．割り付け．「ページレイアウト」．③洋裁で，布地の上に型紙を配列して裁断を見積もること．④建築で，建物の配置，あるいは内部の部屋などの配置を決めること．」（デジタル大辞泉，小学館）とありますが，まとめると，ものの効果的な配置・配列を決めること，と言えると思います．

◉ デザイン：

辞書では「①建築・工業製品・服飾・商業美術などの分野で，実用面などを考慮して造形作品を意匠すること．②図案や模様を考案すること．また，そのもの．③目的をもって具体的に立案・設計すること．」（デジタル大辞泉，小学館）とあります．ビジュアル的な部分では，レイアウトを含みますが，デザインは必ずしもビジュアル的なアウトプットを生み出すとは限りません．考え方や進め方などを組み立てていくことなどもデザインの1つです．レイアウトをどうするかを考えることをレイアウトデザインと言ったりもします．

研究における論理の整理や組み立てもデザインの1つと言えると思います．

研究活動で必要なビジュアル表現の「型」

　それでは，皆様の大切な研究を最高の印象をもって発信できるようなビジュアル表現の基本を確認していきたいと思います．前回の連載でも冒頭で同じことをお伝えしておりますが，どれだけビジュアル表現に力を入れていても，まずは研究内容がしっかりしていること・面白いことが大前提です．今回もこの大前提のもと，前回の連載をご覧いただきました方々には再登場ですが，「守・破・離」のお話から始めたいと思います．

　日本の芸事や武道には「守・破・離」という姿勢があるそうです．これは，まず型を守り，次に型を破り，そして，最後には型そのものから離れていく，という教えだそうです．今回の連載では，研究活動におけるビジュアル表現におけるコツを「型」としてご紹介します．皆様には，この「型」をおさえたうえで，研究の用途やアピール内容に合わせて「型」から離れ，それぞれの表現を追究していただけましたらと思っております．

　このお仕事をしていると研究活動におけるビジュアル表現に関する様々なご相談をいただきます．

　「この研究（または実験）をわかりやすく絵にしたいんですけど」

　「ヒアリングに呼ばれたのでスライドを見やすく，かっこ良くしてもらえますか？」

　「プレスリリースをする際にこの研究成果をあらわす絵が欲しいです」

　「研究費申請でポンチ絵がいるのですが」……などなど．

　どれも研究活動におけるビジュアル表現についてのお悩みなのですが，それぞれシチュエーションが異なります．ビジュアル表現とひとくくりにしても実際には様々なものがあるようです．1つ目は研究や実験を説明するために使うイラストについてです．これは，実験装置や実験環境などについてです．2つ目はスライド全体の整理や見栄えについてです．3つ目は，成果をアピールするための絵についてですし，4つ目は構想や計画をまとめた概念図についてです．どれにもビジュアル表現のためのスキルが必要でありつつ，伝える相手や目的も違いますよね．一方で，それぞれは別々の悩みでもなく，たとえば1つ目と2つ目を同時に悩まれていることもあります．

　孫子曰く「彼を知り己を知れば百戦殆ふからず」です．研究活動におけるビジュアル表現における「彼」とは先の4つのような課題です．まず課題を知ること，そして，それに対する自分のスキル状況を振り返ることが大切です．課題を見ることで，必要なスキルも自ずと見えてくるので，まずは課題を整理してみましょう．

　研究者の方々の課題を聞いていると，ビジュアル表現には大きく分けて**イラスト系**と**レイアウト系**の2つがあるように思います．

◉ イラストが課題となるもの

イラストが課題となるものには，例えば以下のようなものがあります．

① 実験環境などを表現する絵…基本的な説明・伝達のための絵
② 研究のメッセージを伝える絵…研究の意義や成果をアピール・発信するための絵．プロポーザル，アウトリーチ，プレスリリースなど．

①は，基本的なイラストです．研究の背景となるシチュエーションや，実験環境・実験装置などを絵として伝えるときのイラストなどです．フリー素材やテンプレートに入っているものなどを集めて使うことも多いかもしれません．オリジナルの装置などの場合は，描画ソフトで描く場合もあるかと思います．

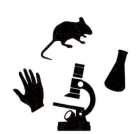

②は広報や研究発表の際に，研究の概要や要点，メッセージを1枚絵などで伝えるものです．ここでも素材集を駆使される方は少なくないと思います．この絵の役割は「研究の重要な要素を"インパクトのある絵"として表現しアピール力を高めること」です．写真を使う場合もありますが，いずれにしても全体的な統一感や美観は大切です．素材の"寄せ集め感"を出さないようにして，絵としてのまとまりも必要です．効果的な絵にするためには描画スキルが求められるので，イラストレーターに委託する研究者の方もいらっしゃいます．イラストやデザインスキルの高い研究者の方が，その描画力でプレスリリースの絵だけなくジャーナルカバーのイラストも作成されていることがあります．なお，どのような絵にするかという計画・構想はデザインのプロセスなので，当然デザイン力も求められます．

◉ レイアウトデザインが必要なもの

① 表・グラフなどで情報を伝える表現
② スライドやFigure全体の見栄えを整える表現
③ ポスター発表における表現
④ 研究のビジョンや計画を整理して伝えるための表現

こちらも絵にする作業ですが，見せる素材（データ，結果など）が具体的に決まっていて，それらを一番伝わりやすく見せるための計画・設計が必要になります．データをどのような形で見せればいいか，補足情報をどの位置に配置すればいいか，その際の文字サイズや書体選び，などを考える必要もあります．これは「デザイン」のプロセスそのものです．各素材の視覚的な見せ方や，配置（レイアウト）を決めていきます．

① 表やグラフの場合は，定量的なデータを見せるときに，グラフの種類は何がいいか？表は縦横や罫線，セルの配色，見やすい数値の配置などの検討も必要です．
② スライドやFigureにおけるレイアウトは，①の次のステップとも言えますが，でき

あがったグラフや撮影した画像などのセットをどのように1画面に配置するか，です．どの位置にどの情報を載せると良いか，補足するテキストの分量，文字サイズ，書体，全体の整列…などの検討や確認も必要です．

③ ポスター発表における表現は，上述の①，②をさらに集めて，研究の「世界」を大きな1紙面に配置し，目線・トークの流れも設計していく必要があります（そのなかで研究の世界観もデザインできるといいですね）．

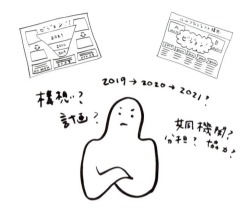

④ 研究のビジョンや計画を整理して伝えるための表現は，外部資金をとる時などに特に重要です．「ポンチ絵」をつくる，と言うこともあります．研究イメージを伝えるイラストなどとともに，テキストを視覚的に効果的に配置することも重要です．タイトルやコンセプト，組織体制などについてのテキストと，時間軸をもった計画情報をフローチャートなどを駆使しながら配置します．また絵とは関係ないように思えるかもしれませんが，人を惹き付けるキャッチフレーズ，キーワードが視覚的に配置されていることも重要です．公的な補助金などでは定番でもありますが，資金を集めて何かをするうえで，ビジョンと計画がわかりやすく，印象的であることはとても大切です．

■ ポンチ絵

　ポンチ絵を書きたい，という相談がよくあります．色々おうかがいしていると，どうやらポンチ絵にも色々なニュアンスがあるようです．あるときは「漫画」的なイラストを求めていらっしゃる場合もあり，あるときは申請書などで使う「研究概要・体制図・計画の時系列をまとめたもの」を示している場合もあります．そのもともとの意味はと言うと…

　ポンチ絵：
　①風刺や寓意を込めた，こっけいな絵．漫画．②概略図．構想図．製図の下書きとして作成するものや，イラストや図を使って概要をまとめた企画書などのこと．(デジタル大辞泉，小学館)

だそうです．そしてさらに語源を調べてみると，さかのぼること江戸時代．1858年に絵入り新聞の特派員として来日し横浜に永住したイギリスの画家でジャーナリストのCharles Wirgmanが，幕末維新期の事件・風俗を風刺的に描いた漫画雑誌《ジャパン-パンチ》を創刊し，そこに掲載された漫画がポンチ絵と称されていたとの説があるようです．なおジャパン・パンチは，1841年ロンドンで刊行された漫画雑誌《パンチ》が元になっており，ポンチという言葉はロンドンからやってきた，と言うこともできそうです．

全てに共通すること，今からできること「2つの習慣」

　ビジュアル表現にも様々な課題がありますが，皆様目指すものは同じ，「伝わるものにするにはどうすればいいのか」ということかと思います．それに対して「できれば自分で描きたい・作成したい，そして上手くなりたい」「誰かに描いてもらいたい・直してもらいたい」など，解決に向けた悩みや希望は人それぞれかも知れません．が，研究者の方々から依頼を受けて絵を書く立場としては，まずは，**できるだけ自分で描けるようになる（努力をする）こと**をおすすめしています．と言いますのも，誰かに描いてもらうにしても，直してもらうにしても，ある程度描いたことのある方（あるいは，描くことについてご自身なりに工夫されている方）の方が，オーダーから仕上がりまでがスムーズなことが多いのです．

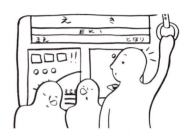

　できるだけ自分で描けるようになる（努力をする）スキルアップのために必要なことは，次回からの連載でじっくり確認していきますが，まず下ごしらえとして，皆様に今からできることをお伝えします．それは「2つの習慣」；

- **広告・雑誌などのビジュアル表現を見る癖をつける**
- **つねに描画ソフトをいじること**

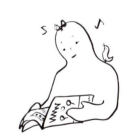

です．イラストは一朝一夕に描けるようになるものではありません．でも「どんな表現が良い表現なのか」「こんな絵を描いてみたい」というモデルを見つけることはとても大切です．そのモデルは生活のなかに沢山あります．広告や雑誌，本の割付などなど，あらゆるところに，デザインやレイアウトの参考資料があります．これは見やすい，これは見にくい，などご自身の視点で感想や意見をもち，目を肥やすことが大切です．

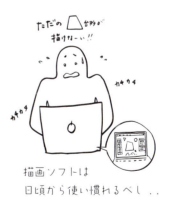

　また道具を使いこなせるかどうか，もとても重要です．イメージだけがあっても，基本的な操作ができなければ何もできません．この絵を描こうと思ったら，どんなツールを使えばいいか．普段から触れてさえいれば，今の描画ソフトはとてもフレンドリーです．

　次回からはいよいよ具体的な実践についてです．まずは2つの習慣を心がけながら…次回もお楽しみに！■

eppendorf

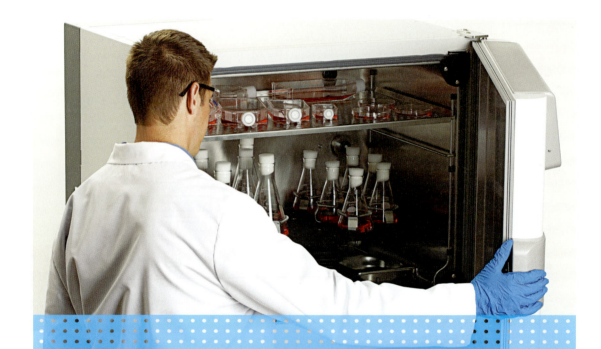

Best of Both Worlds

CO$_2$ インキュベーターシェーカー　S41i

シェーキング & CO$_2$ 濃度コントロール。
S41i は、動物細胞の浮遊培養に求められる二つの機能を
一台に集約した理想的な培養装置です。

- ✓ 結露によるシェーカーユニットの劣化を防止
- ✓ 庫内環境の均一化
- ✓ 本体 2 段積み重ね可能
- ✓ USB メモリによりデータエクスポート可能
- ✓ 保証期間 3 年

長期間安心してご使用いただける信頼性の高い装置と
細胞にとって快適な、再現性の高い培養をお届けします。

各細胞の培養データ

 CHO 細胞と
ハイブリドーマ

 HEK293 細胞

 間葉系幹細胞

www.eppendorf.com ・ info@eppendorf.jp

エッペンドルフ株式会社　101-0031　東京都千代田区東神田 2-4-5　Tel:03-5825-2361　Fax:03-5825-2365

クローズアップ実験法 series 301

細胞外からの発色団添加を必要としない赤色光／近赤外光によるシグナル伝達系の光操作

青木一洋，宇田耀一，小田茂和，後藤祐平

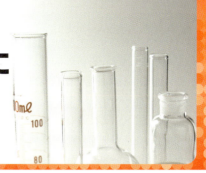

何ができるようになった？

赤色光／近赤外光をつかった光遺伝学システムPhyB-PIF系を利用するためには発色団の添加が必要であったが，本システムにより発色団の外部添加の必要なく，遺伝子にコードした形でPhyB-PIF系を使うことができるようになった．

必要な機器・試薬・テクニックは？

本システムは蛍光顕微鏡と近赤外（～730 nm）LEDライトが必要である．培養細胞の場合は，プラスミドの導入の技術と細胞培養装置が必要である．本システムで使われているプラスミドはaddgene，もしくはわれわれから入手できる．

はじめに

私たちの体を構成する細胞は，さまざまな細胞外からの刺激を感知し，その情報を細胞内シグナル伝達系で処理することで，適応的な表現型を出力する，いわば入出力装置のようなものと捉えることができる．そのシステムに相当するのが「細胞内シグナル伝達系」であり，その実体はシグナル伝達分子の物理化学的な反応の連鎖である．遺伝子クローニング競争やゲノムプロジェクトにより，細胞内シグナル伝達系を構成する因子とネットワークの全体像が明らかになってきた．その結果，細胞内シグナル伝達系は単純な入力-出力回路ではなく，シグナル伝達分子のフィードバック制御やシグナル伝達経路間のクロストークといった複雑な制御機構を幾重にも内包していることがわかってきた[1]．こういったフィードバック制御は，入力に対する適応[2]とそれを利用した化学走性[3]，スイッチ反応[4]などさまざまな細胞機能の創発に寄与していることがわかっている．

フィードバックを含むシステムを定量的に理解するには，従来のような細胞外から薬理的な刺激を与え，その影響をエンドポイントで測定する手法では不可能である．つまり，システムに「摂動」を与え，そのときのシステムのもつ特徴的な時定数よりも早いサンプリングレートでシステムの時間変化を「観察」し，その応答を解析する必要がある．観察系のほうは近年の蛍光タンパク質を使ったバイオセンサーと蛍光観察技

Optical manipulation of cell signaling with red/infrared light without extracellular addition of chromophore
Kazuhiro Aoki[1)2)]/Youichi Uda[1)3)]/Shigekazu Oda[1)]/Yuhei Goto[1)]：Exploratory Research Center on Life and Living Systems, National Institute for Basic Biology, National institutes of Natural Sciences[1)]/Department of Basic Biology, Faculty of Life Science, SOKENDAI (Graduate University for Advanced Studies)[2)]/Graduate School of Medicine, Kyoto University[3)]（自然科学研究機構・基礎生物学研究所生命創成探究センター[1)]／総合研究大学院大学基礎生物学専攻[2)]／京都大学大学院医学研究科[3)]）

術の発展にともない，十分アプローチができるようになってきた．シグナル伝達系の摂動技術に関しても，近年の技術開発には目を見張るものがある．例えば，ラパマイシンのような化合物によりタンパク質の二量体化を誘導する「化合物誘導性二量体化（chemical-induced dimerization，CID）」システムがあげられる[5]．しかし，CIDシステムの多くは不可逆反応であり，かつsubcellularレベルの制御をすることが困難である．一方，光によって二量体化を誘導する「光誘導性二量体化（light-induced dimerization，LID）」システムの開発も最近になって進んできた．LIDシステムを用いる利点としては，多くのツールは可逆的であり，かつsubcellularレベルで反応制御が容易であることがあげられる．

現在，いくつかのLIDシステムが報告されているが，その多くは青色光や緑色光によって活性化される系である（図1A）．われわれはLIDシステムのなかでphytochrome B（PhyB）-phytochrome interaction factor（PIF）系に着目した．PhyB-PIF系は赤色光によってPhyBとPIFの二量体化を誘導できるだけでなく，近赤外光をあてることでPhyBとPIFの結合を解離させることができる[6]（図1B, C）．PhyB-PIF系を用いる利点としては，近赤色光によりすばやく解離の反応を誘導できることと，青および緑色の蛍光タンパク質と併用できることがあげられる．一方，PhyB-PIF系は発色団としてphytochromobilin，もしくはphycocyanobilin（PCB）が必要であるが，光合成生物以外でこの系を使うためには，これらの発色団色素を精製し，添加する必要があり，発色団要求性がこの系の大きな障害となっていた．

このような状況をかんがみ，われわれは哺乳動物細胞におけるPCB合成の再構成と，それに基づいた外部からの添加が不要なPhyB-PIF系の開発を目的として研究を行った[7]．本稿では，その原理とわれわれが開発したPCB合成系を用いたPhyB-PIF系の利用について紹介する．

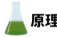

原理

シアノバクテリア内で合成されるPCBは，ヘム（heme），ビリベルジン（biliverdin）を介して合成される（図1D）．この過程で，hemeoxigenase（HO1），phycocyanobilin：ferredoxin oxidoreductase（PcyA），ferredoxin（Fd），そしてferredoxin-NADP＋reductase（Fnr）の4つの遺伝子が関与することがわかっている（図1D）．大腸菌では，前者2遺伝子の導入でPCBが合成される[8]が，哺乳類培養細胞内，分裂酵母内でのPCB合成には4遺伝子の導入が必要となる．さらに，これらの遺伝子をミトコンドリア内に導入する必要がある．これは，ヘムがミトコンドリア内で主に合成，利用されるからだと考えられる．4遺伝子を別々の遺伝子ベクターで導入するのは非効率的なので，4遺伝子をP2AペプチドcDNAでつないだpolycistronicベクター（pCAGGS-PHFF）を使う．

apo-PhyBはPCBと共有結合し，holo-PhyBとなる．不活性化型holo-PhyB〔PhyB（Pr）〕は赤色（red）光を吸収して活性化型PhyB（Pfr）〕となり，PhyB（Pfr）は近赤外（far-red）光を吸収して不活性化型PhyB（Pr）へと変換される（図1B）．この際，発色団は光を吸収し，真んなかの二重結合がcis-trans異性化し，PhyBの構造変化を誘導する．PhyB-Y276H変異体はこの光変換が起きず，PCBが結合すると近赤外の蛍光を発するようになる（図2A）．したがって，この変異体を使うことで，細胞内のPCB合成を蛍光で評価できるようになる．

培養細胞内のPCB，biliveridinは，ビリベルジン還元酵素A（bliverdin reductase A，BVRA）によって還元されて，それぞれphycocyanorubin，またはbilirubinへと変換される（図1D）．したがって，BVRA遺伝子をノックアウト，もしくはノックダウンすることで，PCBの分解が妨げられるだけでなく，biliverdinの量も増えるため，PCB合成量が大きく増加する．今のところ，われわれが用いている培養細胞においては，BVRA遺伝子のノックアウト／ノックダウンで明確な表現型は出ない．

PhyBの光応答は，その結合因子であるphytochrome-interacting factor（PIF）との結合を使って評価する．赤色光を結合した活性化型PhyB（Pfr）はPIFと結合し，近赤外光の照射により不活性化型PhyB（Pr）はPIFと解離する．この結合解離を，細胞内の局在変化を使って可視化する．PhyBを形質膜直下に局在化させ，PIFに蛍光タンパク質を融合させる．PhyB

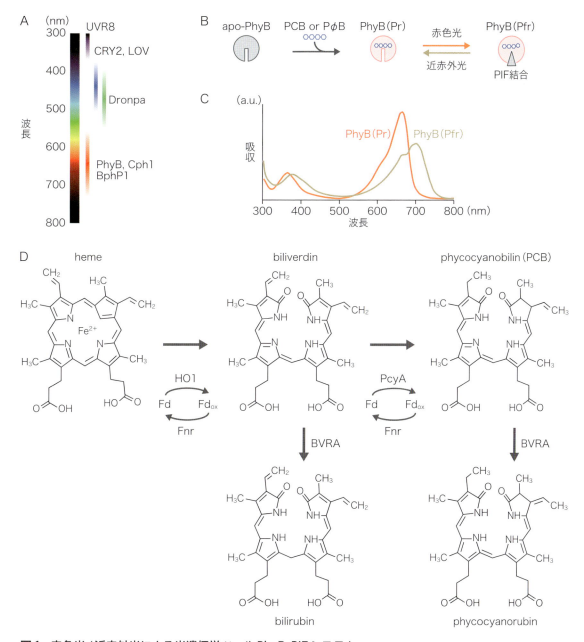

図1 赤色光/近赤外光による光遺伝学ツール PhyB-PIF システム
A) 既存の光依存性二量体化システムとその応答波長域. B) apo-PhyB は PCB, もしくは PφB と共有結合して holo-PhyB となる. 赤色光により PhyB (Pr) は活性化型 PhyB (Pfr) に構造変化し, その結合因子 PIF と結合できるようになる. 近赤外光により PhyB (Pfr) は PhyB (Pr) へと構造変化する. C) PhyB (Pr) と PhyB (Pfr) の吸収スペクトルの模式図. D) PCB 合成経路とその責任代謝タンパク質.

と PIF が結合すると PIF が形質膜直下にリクルートされ, 乖離すると細胞質へと戻る.

前述の PhyB-PIF の結合・解離を利用した細胞内局在変化を利用することで, 細胞内シグナル伝達系を操作することができる. Ras-Raf-MEK-ERK シグナル伝達カスケードは, Raf を細胞膜に局在化させると下流の MEK, ERK が活性化することが知られている. そこで, PIF に Raf を融合させ, 形質膜に局在化させた

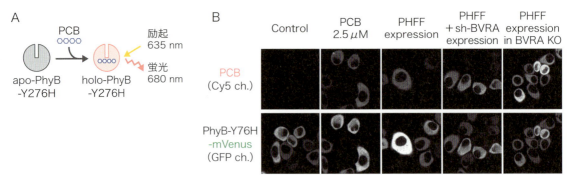

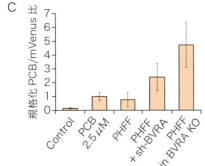

図2　培養細胞内におけるPCB合成
A）PhyB-Y276H変異体にPCBが共有結合すると，近赤外の蛍光を発するようになることを利用して，PCBの合成を確認した．B）上段がPCBからの蛍光像，下段がPhyBY276H-mVenusからの蛍光像．C）PCB 2.5 μMのときの1細胞内PCB蛍光強度/mVenus蛍光強度の比を規格化して棒グラフにして表示した．

PhyBの光応答によりPIF-Rafを形質膜－細胞質と局在変化させることで，ERK活性を制御する．ERK活性は蛍光共鳴エネルギー移動（FRET）の原理に基づくバイオセンサーEKAREVを用いて可視化する．

準　備

1 実験材料

- プラスミド（addgeneで入手可能なものはIDを付記．それ以外はすべて筆者にリクエストしていただければ入手可能）．

　　PCB合成用ベクター：

　　　pCAGGS-PHFF（addgene ID：#100280），および，ヒトBVRA遺伝子 shRNAも同時に発現するpCAGGS-PHFF-sh-hBVRA（addgene ID：#100285）や，マウスBVRA遺伝子 shRNAを発現するpCAGGS-PHFF-sh-mBVRA（addgene ID：#100286）も利用可能．

　　PCBの合成確認用のPhyB変異体発現ベクター：

　　　pCAGGS-hPhyBY276H-mCherry-HRasCT（addgene ID：#100540），もしくはpCAGGS-hPhyBY276H-mVenus．HRasCTはH-Rasの形質膜局在化シグナルであるC末端領域．なお，hPhyBのhはPhyB遺伝子（シロイヌナズナ由来）をヒトコドンに最適化したことをあらわしている．

　　形質膜局在PhyB発現ベクター：

　　　pCAGGS-hPhyB-mCherry-HRasCT（addgene ID：#100281），もしくはpCAGGS-hPhyB621-mCherry-HRasCT（addgene ID：#100282）．hPhyBとhPhyB621の違いは，前者

はPhyBの1〜908アミノ酸を，後者は1〜621アミノ酸を使っているということ．どちらもPIF
の結合に関してはほぼ同じような特性を示す[7]．

細胞質局在PIF発現ベクター：

pCAGGS–PIF3–mEGFP（addgene ID：#100283）．PIF3（1〜100アミノ酸）にmEGFPを
融合したタンパク質を発現する．

ERK活性化ベクター：

pCX4puro–PIF3–CRaf．PIF3のC末にCRafを融合するキメラタンパク質を発現するベクター．
pCX4puroベクターはレトロウイルス用のベクターであるが，一過性発現にも使用可能．

ERK活性バイオセンサー：

pEKAREV–NLS．内在性のERKによってバイオセンサー分子がリン酸化されると分子内構造
変化によりFRETが起こる[9]．

● **培養細胞**（すべて筆者にリクエストしていただければ入手可能）．

HeLa細胞など遺伝子導入が容易な細胞が望ましい．HEK293TやCOS細胞のようにT抗原を発
現している場合には，目的の外来遺伝子の発現比がそろわないため，今回の目的には適していない
可能性があるので注意する．

HeLa/BVRA KO細胞：

CRISPR/Cas9によりBVRA遺伝子がノックアウトされているHeLa細胞．

HeLa/BVRA KO/EKAREV–NLS細胞：

ERKのFRETバイオセンサーEKAREV–NLSが安定的に発現しているHeLa/BVRA KO細胞．

● **リポフェクション試薬**

293fectin（Invitrogen社）やLipofectamine 3000（Thermo Fisher Scientific社）などから購
入可能．

● **精製済みPCB**

PCB蛍光のポジティブコントロールとして，Santa Cruz社（sc-396921），SiChem社（SC-1800）
から精製済みPCBを購入可能．なお，前者は精製度が低いため，PhyBの光応答性がみられない．

2 仕様機器

● **落射型倒立蛍光顕微鏡〔IX83（OLYMPUS社）など〕：**

CFP，YFP，RFPの検出系が必要．長期間イメージングする場合には，CO_2や温度，湿度を安定
的に保つチャンバー（東海ヒット社など）が必要になる．自動焦点装置，電動XYステージが付属
されていると，安定した多点タイムラプスイメージングを行うことができる．MetaMorph（Molecular Devise社）などで顕微鏡の制御，および画像解析を行う．

● **共焦点レーザー顕微鏡〔FV3000（OLYMPUS社）など〕：**

GFP，RFP，Cy5の検出系が必要．

● **LEDライト：**

Opt Code社の赤色光LED（LED–41VIS625）と近赤外光LED（LED–41IR735）など．ACアダ
プターで電源を供給できるように特注することができる．

3 実験器具

● 培養細胞用のプラスティックディッシュ（Nunc社，I31-615CHなど）
● 生細胞観察用のガラスベースディッシュ（IWAKI社，11-004-008など）

4 試薬

● 培養細胞の培地：

HeLa細胞は，DMEMに10％ウシ胎仔血清，L–グルタミンを添加したものを使用する．

● 細胞継代用の0.05％トリプシン–EDTA

● 蛍光イメージング用の培地：

FluoroBrite DMEM（Invitrogen社，A1896701）にL–グルタミン，牛胎仔血清を添加したものを使用する．

[プロトコール]

1 PCBの細胞内合成の可視化

❶ 対象とする細胞に以下のプラスミドを遺伝子導入する[※1, ※2]．

● pCAGGS-PHFF, pCAGGS-PHFF–sh–hBVRA（ヒト由来の細胞株の場合），またはpCAGGS-PHFF–sh–mBVRA（マウス由来の細胞株の場合）

● pCAGGS-hPhyBY276H–mCherry–HRasCT，またはpCAGGS-hPhyBY276H–mVenus

> ※1 プラスミドの量比は，1：1でよい.
> ※2 あらかじめCRISPR/Cas9法でBVRA遺伝子をノックアウトした細胞を用いる場合は，pCAGGS-PHFFを遺伝子導入する.

❷ トランスフェクションから2〜4日後に，培地を蛍光イメージング用の培地に交換し，共焦点レーザー顕微鏡により観察する．この際，GFP（例：488 nm，蛍光500〜530 nm），RFP（例：励起559 nm，蛍光570〜625 nm）とCy5（例：励起635 nm，蛍光655〜755 nm）の検出チャンネルを用いる．GFP，RFPチャンネルの蛍光はPhyBY276H変異体の発現量を，Cy5チャンネルの蛍光はPhyBY276H変異体に結合したPCB量を示している．

❸ ImageJやMetaMorphを用い，画像解析により定量化する．

2 赤外光/近赤外光によるPhyB-PIF結合・解離の制御

❶ 対象とする細胞に以下のプラスミドを遺伝子導入する[※4]．

● pCAGGS-PHFF, pCAGGS-PHFF–sh–hBVRA（ヒト由来の細胞株の場合），またはpCAGGS-PHFF–sh–mBVRA（マウス由来の細胞株の場合）[※3]

> ※3 BVRA遺伝子をノックダウンすることで，PCBの産生量を数倍増大させることができる. shRNAも発現するベクターを使うことを勧める.

● pCAGGS-hPhyB–mCherry–HRasCT

● pCAGGS-PIF3–mEGFP

> ※4 プラスミドの量比は，20：19：1で行う. PhyBと比べてPIFは分子量が小さく，発現量比を同じかPIF3-mEGFPのほうを下げるために，このような量比で遺伝子導入を行う.

❷ トランスフェクションから2〜4日後に，培地を蛍光イメージング用の培地に交換し，共焦点レーザー顕微鏡，または蛍光顕微鏡により観察する．GFPとRFPの検出チャンネルを用いる．

❸ イメージング中に，赤色光LEDと近赤外光LEDを切り替えることで，PhyBとPIFの結合・解離をPIF3-mEGFPの細胞内局在変化として観察することができる[※5]．

※5 GFPやmCherryの励起光でもPhyBの光活性化型Phy（Pr）への変換は起こる．PhyBの不活性化状態を持続させるには，GFP，mCherryの画像撮影と同時，もしくは直後に735 nmの近赤外光を照射する．赤色光LEDの照射の代わりにこれらの励起光を使うことは可能である．また，735 nm付近の波長を照射できる光源を使っているのであれば（例えば，Lumencor社SPECTEA X Light Enginesなど），それを不活性化型PhyB（Pfr）への変換に使うことも可能である．

⒊ PhyB-PIFによるERK活性の光操作

❶ 対象とする細胞に以下のプラスミドを遺伝子導入する．

- pCAGGS-PHFF，pCAGGS-PHFF-sh-hBVRA（ヒト由来の細胞株の場合），またはpCAGGS-PHFF-sh-mBVRA（マウス由来の細胞株の場合）※6

  ※6 BVRA遺伝子をノックダウンすることで，PCBの産生量を数倍増大させることができる．shRNAも発現するベクターを使うことを勧める．

- pCAGGS-hPhyB-mCherry-HRasCT※7
- pCX4puro-PIF3-CRaf※7
- 必要に応じて，pEKAREV-NLS※7

  ※7 前者3つのプラスミドの量比は，20：1：1で行う．PhyBとPIFの発現量比を調整するため，このような量比で遺伝子導入を行う．

❷ トランスフェクションから2〜4日後に，培地を蛍光イメージング用の培地に交換し，蛍光顕微鏡により観察する．CFP（例：励起440 nm，蛍光450〜480 nm）とFRET（例：励起440 nm，蛍光510〜550 nm）の検出チャンネルで観察する．

❸ イメージング中に，赤色光LEDと近赤外光LEDを切り替えることで，ERKの活性が引き起こされる．これをFRETの増減としてとらえる※8．

  ※8 CFPの励起光でもPhyBの光活性化型Phy（Pr）への変換は起こるので，PhyBの不活性化状態を持続させるには，CFP，FRETの画像撮影と同時，もしくは直後に735 nmの近赤外光を照射する．

● Connecting the Dots ●

　PhyB-PIF系を使った論文[6]が出て，すぐに試したが，われわれが精製したPCBではワークしなかった．後から聞いた話だが，精製PCBをさらにHPLCにかけて不純物を除く必要があった（先行論文には書いてない…）．ともかく，こういった経緯によりPCB合成系が必要だと考えるに至り，PcyAとHO1を発現させたりしたのだが，全然うまくいかなかった．たまたま，phytochromeの研究をされていて同じ研究科におられた河内孝之先生（京都大学）に立ち話で相談したところ，FdとFnrが必要ですよ，とアドバイスをもらい，これが見事にあたったのが本研究の出発点であった．ちなみに，データがまとまり，論文を投稿してすんなり受理され安心していたところ，われわれの論文受理の2カ月足らずでアメリカのグループからほぼ同じ論文が発表された[10]．マニアックな仕事だから誰も同じことはしていないだろうと思っていたが，正直，冷や汗をかいた．

（青木一洋）

実験例

1 PCBの細胞内合成の可視化の結果

各遺伝子を導入したHeLa細胞を培養し，共焦点レーザー顕微鏡でGFPチャンネル（PhyBY276H-mVenus）とCy5チャンネル（PhyB-Y276Hに結合したPCB）画像を撮像した（図2B）．ネガティブコントロールとして，PhyBY276H-mVenusのみを発現させた．またポジティブコントロールとして，PhyBY276H-mVenusを発現する細胞に，精製したPCB（終濃度2.5 μM）を添加，洗浄したものを用いた．その結果，PCB合成に必要な4遺伝子PHFF（PcyA, HO1, Fd, Fnr）を発現する細胞でPCBの合成が確認でき，BVRA遺伝子に対するshRNAを発現させることでPCB合成量が増加する．また，BVRA遺伝子をKOすることでPCB合成はさらに増大する（図2C）．

2 赤外光／近赤外光によるPhyB-PIF結合・解離の制御の結果

HeLa/BVRA KO細胞にPHFF遺伝子とPhyB-mCherry-HRasCTとPIF3-mEGFPを発現させ，数日間培養させた．その後，共焦点レーザー顕微鏡でGFPチャンネル（PIF3-mEGFP）とRFPチャンネル（PhyB-mCherry-HRasCT）をタイムラプス観察し，適当なタイミングで赤色光LED，または近赤外光LEDを照射した（図3A）．その結果，赤色光を照射するとPIF3-mEGFPが形質膜直下に局在するPhyB-mCherry-HRasCTと結合し，形質膜へとリクルートされ，近赤外色光を照射すると，このPhyB-PIF3複合体がすみやかに解離し，PIF3-mEGFPは細胞質へと移行した．この結合・解離のキネティクスは数秒程度の時定数であり，非常に速く結合・解離を光で誘導できる系であることがわかる（図3B）．

3 PhyB-PIFによるERK活性の光操作

HeLa/BVRA KO/EKAREV-NLS細胞にPHFF遺伝子とPhyB-mCherry-HRasCT，PIF3-CRafを発現させ，数日間培養させた．その後，倒立型落射蛍光顕微鏡でCFPとFRETをタイムラプス観察し，適当なタイミングで赤色光LED，または近赤外光LEDを照射した（図3C）．FRETとCFPの蛍光強度比（FRET/CFP）を画像解析により取得し，ERK活性の指標とした．解析結果から，赤色光照射によりERKが活性化し，近赤外光照射によりERKが不活性化することがわかる（図3D）．

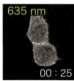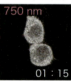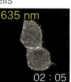

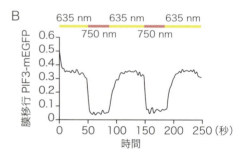

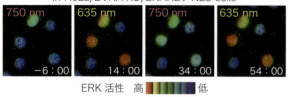

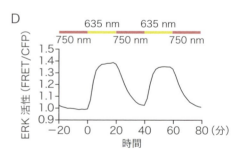

図3 培養細胞内PCB合成系を用いたPhyB-PIF系の応用
A）光依存的なPhyB-mCherry-HRasCTとPIF3-mEGFPの結合・解離．B）Aのデータを画像解析し，形質膜に移行したPIF3-mEGFPの量を定量化してプロットした．C）光依存的なERKの活性化・不活性化をFRETイメージングにより可視化した．ERK FRETバイオセンサーは核に局在する．D）Cのデータを画像解析し，ERK活性（規格化したFRET蛍光強度とCFP蛍光強度を比）を定量化しプロットした．

おわりに

　本稿では，哺乳類動物培養細胞内でのPCB合成系とそれを用いたPhyB-PIF光遺伝学システムの応用について紹介した．このPCB合成系は，分裂酵母[7]や線虫（小田，未発表）においても機能することを確認している．分裂酵母や線虫では，精製したPCBを外から添加しても，細胞内に到達するには時間が必要であったり，組織によっては全く浸透しないこともある．またマウスなどのより大型な動物においても精製PCBの使用は現実的ではない．こういった状況を踏まえると，遺伝子にコードされたPCB合成系は有用である．また長波長の光を用いることから光の組織透過性が高いこと，近赤外光によりPhyB-PIFの解離を誘導できることから不必要のシグナルを抑制できること，などもPhyB-PIF系の利点であろう．PhyB-PIF系のハードルが下がったとはいえ，まだまだ改善の余地は残っており，今後も改良を加えてより実用的な光遺伝学ツールの開発を続けていきたい．

文献

1) Mendoza MC, et al：Trends Biochem Sci, 36：320-328, 2011
2) Muzzey D, et al：Cell, 138：160-171, 2009
3) Tu Y：Annu Rev Biophys, 42：337-359, 2013
4) Ferrell JE Jr & Machleder EM：Science, 280：895-898, 1998
5) Inoue T, et al：Nat Methods, 2：415-418, 2005
6) Levskaya A, et al：Nature, 461：997-1001, 2009
7) Uda Y, et al：Proc Natl Acad Sci U S A, 114：11962-11967, 2017
8) Mukougawa K, et al：FEBS Lett, 580：1333-1338, 2006
9) Komatsu N, et al：Mol Biol Cell, 22：4647-4656, 2011
10) Kyriakakis P, et al：ACS Synth Biol, 7：706-717, 2018

● **筆頭著者プロフィール** ●

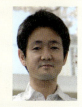

青木一洋：大阪大学大学院医学研究科を2007年3月に修了．博士（医学）．京都大学生命科学研究科に学振研究員，助教，講師と在籍し，その後京都大学大学院医学系研究科に特定准教授として在籍．'16年4月から自然科学研究機構基礎生物学研究所の教授として着任．蛍光イメージングの手法をもちいて，複雑な細胞内シグナル伝達ネットワークを定量的に紐解いていきたい．
E-mail：k-aoki@nibb.ac.jp

 DREADDsを用いた自由行動下の動物における神経活動操作（仮）

Book Information

バイオ画像解析 手とり足とりガイド
バイオイメージングデータを定量して生命の形態や動態を理解する！

編集／小林徹也，青木一洋

代表的な解析ソフトウェア（ImageJ, MetaMorph, MATLAB）の基本操作とともに，細胞数のカウント，シグナルの定量，形による分類など，あらゆる用途に応用可能な実践テクニックをやさしく解説！皆さまの画像解析を"手とり足とり"サポートします！

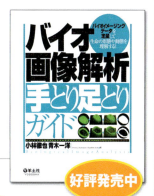

◆定価（本体5,000円+税）
◆フルカラー　A4変形判　221頁
◆ISBN978-4-7581-0815-7

画像の必須知識と解析テクニック，ここに集結！

発行　羊土社

Trend Review

本コーナーでは，研究を進める上での基盤となる政策，科学行政，キャリア動向やリーダーシップなどの社会的な話題の最前線についてオピニオンを交えてご紹介します．

法律

〈続〉改正個人情報保護法で ゲノム研究はどう変わるか？

山本奈津子，川嶋実苗，清水佳奈，片山俊明，荻島創一

個人情報保護法の改正後，指針改正や新たな立法といったさまざまな施策が行われ，医療と医学研究の進展にむけて，個人のゲノム情報や臨床情報を保護しつつ利用するための具体的な筋道がより明確に見えてきました．本稿の前半では，改正個人情報保護法によるゲノムデータの取り扱いについてのその後と，事例としての臨床ゲノム情報統合データベース整備事業での病的バリアントの取り扱いを紹介します．また後半では，オミクスデータの利用促進とデータ保護の論点を検討し，まとめとして，ゲノム研究をとり巻くその他の法的な状況としての次世代医療基盤法と，個人情報保護に関する技術的な解決策の具体例について述べたいと思います．

改正個人情報保護法と改正指針からみたゲノムデータの取り扱い

ヒト由来の試料やデータを用いて医学系の研究を行う際には，「人を対象とする医学系研究に関する倫理指針[1]（以下，医学系指針）」や「ヒトゲノム・遺伝子解析研究に関する倫理指針[2]（以下，ゲノム指針）」の遵守が求められます．これらの指針は2001年から'03年にかけて策定され，何度かの改正の後，個人情報保護法改正でさらに見直しが行われ，'17年に最新版の改正指針が公布されました．主に，新しい個人情報の定義に合致するようにいくつかの用語が変更されています．

特に重要なポイントは，「匿名化」です（**表1**）．旧指針では「連結可能匿名化」または「連結不可能匿名化」の2種類に分けられていましたが，改正指針ではこれらの用語を廃止し，個人識別リスクに応じた複数の用語を使うことになりました．それらは，「匿名化されているもの（…）」のように，カッコ内に文言を補足する形で表現されます．匿名化の段階と試料・情報を利用する際の規定をまとめたものが**表2**になります．ただし，新規に試料・情報を収集して利用する場合は改正の前後で変更がないので，すでに収集されている試料・情報（「既存試料・情報」）を別の目的に利用したり，他機関に提供あるいは他機関から受領して利用する場合の規定についてのみまとめています．

表2では，個人識別リスクの高いものは上方に，低いものは下方になるように記載しました．最上部は「個人情報」となる試料・情報です．この個人情報に対し

How will the amended act on the protection of personal information affect genome research?—the sequel
Natsuko Yamamoto[1]/Minae Kawashima[2]/Kana Shimizu[3]/Toshiaki Katayama[4]/Soichi Ogishima[5]：Institute for Datability Science, Osaka University[1]/National Bioscience Database Center, Japan Science and Technology Agency[2]/Department of Computer Science and Engineering, School of Fundamental Science and Engineering, Waseda University[3]/Database Center for Life Science[4]/Department of Informatics for Genomic Medicine Tohoku Medical Megabank Organization, Tohoku University[5]（大阪大学データビリティフロンティア機構[1]/科学技術振興機構バイオサイエンスデータベースセンター[2]/早稲田大学基幹理工学部・情報理工学科[3]/ライフサイエンス統合データベースセンター[4]/東北大学東北メディカル・メガバンク機構ゲノム医療学分野[5]）

Trend Review

表1　改正指針における主要な用語の変更点

用語	変更点	備考
匿名化	細分化	「試料・情報」の個人識別リスク等の程度により複数の段階に分けて定義（表2を参照）
連結可能匿名化	廃止	匿名化の新分類に移行
連結不可能匿名化	廃止	匿名化の新分類に移行
対応表	新規定義	患者個人を照合して識別することが可能な研究の元データや患者のカルテなどを含む（必ずしも「表」形式でなくてもよく，照合によって個人識別を可能にするようなあらゆるものを指す）
個人識別符号	追加	例：一定サイズ以上のゲノムデータなど
要配慮個人情報	追加	例：病歴，診療録，レセプト，健診の結果，遺伝子検査の結果等を含む個人情報
匿名加工情報	追加	特定の個人を識別することができないように，個人情報保護法に定める加工基準を満たすように個人情報を加工した情報
非識別加工情報	追加	特定の個人を識別することができないように，行政機関および独立行政法人個人情報保護法に定める加工基準を満たすように個人情報を加工した情報

て，**表2**の3列目「指針の定義（自機関における状態）」に示した加工を順次，下の方向に施していくことによって，個人識別リスクが低くなり（つまり「匿名化」の度合いが高くなり），最終的に非個人情報になります．ただし後述するように，指針ではこれが入れ子状の構造になっていることが特徴です．

既存試料・情報の利用の際の手続きは，**表2**のように，医学系指針とゲノム指針で一部異なるものの，基本的な考え方は同じです．個人情報である場合には，原則として本人の同意が必要ですが，本人の同意を得ることが困難な場合には，研究対象者に指針で定められた事項を通知または公開したうえで拒否の機会を保障すること（オプトアウト）によって利用が可能です．そして，表の下方向に示したように，個人情報を匿名化することができれば，匿名化の度合いが高くなるにつれ，少ない手続きで利用できるようになります．例えば，試料・情報を完全に非個人情報化することができれば，「匿名化されているもの（特定の個人を識別することができないものに限る）」または「匿名化されているもの（特定の個人を識別することができないものであって，対応表が作成されていないものに限る）」に該当し，本人の同意がなくても研究に利用することができます．ただし入れ子状の構造が示すように，あえて上位の区分の規定を用いて，研究参加者の権利・利益により深く配慮することは，もちろんかまいません．ちなみに非個人情報の利用については，個人情報保護法上は特に手続きの必要はありませんが，指針では倫

理的な観点から，あらかじめ研究計画の倫理審査が必要となっています．

ところで，改正前後の指針間で一番大きく変更された点は，ゲノムデータの個人情報該当性です．旧指針では，データに全ゲノムや全エクソームの情報が含まれていても，氏名や住所など特定の個人を識別・確認することのできる記述（識別子）（**表2**の個人情報の定義欄に記載の要素①）をとり除き，対応表（要素②）を作成しない（旧指針ではこれを「連結不可能匿名化」とよんでいました），もしくは自機関で保有していなければ，非個人情報として取り扱うことが可能でした．これに対して改正指針では，改正個人情報保護法により，一定以上の塩基配列長をもつゲノムデータ（互いに独立の40カ所以上のSNPsや9カ所以上のSTRsを含むデータ等）が「個人識別符号」（要素③）となります．したがって，個人識別符号に該当するゲノムデータを用いる研究は，改正指針ではすべて個人情報を利用する研究となり，本人同意を得るか，困難な場合はオプトアウトの手続きが必要になります．

このような指針改正が，医学研究の推進にどのような影響を及ぼすかがわかるには時間がかかります．しかし今年はちょうど，ゲノム指針の見直し（5年ごとの全部改正）が行われる年に当たっており，また医学系指針も，今年5月に施行された臨床研究法[3]を受けて改正されると思われます．したがって今年は指針を改善していくチャンスです．もし指針に対する要望があれば，なるべく早く研究現場から声をあげることが重要です．

実験医学　Vol. 36　No. 13（8月号）2018

表2 試料・情報の「匿名化」の段階と利用についての指針「早見表」

自機関で個人情報に該当するか	指針の用語	指針の定義（自機関における状態）	既存試料・情報の利用（「倫理審査＋本人同意」によらない場合）医学系指針	ゲノム指針
個人情報	個人情報，個人を識別することができるもの	以下のいずれかまたは全てを含むもの（生存する個人だけでなく死者の場合も含む）．①情報単体で特定の個人を識別できるもの（氏名，住所，顔画像など）．②他の情報と照合することによって特定の個人を識別できるもの（他の情報と照合＝対応表，元データなど，「表」型式の照合とは限らない）．③個人識別符号（一定以上の長さの塩基配列をもつゲノムデータ，マイナンバーなど）．	・自機関利用→倫理審査＋通知または公開＋合理的理由，または倫理審査＋オプトアウト＋社会的重要性*3 ・他機関から提供を受ける→倫理審査＋オプトアウト*4 ・他機関に提供する→倫理審査＋オプトアウト＋特段の理由，または倫理審査＋社会的重要性	・自機関利用→倫理審査＋オプトアウト＋特段の理由 ・他機関から提供を受ける→倫理審査＋オプトアウト*5 ・他機関に提供する→倫理審査＋オプトアウト＋特段の理由
個人情報または非個人情報	匿名化されているもの	上から，①②③のいずれか，またはいずれも含まないようにしたもの．*1	（下位の分類に分けて記載）	
	匿名化されているもの（どの研究対象者の試料・情報であるかが直ちに判別できないよう，加工されたもの．）	上のうち，①③を含まないようにしたもの．（②は問わない．）*2	（下位の分類に分けて記載）	
	匿名化されているもの（どの研究対象者の試料・情報であるかが直ちに判別できないよう，加工または管理されたものに限る．）	上のうち，②がある場合には②を適切に管理しているもの．（例えば対応表を安全管理し，かつ他機関に提供しないとき．）	・自機関利用→倫理審査＋通知または公開＋合理的理由，または倫理審査＋オプトアウト＋社会的重要性 ・他機関から提供を受ける→倫理審査（ただしゲノム指針では，特定の個人を識別できる場合→倫理審査＋オプトアウト*6） ・他機関に提供する→倫理審査＋通知または公開＋特段の理由	
非個人情報	匿名化されているもの（特定の個人を識別することができないものに限る．）	上のうち，②を含まないようにしたもの．（つまり①②③のいずれも含まない．）	・自機関利用→倫理審査 ・他機関から提供を受ける→倫理審査 ・他機関に提供する→倫理審査	・自機関利用→倫理審査＋通知または公開 ・他機関から提供を受ける→倫理審査*7 ・他機関に提供する→（上か下のカテゴリーで対応する）*9
	匿名化されているもの（特定の個人を識別することができないものであって，対応表が作成されていないものに限る．）	上のうち，②が他機関にも存在しないもの（対応表を破棄し，どの機関にも存在しないようにした場合を含む．）	（記載なし，指針適用外）	・自機関利用→倫理審査 ・他機関から提供を受ける→倫理審査*8 ・他機関に提供する→（倫理審査なしで可）
非個人情報と同等	匿名加工情報または非識別加工情報	個人情報保護法等に定められた規律に従って，匿名加工情報または非識別加工情報にしたもの．	（2つ上と同じ）	（上と同じ）
非個人情報	既に匿名化されている情報（特定の個人を識別することができないものであって，対応表が作成されていないものに限る．）	そもそも試料・情報の取得時に，個人情報ではなかったもの．	指針適用外	（記載なし）
非個人情報と同等	既に作成されている匿名加工情報または非識別加工情報	そもそも試料・情報の取得時に，匿名加工情報または非識別加工情報であったもの．		
その他	既に学術的な価値が定まり，研究用として広く利用され，かつ，一般に入手可能な試料・情報	HeLa細胞以外の市販の細胞や，すでに論文等で公表されたデータなどであって，個人情報を含まないもの．	指針適用外	

＊1と＊2の分類には，安全管理のため匿名化したが依然として個人情報に当たるものと，非個人情報になったものの両方が含まれる．
＊3は，人体試料を用いない場合は，社会的重要性ではなく，学術利用などの特段の理由でよい．
＊4〜6について，提供する機関が通知または公開の手続きを行った場合は，提供を受ける側でも公開を行う．
＊7と＊8は，提供を受けたものが自機関で非個人情報になっている場合である．例えば大量の情報の提供を受けた結果，相互に照合することによって個人を識別できるようになる場合はこの分類に該当しない（個人情報の分類での手続きが必要）．
＊9　ゲノム指針では，自機関で非個人情報〔「匿名化されているのもの（特定の個人を識別することができないものに限る．）」〕であっても，他機関の状況（どこかの機関に対応表がある可能性がある場合とない場合）によって分けて記載しているので，上か下の分類で対応する．

Trend Review

AMED臨床ゲノム情報統合データベース (MGeND) 整備事業での病的バリアントの取り扱い

指針が改正されて理解しにくくなった，改正個人情報保護法を遵守できているかどうか心配だという声を聞くようになりました．そのような中，「臨床ゲノム情報統合データベース整備事業」[4]（AMEDが'16年度開始．以下，臨ゲノ事業）では，個人情報の保護とデータ利活用の促進に向け，改正法と改正指針の内容を取り込み，現場の研究者にとってわかりやすいデータ利活用ガイダンス[5]を作成する取り組みを行っています．

臨ゲノ事業では，ヒトの標準塩基配列と患者の塩基配列との間で異なる部分，すなわちバリアントの情報を，臨床情報とともにデータベース化しています．特に，疾患の発症や進行，治療の奏功（効果の有無）にかかわる「病的バリアント」とよばれる情報を収集することが目的です[6]．米国ではClinVarデータベースによってこのような情報が多数集積され，誰でもみられる形になっていますが，ClinVarでは日本人特有の病的バリアント情報が足りないため，日本の医療現場に十分に役立てることができていません．そこで，臨ゲノ事業では国内の医師や研究者によびかけ，日本人における病的バリアントの情報を，「MGeND」（臨床ゲノム情報統合データベース，Medical Genomics Japan Variant Database)[7]という新しいデータベースに集積し，誰でもみられるように公開する取り組みを行っています．

MGeNDで公開している情報は，「疾患名」「遺伝子名」「遺伝型情報（genotype)」の3項目です．臨ゲノ事業ではこれらの3項目をセットにして「バリアントデータ」とよんでおり，AMEDの資金によって疾患等の研究を行っている医師や研究者に対して，保有するバリアントデータをMGeNDに提供し，日本国内もしくは世界中の情報を必要とする人に共有していただくようよびかけています〔バリアントデータに加え，任意で年齢層や性別（不明等を含む）も提供することができます〕．その際，利活用ガイダンスでは，バリアントデータをMGeNDに提供するにあたり，①自施設で個人情報に該当するかどうか，②本人の同意が得られ

ているかどうか，という2段階の区分を設けて，どのような手続きが必要かを説明することにしました．その手続きの概要は，図のようになります．

バリアントデータ自体は先に述べた3項目からなるので，疾患名等に特異な記述がない限り，個人識別性はありません．そこで図の個人情報に該当するのは，患者個人を照合して識別することが可能な研究の元データや患者のカルテなど（新規定義の「対応表」）が，そのバリアントデータを提供しようとしている研究者の施設に存在する場合です．この場合，患者本人の同意が得られていれば，特に追加の手続き（倫理審査等）の必要はなく，バリアントデータをそのままMGeNDに提供することができます．本人の同意が得られているときとは，具体的には，そのバリアントデータを取得したときのインフォームドコンセントにおいて，データを将来MGeNDや公的データベースに登録すること，論文等で発表することが説明されているときです．このような説明は，研究開始時に受けたインフォームドコンセントの文章に入っているのが一般的であるため，多くの研究者は，特に手続きなくデータをMGeNDに提供できることになります．

一方，バリアントデータが個人情報に該当し，本人同意を得ていない場合には，新たにMGeNDにデータを提供しようとすることについて倫理審査委員会の承認を得て，患者本人に再度コンタクトをとり，同意を得る必要があります．ただし，データを得たときから年数が経っていて本人の連絡先がわからくなっているなど，同意困難の要件に合致する場合には，倫理審査委員会の承認を得てオプトアウトまたは通知・公開の手続きを行い，研究を行う機関の長の許可を受けることによって，データを提供することが可能です．

最後に，バリアントデータが非個人情報である場合には，ゲノム指針では特に倫理審査委員会の承認を得る必要がないので，そのままデータをMGeNDに提供可能です．例えば，バリアントデータが複数人のデータをまとめたものであったり，1例分のデータでも照合できる元データやカルテなどの対応表がどこにも存在しないようなとき，そのバリアントデータは個人情報に該当しません．

利活用ガイダンスではその他に，指針適用外の場合

についても説明しています．例えばバリアントデータがすでに論文等で発表されたもので，キュレーターが論文からデータを取得してデータベースに収容する場合などは，指針適用外の要件「すでに学術的な価値が定まり，研究用として広く利用され，かつ，一般に入手可能な試料・情報」にあてはまります．この場合，特に手続きなくMGeNDにデータを提供することができます．

ところで，臨ゲノ事業でこの利活用ガイダンスを作成する際，海外へのデータ提供についても議論を行いました．MGeNDは公開されており，閲覧者に特に制限を設けていないため，海外からアクセスがあった場合には，海外にもデータが共有されることになります．改正個人情報保護法では，海外への個人情報の提供については，原則として本人の同意を得なくてはならないことが新たに規定されました．そして改正指針では，研究に用いられる試料・情報を海外に提供する場合，個人情報に該当するかどうかにかかわりなく，原則として本人の同意が必要とされました．MGeNDへのバリアントデータの提供については，国内のデータベース（サーバを設置している京都大学）への提供であるため，表2のとおりで問題ありません．しかし，MGeNDのデータを海外の研究者が利用する場合はどう考えたらよいでしょうか？ MGeNDに海外の研究者がアクセスするたびに，バリアントデータが提供されている患者全員にコンタクトをとって，同意を得ることは不可能です．したがって，最終的には，指針の同意困難要件にあたるとして，京都大学にて倫理審査を行い，「匿名化されているもの（どの研究対象者の試料・情報であるかが直ちに判別できないよう，加工または管理されたものに限る）」として，情報の利用目的や管理者等の項目をウェブサイト上で公開することによって，運用することとなっています．

ゲノム以外のオミクスデータ

以上のように，ゲノムデータについては改正個人情報保護法によって個人情報該当性が整理され，指針改正を経て医学研究へのさらなる利用推進と適切な情報保護の体制が整備されつつあり，研究者と研究参加者の双方が安心して活用できる環境になってきたといえます．また個人情報保護への意識は，EUをはじめとして国際的にも高まっていることから，今回の体制整備は海外からの評価を高め，国境を越えたデータ共有

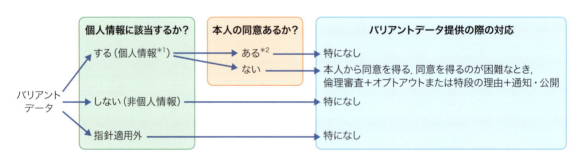

図　バリアントデータをMGeNDに提供する際の手続き

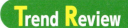

を確保することにもつながっています．それでは，ゲノムデータ以外のオミクスデータの状況はどうなっているのでしょうか．本稿の後半では，AMED先導的ELSIプログラム[8]において検討がはじまっている，オミクスデータの取り扱いについて紹介します．

❶ オミクス測定技術の進展と研究動向

オミクス解析とは，一定の範囲，条件のもとで存在する生体物質の種類や量の総体を網羅的に解析することです．例えば，1個の細胞内，あるいは一定量の組織，血液などに含まれるRNA〔DNAからの転写産物（トランスクリプト）〕の総体をトランスクリプトーム，そこから翻訳されて存在しているタンパク質（ペプチドを含む）の総体をプロテオーム，これらの生体高分子によって代謝された物質の総体をメタボロームとよびます．個人のゲノム，トランスクリプトーム，プロテオーム，メタボロームといったオミクスの情報を統合的に解析することによって，より詳細な疾患メカニズムの解明，診断や治療，創薬につながることが期待されています．

❷ ゲノム以外のパーソナルオミクスデータの性質

個人の検体から得られるメタボロームやプロテオームなどほとんどすべてのオミクスデータは，すでに症状として現れた体内の状態，表現型，食生活などの日常生活の結果などを反映するものであり，mRNAの配列やタンパク質のアミノ酸配列に一部例外はありますが，ゲノムデータにみられるような個人の日々の状態を通じての不変性や，血縁関係のなかでの継承性はみられません．また一部は将来の疾患の発症予測に活用できる可能性がありますが，基本的に，データは検体を取得した時点の，その人の状態を反映するものです．つまり，メタボロームとプロテオームデータの多くは，ゲノムデータとは異なり，通常の臨床等の検査データと同じ類のものと考えられるものであり，その取り扱いに検査データ以上の特別な配慮が求められているわけではありません．

しかし例えば，網羅的に代謝物やタンパク質を調べる場合には，臨床等の検査データのなかでもレントゲンなどの画像データの場合と同様に，偶発的所見（検出されることを本人が承知していない情報や，通常は調べることのない情報がわかってしまうこと）が得られる可能性もあります．例えば，血液を詳細に解析することによって，特別な食事内容に由来する物質，処方薬以外の薬や違法薬物の摂取，妊娠や閉経，ウイルス等への感染などの情報が得られることがあります．それらが機微な情報（本人が周囲に明らかにしていない情報や本人も知らない情報）である場合の取り扱いは，単純ではありません．また本人が問診やアンケートで回答した内容と異なるデータが得られたり，重大な疾患が意図せず見つかる場合もあります．このような情報を研究に利用するのか，本人（あるいは家族や影響のある人）へ開示・返却するか，する場合はどのような方法で行うか，といった点を検討しておく必要があります．

さらに研究では，データ共有の判断が難しいこともあります．オミクスデータの集計情報には，共有する際の基準がありません．そのため，個々の研究者がリスクを検討したうえで，限定した情報に絞ってデータ共有を行っているのが現状です．例えば東北大学東北メディカル・メガバンク機構（ToMMo）では，日本人多層オミクス参照パネル（Japanese Multi Omics Reference Panel：jMorp）[9][10]を構築し，約5千人の研究参加者の血漿中におけるさまざまな代謝物やタンパク質を同定し，それらの分布や頻度情報を，性別や年齢といった属性ごとに公開していますが，プロテオームの集計情報は，ある一定割合以上の研究参加者で検出されたタンパク質（ペプチド）について，タンパク質の頻度情報の公開を行っています．このようにしているのは検出感度と再現性によるもので，各研究機関によって対応が異なります．オミクスの種類によっても異なると考えられますが，このデータ共有に関する基準について，利用に係る研究者全体で検討し合意していくことで，貴重なデータをさらに広い研究者の間で共有することができるようになるのではないでしょうか．

❸ オミクスデータ取り扱いの課題と今後の展望

現在，メタボロームやプロテオームなどの詳細な個人オミクスデータの利用は研究の段階であり，医療の場面では利用されていません．また，オミクスデータの取得の頻度も，一人につき1回程度であることがほとんどであり，個人の一生のなかのある一瞬を切りとっ

た情報を多人数分あつめて，集計等の解析に用いています．そのため現在は，オミクスデータから氏名などの個人を識別する情報を削除して完全に非個人情報化し，データを共有したり研究に用いたりすることが可能です．しかし今後，解析機器の改良やコスト低下が進めば，一人につき複数回データを取得したり，疾患の治療期間を含め，日常生活の中で継続してデータを集めたりすることができるかもしれません．そうなれば，追加的，連続的なデータ取得のために，個人との接続が失われないようにデータを収集や保管していくことが必要になりますし，そこにさらに臨床情報やゲノムデータを統合して研究するといったことになれば，データはますます高い個人識別性をもつようになります．

今後のオミクスデータの利活用を考えると，以上に述べたようなオミクスデータの性質や研究の方向性を考慮した適切なデータ共有の方針を早めに策定できるよう，議論を重ねていく必要があるのではないでしょうか．

まとめ：医学研究の課題に対応するための特別法の施行と，将来的な技術的解決の可能性について

個人情報保護法は，原則的に本人同意によって個人情報の利用が可能になるものです．しかし，いま迎えたビッグデータ時代においては，同意は万能ではありません．大量にあるデータの利用のたびに個人がいちいち同意を与えることは現実的ではありませんし，同意を与えたからといってプライバシーが守られるわけでもありません．それでは，どのように同意原則を補い，プライバシーの権利・利益を確保しながら医学研究を行っていけばよいのでしょうか．本稿の最後に，現在模索されている法的および技術的な解決の展望についてご紹介します．

❶ 次世代医療基盤法

ゲノムデータやオミクスデータも含め，医学研究に用いられるデータは，近年ますます精密かつ大規模なものとなりつつありますが，個人情報やプライバシーの保護と，データの利活用のバランスをはかることは

容易ではなく，情報の保護と利活用の両立が喫緊の課題になっています．今回の個人情報保護法の改正はこの課題の解決をめざしたものでしたが，医学研究分野の発展のために，さらに新たな法律も制定されました．'17年5月12日公布の「医療分野の研究開発に資するための匿名加工医療情報に関する法律」[11]（次世代医療基盤法あるいは医療ビッグデータ法とよびますが，ここでは次世代医療基盤法とします）で，今年5月11日に施行されました．

次世代医療基盤法は，病院等にあるカルテ情報や検査データ，レセプト情報等を，あらかじめ本人から同意を得ることなく，収集できるしくみを整えたものです．個人情報保護法のもとでは，カルテ情報や検査データは要配慮個人情報に該当し，取得や第三者提供の際には，利用目的を明らかにしたうえで本人の同意を得なくてはなりません．しかし病院等の現場で新たな利用を考えるたびに，このような同意をすべての人から取得することは，ほぼ不可能です．そこで次世代医療基盤法では，情報が収集されることを本人にあらかじめ通知しておき，本人から情報を提供しないという申し出がなければ，認定された事業者がこれらの情報を収集することが認められました．認定された事業者は，提供停止の申し出のない患者の情報を病院等から収集し，適切な匿名加工を施して，研究機関等へ提供します．ゲノムデータを含むオミクスデータについても，研究者は，次世代医療基盤法のもとですでに適切な匿名加工が施されたものを適切な対価を設定して購入することによって，これまでのように倫理審査や本人同意などの手続きを踏まなくても，個人情報保護に配慮した大規模なデータを入手することができるようになる可能性があります．オミクスデータが病院の検査データとしてカルテに載るのはまだ先かもしれませんが，このしくみは例えば，研究以外にも，医療情報学分野の学生教育や人材育成の実習などにおいて，質のよい匿名加工されたデータを大量に使いたいといった場合などに，有用かもしれません．個人情報保護法の改正や次世代医療基盤法の立法は，医学・医療分野の個人情報の保護と利活用のバランスという課題の解決を模索している段階です．一方その過程では，研究者等のステークホルダーの意見が十分に入っているわけではあ

りません．法規制のような非技術系の施策に対しても，研究者や患者などから今後もっと意見がもち込まれるとよいと思います．

❷ 技術的な解決策

同様の課題に対して，情報技術的な解決策も考えられています．そのなかから，プライバシー保護データマイニング（Privacy Preserving Date Mining, PPDM）を紹介します．PPDMとは，データの中身を保護しながら解析結果を得る手法の総称です．個別の手法には，暗号技術によってデータの中身を隠したまま解析を行う秘匿計算，データに少量のノイズを加えて秘密にしたい情報を推測できないようにしながら解析を行う差分プライバシーなどがあり，これらの利用によって臨床データを安全に解析することが期待されます．例えば，PPDMをHIVの臨床情報解析[12]やコホートデータの検索[13]に応用したとの報告があります．国内では，Beacon検索への応用が検討されています．Beacon検索は実際に解析を行う前の段階で，サーバー側が自分の解析に必要な情報をもっているかをまず知りたいといったときに使うことのできる検索サービスです．通常のBeacon検索では通信経路のみが保護されますが，PPDMを使ったCrypto Beaconでは，サーバー側にクエリの内容を知らせずにBeacon検索を行うことができます．Crypto Beaconはバイオサイエンスデータベースセンターにおいて試験運用をしており，その有効性を検証しているところです．

現時点ではまだ，PPDMには技術的な課題も多く残っています．例えば，公開鍵暗号を使った秘匿計算は，データを保護せずに解析をした場合と比較して，膨大な計算量が必要です．また，差分プライバシーを利用すると少なからずデータの質が劣化します．このため，現状では専門知識をもつ研究者が，技術の適用先を慎重に取捨選択する必要があります．そこで，前述の技術のような汎用的な計算機で動作する技術に加えて，特殊なハードウェアに基づく技術にも注目が集まっています．近年，世界最大のCPUメーカであるIntel社によってSoftware Guard Extensions（SGX）とよばれる技術が開発されました．SGX搭載のCPU上では，計算機の管理者や他のユーザーから見ることのできない区画をつくって，その区画内で望む計算を行

うことができます．この区画は遠隔からも利用することが可能なため，ユーザーがサーバー上の区画にデータを送り，サーバー側にデータの中身を知られずに解析を行うことができます．SGXの安全性についてはまだ十分な検証がなされていませんが，多少の制約を除けばデータを保護せずに解析をした場合と同等の環境で解析ができるため，大規模なデータへの応用が期待されます．最近の研究では，SGXにより複数の拠点に分散した川崎病のデータを統合してゲノムワイド関連解析を実施したことが報告されています[14]．

このような遺伝情報保護の先端技術を議論する場としては，国際会議GenoPri[15]，プライバシー保護ゲノム情報解析の技術を競うコンペティションのiDASH[16]などがあげられます．また，Global Alliance for Genomics and Health（GA4GH）[17]においてもセキュリティに関して活発な議論がなされています．

技術の進展は日進月歩ですが，このような技術を社会に実装する際にも，目的に応じた法整備が必要となります．そのため，技術開発と法整備がセットで設計されなければせっかくの技術も活かされることがありません．今後は医療研究者，法学者，そしてセキュリティ技術者が一体となって一連のしくみを開発することが非常に重要になるといえるでしょう．

謝辞

この研究の一部は，AMED臨床ゲノム情報統合データベース整備事業「ゲノム医療の実装に資する臨床ゲノム情報統合データベースの整備とわが国の継続的なゲノム医療実施体制の構築」（JP18kk0205012），AMEDゲノム医療実現推進プラットフォーム事業 先導的ELSIプログラム「学際連携に基づく未来志向型ゲノム研究ガバナンスの構築」（JP18km0405301）の支援を受けて行いました．東北大学東北メディカル・メガバンク機構の元池育子氏と小柴生造氏には，オミクスデータの利用について情報を提供いただき，本稿の作成にもご協力をいただきました．大阪大学の加藤和人氏と岡田随象氏，東北大学東北メディカル・メガバンク機構の長神風二氏には，先導的ELSIプログラムを通じて本稿作成にご協力をいただきました．

文献

1）平成26年文部科学省・厚生労働省告示第3号
2）平成25年文部科学省・厚生労働省・経済産業省告示第1号
3）平成29年法律第16号
4）https://www.amed.go.jp/program/list/04/01/006.html
5）山本奈津子　他：論文準備中

6）小崎健次郎：実験医学, 35：2826-2829, 2017
7）https://mgend.med.kyoto-u.ac.jp
8）https://www.amed.go.jp/program/list/04/01/005.html
9）Tadaka S, et al：Nucleic Acids Res, 46：D551-D557, 2018
10）https://jmorp.megabank.tohoku.ac.jp/
11）平成29年法律第28号
12）McLaren PJ, et al：Genet Med, 18：814-822, 2016
13）Raisaro JL, et al：IEEE/ACM TCBB, 1545-5963, 2017
14）Chen F, et al：Bioinformatics, 33：871-878, 2017
15）https://genopri.org/
16）http://www.humangenomeprivacy.org/2017/
17）https://www.ga4gh.org

Authors

山本奈津子：大阪大学データビリティフロンティア機構．パーソナルデータをビッグデータとして利用する際の法的・倫理的・社会的問題の調査・検討を行っている．

川嶋実苗：科学技術振興機構 バイオサイエンスデータベースセンター．ヒトに関するさまざまなデータを共有するための『NBDCヒトデータベース』を運用している．また，登録・公開されたデータの利用を促進するための仕組みづくりに取り組んでいる．

清水佳奈：早稲田大学基幹理工学部・情報理工学科．ゲノムデータのプライバシ保護やNGSデータ解析などの技術開発に取り組んでいる．

片山俊明：ライフサイエンス統合データベースセンター．生命科学データベースの統合的な利活用に関する技術開発を，国内外の連携を図りながら推進している．

荻島創一：東北大学 東北メディカル・メガバンク機構ゲノム医療情報学分野．ゲノムデータ，臨床データ等を安全に統合し，フェノタイピングする技術の開発などに取り組んでいる．

Book Information

実験医学別冊
細胞・組織染色の達人

実験を正しく組む、行う、解釈する
免疫染色とISHの鉄板テクニック

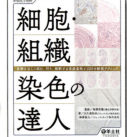

監修／高橋英機
著／大久保和央，執筆協力／ジェノスタッフ株式会社

国内随一の技術者集団「ジェノスタッフ株式会社」が総力を結集した1冊！免疫染色・in situハイブリダイゼーションのプロトコールに加え，"正しい結果"を得るための研究デザインから結果の解釈まで，この1冊で達人の技が学べます．

◆定価（本体 6,200円+税）
◆フルカラー AB判 186頁
◆ISBN978-4-7581-2237-5

発行 羊土社

挑戦する人
サイエンスと歩む私の奮闘記

研究者以外にもサイエンスで生きる道はさまざま．このコーナーでは，生物学と医学研究の発展のために奮闘する「人」とその「活動」にフォーカスし，インタビューでお届けします．

第16回 加藤恭丈 氏

2001年，筑波大学大学院医学研究科博士課程修了（山本雅之教授）．'02年，科学技術振興機構ERATO山本環境応答プロジェクト技術参事．'04年，広島大学原爆放射線医科学研究所博士研究員．'05年，東北大学大学院医学系研究科助教，'12年より東北メディカル・メガバンク機構ゲノム解析部門講師（同大学大学院医学系研究科兼務）．'16年4月より日本医療研究開発機構（AMED）国際事業部国際連携研究課主幹．日本と世界の生物・医学研究コミュニティーの橋渡しを行うべく，日々奮闘中．

研究者の経験と心で 日本と世界の人を結ぶ！

「研究者としての貢献」を求められた 国際連携づくり

—加藤様のいらっしゃる日本医療研究開発機構国際事業部ではどのようなお仕事をされているのですか？

日本医療研究開発機構（AMED）は，生物医学関連領域の事業を，厚生労働省，文部科学省，経済産業省の予算を集約し，国策に基づいて国内向けに分配しているので，「研究支援機関」のイメージがあると思います．一方で，生物医学領域における日本の優れた研究成果を世界に発信する，もしくは海外の新しい技術や課題を調査するといったことをAMEDは求められており，AMED国際事業部がそれらの業務を行っています．具体的には，日本の生物医学領域における，特定分野の研究者ないし企業間の研究開発コミュニティーを，海外の同様なコミュニティーとの間で橋渡して，世界中の研究開発ネットワークの中に日本人研究者を組み入れるための方策を立てています．

—具体的にはどのように進めるのですか？

大きく3通りの方策があります．1つ目は，AMEDと相手国の支援機関との間で，ある特定の生物医学

領域の研究分野において，互いに有益な科学技術がもたらされる場合に二国間の連携事業を構築します．具体的には，所定の手続きを経たうえで，相手国の支援機関と協働事業を立案して公募をします．そしてAMEDと相手国の支援機関が，それぞれに研究者を採択して，合同チームの共同研究として事業を進めます．このような事業を介して，日本の国際貢献や人材交流が育まれます．

2つ目は，海外の生物医学領域の市場調査を意識してワークショップを企画します．例えば，ある特定の生物医学領域の研究分野において，ある国が日本との間で共同研究を希望しているにも関わらず，研究者交流などが構築されていない場合に，双方でそれぞれ3～6名くらいの専門家が参加して，共同研究の可能性を議論します．具体的には個々の研究者が専門的な研究発表をした後に，互いの研究への問題提起や，その課題への取り組みや解決策を模索したうえで，それらを補完しあえるかを討論します．そして将来，共同研究の継続性が高まる場合には，科学技術協定（MOC）を締結することも検討します．

3つ目は，インターステラ・イニシアティブという

若手研究者向けの事業です．AMEDがNYAS（New York Academy of Sciences）とともに，ある特定の生物医学領域の研究分野を設定し，世界中のファンディングエージェンシーに呼びかけて，若手研究者を募ります．昨年は，応募した若手研究者たちが，初回の会合で互いに自身の研究背景や取り組みを紹介しながら，3人1組のチームを組んでもらい，どんな共同研究ができるかを立案しました．次の会合では，各チームで立案した内容をプレゼンテーションし，世界の名高い研究者達の厳しい審査によって評価されます．もちろん高く評価されたチームには，研究費が支援されるわけです．そして，この事業を元に，国際グラントのヒューマン・フロンティア・サイエンス・プログラム（HFSP）※にも応募してもらおうという狙いがあります．

—お仕事の中で印象的なエピソードはありますか？

2017年9月にドイツで行ったワークショップです．ドイツ側から『「代謝免疫」をテーマにしたい』と打診された際，私はこのテーマをどの先生に取りまとめていただけるかを悩んでいました．実のところ，私は元々東北大学で免疫細胞の分化に関係する転写因子やその細胞内ネットワークの研究をしていました．それを振り返っていたところ，私の元所属先の教授が心底尊敬している本庶佑先生（京都大学名誉教授，先端医療振興財団理事長）のことがひらめきました．運の良い（？）ことに，本庶先生の研究室には，私の大学院時代の先輩がいました．そのため，何の面識もない私が，急に本庶先生へ直接打診するのは失礼かと思い，その先輩に相談することにしました．その先輩は，「ドイツ側の要望やテーマへの興味と関心は持っていただけるだろうから…」と取り計らってくれたのです．その直後，本庶先生から直々に，私宛に電話がかかってきまして，その瞬間，うちの部署全体がざわつきました．「なぜ，加藤さん宛てに，大御所の本庶先生からダイレクトにかかってくるんだ？」と（笑）．

ちなみに私は，「もうピペットは持ちません」と基礎医学分野からの「引退宣言」をして，2016年にAMEDに入職しました．本庶先生とご一緒した際に，さりげなく，このことをお伝えしたところ，「君はちゃんとした研究者なのだから，研究者としてやれること

で貢献してほしい」と，言葉をいただいたことがありました．これまでの自分の経験が認められているようで，とても嬉しく，救われたように感じました．

研究者を「引退」し，経験を活かし国の科学行政に

—引退宣言という言葉がございましたが，加藤様はどのような経緯でAMEDに入職されたのですか？

一般的な研究者は，実験をして論文を書いて，質の高い雑誌を狙って研究活動を遂行されていると思います．かつての私もそのようにして，運良く東北大学の任期付き講師となりましたが，その次のポストがありませんでした．かなりの教員公募に応募しましたが全て不採用でした．海外の長期留学経験が重要視される中，私にはなく，それが原因だったかなと振り返ります．

「研究ができれば続けたい…」という想いの一方で，「君は講師だから，次は准教授や教授職でないと…」という周囲のプレッシャーがあり，限界を考えた中で，「視点を変えて，自分の築いたレールをご破算にしよう！」と開き直って，「引退宣言」しました．ただ，「引退後の次は？」となったとき，自分のことを棚に上げるわけではありませんが，アカデミアポストが不足していたり，若手研究者が海外留学しなかったりする原因，これまで獲得した科研費の仕組みや運営管理なども含め考えました．結果的に，国の科学行政に関わって，基礎医学分野の研究経験を活かす場所を探していたところ，AMEDの職員公募がありました．

—その気付きは何から得られたのですか？

私は，山本雅之先生（現・東北大学教授，東北メディカル・メガバンク機構長，当時・筑波大学教授）の下で博士号を取得しましたが，その直後，ERATO山本環境応答プロジェクトの技術参事を務めました．当時の私は，血気盛んな若手研究者でありつつ，研究行政との二足のわらじで活動することに挫折感のようなものを感じていました．また，JST本部で毎月行われる技術参事会議に出席すると，周囲は教授級の先生方ばかりで，その中に当時29歳の若造が坊主頭でいるので，会場の注目を集めました（笑）．確か，最年少だったと思います．そのためか，JSTの方々や技術参事の先生方に非常に親切にしていただき，プロ

※　1987年ヴェネチアサミットで日本が提唱し1989年に創設された国際共同研究助成プログラム．

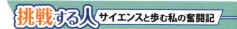

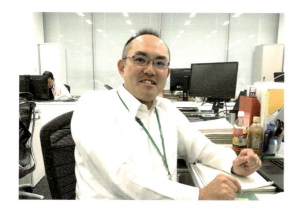

ジェクト内のグループの運営を管理したり，億単位の予算をルールに従い運用したりするといった業務を通じて，研究室の立ち上げに必要な備品を調達し，関連業者との交渉など，貴重な経験をすることができました．振り返れば，この経験があったからこそ，AMEDに入職するという縁につながったのだと思います．

研究者は，当然のことながら，その本業として研究課題を突き詰めるのが大切なのですが，その道は必ずしも一つではないことをお伝えしたいですね．個人にとって本望でなかったとしても，与えられた仕事から社会人としての経験を積み，それによって，意外な道が見えてくる研究者もいると思うのです．

自分のあり方を明確にすることが挑戦を可能とする！

―国際事業部に入った経験から，留学や英語に関してのアドバイスはございますか？

先ほどお話ししたように，私は海外に長期留学した経験がなく，そのことを後悔していました．その後悔をどのように少しだけ払拭したかをお伝えしたいと思います．

今でこそ私は，海外のファンディングエージェンシーや研究者とのやりとりに英語を使いますが，それまでは論文執筆しかなく，英会話なんて上達しないだろうと，思い込んでいました．ところが，仕事で英会話をせざるを得ない状況に追い込まれると，ネイティブの人には怒られるレベルですが，ある時をきっかけに，話すことができたのです．これには自分でもびっくりしました．そのきっかけには，海外の人と1日に多いときで100通程のメールのやりとりが重要だったと思います．英文メールを書くには，考えて作文せざるを得ません．そのため，否が応でも頭の中に英語の表現が残りますよね．それが会話にも出てきたのだと思います．それ以来，「海外経験がないから英語ができない」と思うのではなく，「海外経験がなくても，切羽詰まればできる」と自分を追い込む，「どんな仕事をするのか」を優先して，その先ににツールとしての英語があると，考えられるようになりました．

―すべてのご経験が巡り巡って今のお仕事につながっているよう感じました．キャリアに悩む学生に，アドバイスはありますか？

「キャリアアップの方法についてどう考えますか」という3年ほど前の新聞記事が，印象に残っています．それは，「仕事とはやり方ではなく，在り方が問われる」というものです．一般的に新しい仕事をするには，作業方法を早く習得することを考えがちですが，問われるのは「やり方」ではなく，『その人の「あり方」がベースである』というものでした．キャリアアップについて悩むくらいの人は，ある程度のバックグラウンドは形成されているはず．ならば，そのバックグラウンドをどう活せるかという「あり方」を，きちんと見極められてさえいれば，どんなことにも挑戦できるとありました．そして，目先の課題を解決するためには，「プロフェッショナルに相談していけばよいでしょう」と．

この点，私もAMEDに入職した際に強く感じました．職場にはさまざまなバックグラウンドを持つ，ヘテロなプロフェッショナル集団があり，その中にいる自分は「負けた気分」になるんです．そんなとき，その新聞記事と出会い，自分なりのスタンスで方法を開拓していけばいいと気づいたのです．だから傍から見れば，本庶先生へワークショップ企画を打診した時のように，「挑戦する人」と評されたと思いますが，それができたのは，今までの自分自身の積み重ねのお陰ではないだろうかと思います．「縁も実力のうち」ともいいますが，それは自分の「あり方」が顕在化しただけではないかと，私は思います．そのため，自分の中で何となく気が乗らない仕事があったとしても，その仕事にどの程度尽くしたか，「その努力はいずれ返ってくる」と伝えたいです．場当たり的でもいいので，自分のあり方を考えて素直に表現すれば，道はいずれ開けるのではないでしょうか．もちろん，私も今でも悩み続けてはいますけどね．

―貴重なお話をありがとうございました．

聞き手：実験医学編集部　早河輝幸

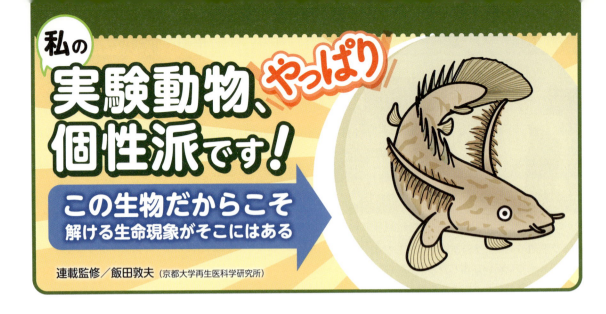

私の実験動物、やっぱり個性派です！
この生物だからこそ解ける生命現象がそこにはある

連載監修／飯田敦夫（京都大学再生医科学研究所）

第7回 生きた化石!? ポリプテルス
脊椎動物の多様性を理解するためのモノサシ

竹内雅貴（川崎医療福祉大学総合教育センター）

脊椎動物の多様性を俯瞰する

　約40億年前，生物は1つの原始細胞として誕生しました．その細胞は膨大なときを費やして分裂し続け，やがて，細胞共生やら真核化やら多細胞化云々を経て，個体発生により形態形成をする動物が生まれました．かなり端折りましたが，われわれヒトを含む脊椎動物は，その一群として存在しています．はじめ，脊椎動物はいわゆる"魚"の形をしていましたが，可動性の顎をもつ"魚"が現れ，その一部は骨を硬くし，またそこから陸上化に伴って四肢や肺を発達させ，多様化を果たしました．このような多様な脊椎動物はどのように進化して，現在のように繁栄したのでしょうか？

　進化を理解するためのスタンドポイントは，「なぜ（Why）進化したのか？」と，「どのように（How）進化したのか？」，の2つに分けられると思っています．私は後者で，純粋な生命史の変遷として，脊椎動物の多様性を理解したいと考えています．生物の歴史は何らかの形でゲノムに記録されている筈なので，特に形態的な多様性については，個体発生を司る遺伝情報とそのシステムの多様性をもって理解できると考えました．ありきたりですが，以上が私の発生学に対するモチーフです．

　まず，ツメガエルを材料として発生学をスタートし，ゼブラフィッシュを用いた研究も行いました．しかし，これらの確立されたモデル生物同士を単純に比較しても，両者の進化を解釈できる気が全くしません…．もちろん，多くの重要な発生システムが保存されていますが，一方で，とても重要なのに全く保存されていないシステムがたくさんあります．特に，初期発生．言うまでもなく形態形成の根源で，間違いなく重要な発生段階なのに，多様です．卵割や原腸形成などの発生様式もそれを制御する分子機構もさまざまで，さらに両者の必然性についても見当がつきません．例えば，ツメガエルの卵割は全割，ゼブラフィッシュは盤割．ツメガエルの三胚葉形成や体軸決定で重要な働きをする母性の転写因子 *VegT* [1]（高校生物の教科書に載るほど！）は，ゼブラフィッシュだけでなく他のモデル生物すべてで母性に発現せず，同様の役割を担わないことが知られています．

　さて，ここでやっと，本稿の主役ポリプテルスの登場です．なんと，ポリプテルスは"魚"なのに全割で，両生類の胚発生とそっくりなのです[2]．私は，ポリプテルスの初期発生を解析し，他のモデル生物と比較することで，脊椎動物の多様な初期発生を理解したいと考えました．

私の実験動物、やっぱり個性派です！

生物のプロフィール

- **和　名** ポリプテルス（セネガルス，エンドリケリー，など学名のまま）
- **英　名** bichir（セネガルスは gray bichir，エンドリケリーは saddle bichir）
- **学　名** *Polypterus senegalus*，*P. endlicheri*，など
- **分　類** 脊椎動物門／条鰭綱／ポリプテルス目（Polypteriformes）／ポリプテルス科（Polypteridae）／ポリプテルス属．10数種いるが，アミノ酸置換が見つからないほど近縁．
- **分　布** 熱帯アフリカの淡水域に広く生息
- **体　長** 飼育下で *P. senegalus* が30 cm程度，*P. endlicheri* は60 cm程度．種によるが，上顎突出タイプ（セネガルスなど）と下顎突出タイプ（エンドリケリーなど）で大きく異なる
- **寿　命** 飼育下で10年以上
- **主　食** 肉食で，小型の魚や水生昆虫など．飼育下では生き餌（金魚やドジョウ）の他，肉食魚用の人工飼料や乾燥エビ．ピンクマウスや牛ハツ等も．
- **飼育条件** 個体の大きさによって，60〜150 cm程度の水槽．水温28℃程度．
- **特　徴** 空気呼吸できる一対の単純な肺，胸鰭は基部に筋肉が発達（肉鰭様の椀鰭），歯と同じ構造の硬鱗（ガノイン鱗），稚魚の外鰓（アホロートルで顕著なエラと同様），らせん腸，など
- **雌雄の違い** 尻鰭の形で判別可能．雄は広がり，雌は尖っている
- **ゲノムサイズ** 3.63 Gb（*P. senegalus*）全ゲノム解読進行中．
- **核　型** 2n = 36（調べられた限りでは，*P. weeksii* を除くすべての種で同じ）
- **観賞魚として** 「古代魚」として人気．インドネシアで養殖されており，比較的安価で入手可能．
- **発　見** ナポレオン率いるフランス軍のエジプト・シリア戦役（1798〜1801年）において，同行した高名な博物学者 Geoffroy St. Hilaire が *P. bichir* を発見し，記録したとされる．戦果は散々であったエジプト遠征において，ロゼッタ・ストーンの発見とともにフランス軍最大の功績と言われているやら，いないやら…

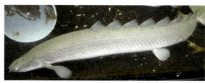

▲ *Polypterus senegalus*

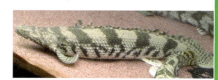

▲ *Polypterus endlicheri*

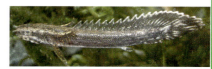

▲ *Polypterus endlicheri* の幼魚（幼魚は外鰓をもつ）

条鰭類で最初に分岐した"魚"

比較発生学的見地から研究を進めるうえで，最も重要な前提条件が生物間の系統的な関係性です．現存の生物は，今，生きているわけですから，同じ時間をかけて各系統で独自に進化しています．もちろん，個々の形質に注目すれば，祖先的な生物も派生的な生物もいて，それは多様性を理解するうえで非常に重要です．

一方，こと系統関係に限れば，よりデジタルな塩基配列の違いによって判別可能になりました．そして，生物は原理的に系統の分岐を経て多様化するため，その類縁関係において，系統分岐の順は絶対的です．例えば，いくら"魚"であっても，サメとメダカよりもメダカとヒトの方が近縁であり，メダカとシーラカンスより，シーラカンスとヒトの方が近縁なのです．かたや，ポリプテルスの系統的地位は非常にユニークで，約4億年前，四肢動物を含む肉鰭類と分かれた直後に，

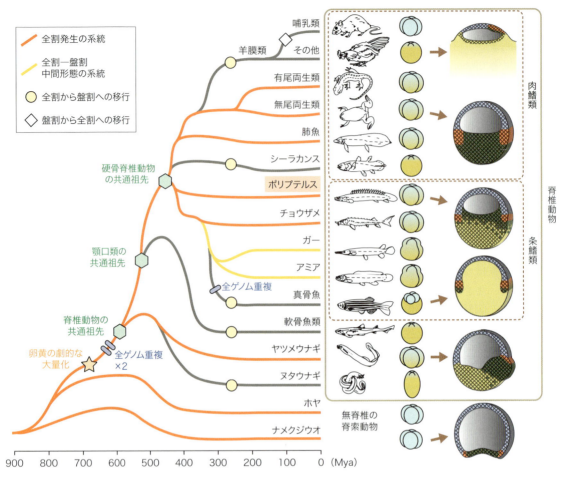

図1 脊索動物の系統樹と卵割様式（4細胞）・胚葉パターン（初期原腸胚）

4細胞の胚で，黄色は卵黄／水色は細胞質を示します．初期原腸胚で，緑色は内胚葉／赤色は中胚葉／水色は外胚葉を示し，黄色は胚体外領域を示します．Mya：million years ago. 脊索動物の一系統である脊椎動物は，2回の全ゲノム重複と卵黄の大量化を経て多様化しました．現生脊椎動物では，円口類（ヤツメウナギ，ヌタウナギ）の系統が最初に分岐し，その後，軟骨魚類が分岐し，残りは硬骨の脊椎動物です．硬骨脊椎動物（Osteichthyes, bony fishes）は条鰭類（Actinopterygii, ay-finned fishes）と肉鰭類（Sarcopterygii, lobe-finned fishes）の2系統へ分かれました．肉鰭類系統で初期に分岐したのがシーラカンスや肺魚で，その後，四肢動物が生まれました．四肢動物もbony "fishes" でlobe-finned "fishes" の一系統です．一方，条鰭類系統では最初に分岐したのがポリプテルスで，後に全ゲノム重複を経て真骨魚が生まれています．つまり，ポリプテルスと肺魚より，肺魚とヒトの方が近縁です！ポリプテルスと肺魚は似ているように見えますが，それは両者が祖先的な形態を保持していることが理由です．ポリプテルスが肉鰭類でなく条鰭類であることは非常に重要です．例えば，ポリプテルスが肺を持っていて鰾（ウキブクロ）を持っていないことから，肺がより祖先的な器官であることが明らかとなります．四肢動物の肺は真骨魚の鰾から派生したのではなく，逆で，先にポリプテルスや肺魚の持つような単純な肺（消化管の腹側へ繋がる2つに分岐した袋状の構造）を獲得し，補助的に空気呼吸をしていたが，真骨魚ではこの肺を鰾（消化管の背側へ繋がる1つの袋）へ変化させたと考えられます．一方，肉鰭類系統での陸上脊椎動物は，単純な肺を多数の肺胞から成る複雑な肺へと変えることで，効率よく空気呼吸を行えるようになりました．ポリプテルスが持つ肉鰭類と共通の特徴は全て，同様に，硬骨脊椎動物の共通祖先が持っていた特徴と考えることができます．

条鰭類の系統で分岐した "魚" です（**図1**）[3)4)]．したがって，最も近縁なモデル生物は，ゼブラフィッシュやメダカなどの真骨魚となります．

これまでのモデル生物は，肉鰭類では，両生類・鳥類・哺乳類からそれぞれ選出されていますが，条鰭類では真骨魚に限られていました．真骨魚は約27,000種に及び，96％の "魚" が真骨魚であるばかりか，脊椎動物の約半数を占めます．奇怪な深海魚達もほぼ真骨

魚ですから，いかに多様かおわかりいただけるでしょう．また重要なことに，真骨魚は系統特異的なゲノム重複を経て多様化しています．真骨魚の共通祖先は，遺伝子を2倍もっていたのです！これらの背景をかんがみるに，真骨魚は条鰭類のなかでも明らかにより派生的な形質をもつグループであると考えられます[5]．一方，ポリプテルスは条鰭類の"魚"ですが，真骨魚のようなゲノム重複もなく，肉鰭類と共通する数多くの形質（**生物のプロフィール**の**特徴**参照）を今も保持しています．これらの特徴は，すべての四肢動物と硬骨魚の共通祖先が持っていた特徴と考えられ，まさに「生きた化石」なのです．

初期発生も例外ではなく，肉鰭類の両生類や肺魚ととてもよく似ています．受精卵は直径1.4〜2 mm程度（種により異なる）の動物極側が色素に富む端黄卵で，不等全割．第一卵割は背腹軸と一致する左右相称卵割．胞胚腔や原腸を明確な腔として形成．原腸形成時には表層細胞が陥入．真骨魚のような被覆層やforerunner cellsは存在しない．神経管は神経板両端が隆起し，正中で接する神経管閉鎖によって形成．…などなど[6][7]．そのおかげで，ほぼツメガエルの実験系が流用可能です．顕微注入や in situ hybridization もツメガエルのプロトコールを多少改変して行っています．胞胚腔蓋を外植でき，ツメガエル特有の実験系であるanimal cap assay も可能です．強いて言えば，卵膜が分厚く硬く，割球の接着が緩いことに気をつけるといったところで，実験自体には特段の苦労はありませんでした．…ただ，肝心の受精卵を得るところは，いまだに自然交配に頼っており，克服できていないのが難点です．観賞魚としてはポピュラーなのですが，そもそも成熟した個体を入手することが難しい．また，さまざまなトライをしていますが，ホルモンによる産卵誘発や人工授精などの手法を確立できていません．もし，水産学的な種苗生産など御専門の方が興味をもってもらえたならば，ぜひアドバイスを頂戴したいと思います．

初期発生の多様化過程

カエルにそっくりなポリプテルスの初期発生ですが，制御する発生システムはどうでしょうか？中，内胚葉マーカー遺伝子の発現から初期三胚葉の配置を調べると，カエルとは異なり，植物極側に位置する卵黄に富んだ細胞集団（vegetal cell mass, VCM, 両生類では内胚葉に分化）が栄養性の胚体外組織として存在することがわかりました[8]．また，ヤツメウナギも全割で発生しますが，VCMは内胚葉に分化しません[8]．さらに，ポリプテルスのVegT相同遺伝子は母性に発現していませんでした[8]．これらの結果は，両生類のみが例外的に胚体外組織を形成せず，他の脊椎動物は全割／盤割に拘らず共通に胚体外組織を形成することを示しています（図1）．では，さまざまな脊椎動物がもつ多様な胚体外組織は，ポリプテルスVCM様の祖先的組織を起源として派生したのでしょうか？特に多様な胚体外組織をもつ真獣類においては，胎盤や羊膜，尿膜などが栄養外胚葉（trophectoderm）からつくられる一方，臓側内胚葉（visceral endoderm）は胚体のパターニングを制御します．臓側内胚葉だけでなく，鳥類の胚盤葉下層（hypoblast）や真骨魚の卵黄多核層（yolk syncytial layer, YSL）も中内胚葉の分化や体軸決定に重要な働きをすることが知られています．ポリプテルスのVCMもまた，細胞非自律的な中内胚葉誘導活性を持っていることが明らかとなり，これらの胚体外組織は起源を同じくする組織なのではないかと類推しています．

推測をまとめます．脊椎動物の多様化以前，共通祖先の胚はホヤやナメクジウオと同じく全割で，まず卵黄をたくさん貯めて個体発生するようになり，同時に，栄養性の胚体外組織VCMを獲得しました．VCMの領域が胚体内胚葉でなくアレンジ可能であることは，結果的に盤割化を頻発させ，脊椎動物初期発生を多様化させた要因と考えています．その後，共通祖先と同様の発生は幹系統で脈々と保持されて，現在もヤツメウナギやポリプテルスへ引き継がれています．一方で，羊膜類や真骨魚など，いくつかの系統では，その胚体外領域の一部が進化的に融合し，卵黄細胞が形成されて全割から盤割へ移行しました．卵黄細胞ができさえすれば，卵黄の増減は容易なので，盤割卵のサイズはさまざまに変更可能です．さらに，無尾両生類は胚葉形成において，植物極側で母性に VegT を発現することで，二次的に，VCMを内胚葉へ変化させました．このような推測は，既存のモデル生物に対して有効な比

較対象となる，ポリプテルスの研究なくしてならないものだと自負しています．

発生様式と分子機構の必然性

カエルとよく似た全割卵であっても，ポリプテルスの胚葉パターンやその決定機構は，カエルと大きく異なっています．では，全割による発生様式とその制御機構に必然性はないのでしょうか？例えば，現在解析を進めているポリプテルスの*siamois*関連遺伝子は，主要モデル生物ではツメガエルのゲノムにのみコードされており，体軸形成において重要な働きをする*siamois/twin*の相同遺伝子です（図2）[9]．カエルとポリプテルスのゲノムにあって他にないのならば，この遺伝子は少なくとも硬骨脊椎動物の共通祖先で獲得され，盤割の動物で失われたと考えられます．全割の動物に共通の遺伝子であり，その機能は全割に特有の現象とかかわっているかもしれません．

ちなみに，*siamois*関連遺伝子は，初期胚のトランスクリプトーム解析で見つかりました[10]．ポリプテルスの全ゲノム解読も進んでいます．これらの網羅的な解析は，その動物を用いて研究を行ううえでのインフラとして非常に重要です．ポリプテルスを実験材料として一段階上へ押し上げてくれることでしょう．現在，

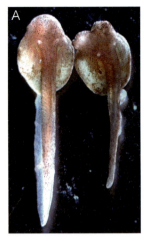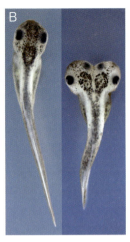

図2　異種過剰発現による二次軸誘導
ポリプテルス4細胞胚の腹側へ，ツメガエルβ-catenin mRNAを顕微注入すると二次軸が誘導されます（A右，左は未処理胚）．また，ツメガエル4細胞胚の腹側へ，ポリプテルスの*siamois*関連遺伝子 mRNAを顕微注入すると，二次軸が誘導されます（B右，左は未処理胚）．ただし，同様の操作をポリプテルス胚で行っても二次軸は誘導できません．この結果は，両者の胚でコンピテンスが異なることを示唆しています．

ゲノム情報があり顕微操作さえできれば，エンハンサー解析やゲノム編集技術をさまざまな生物で利用可能な時代となりました．ポリプテルスだけでなく，モデル/非モデルを意に介さず，面白いと思える現象を探究できればと思います．

運命！？

中学生の私は，すでに立派な熱帯魚マニアでした．じつはその頃，最もハマっていたのが，今回ご紹介のポリプテルスです．最終的にはコレクションをするように，ポリプテルスばかりを10種ほど飼育していました．どこにそんなに惹きつけられたのか，なかなか説明するのは難しいのですが，直感的に「コ，コイツはヤベー」と…．ポリプテルス・チョウザメ・ガー・アミア・肺魚，そしてシーラカンス．なぜか私を魅了する"魚"は条鰭類と肉鰭類が分岐した後，それぞれの系統の初期に分岐した生物ばかりです．（シーラカンス以外はすべて飼育経験あり）もちろん，そのような系統関係を知ったのはずっと後のことですが…．高校卒業と同時に，熱帯魚飼育も卒業した筈でした．月日は流れ，自分が何を知りたくて研究をしているのかを真面目に考えた結果，またポリプテルスを飼育することになりました．熱帯魚マニアの自分を惹きつけた魅力的な魚と，解き明かしたい現象を探究するうえで重要な実験材料．1人の人間が，全く異なる2つのアプローチから1つの動物へ辿り着くというのは，なんだか，とっても不思議です．

文献

1) Zhang J, et al：The role of maternal VegT in establishing the primary germ layers in Xenopus embryos. Cell, 94：515-524, 1998
2) Takeuchi M, et al：The genus Polypterus (bichirs): a fish group diverged at the stem of ray-finned fishes (Actinopterygii). Cold Spring Harb Protoc, 2009：pdb.emo117, 2009
3) Inoue JG, et al：Basal actinopterygian relationships: a mitogenomic perspective on the phylogeny of the "ancient fish". Mol Phylogenet Evol, 26：110-120, 2003
4) Suzuki D, et al：The mitochondrial phylogeny of an ancient lineage of ray-finned fishes (Polypteridae) with implications for the evolution of body elongation, pelvic fin loss, and craniofacial morphology in Osteichthyes. BMC Evol Biol, 10：21, 2010
5) Cooper MS & Virta VC：Evolution of gastrulation in the ray-finned (actinopterygian) fishes. J Exp Zool B Mol Dev Evol, 308：591-608, 2007
6) Takeuchi M, et al：Whole-mount in situ hybridization of bichir (Polypterus) embryos. Cold Spring Harb Protoc, 2009：pdb.prot5158, 2009
7) Takeuchi M, et al：Microinjection of bichir (Polypterus) embryos. Cold Spring Harb Protoc, 2009：pdb.prot5157, 2009
8) Takeuchi M, et al：Germ layer patterning in bichir and lamprey; an insight into its evolution in vertebrates. Dev Biol, 332：90-102, 2009
9) Hibi M, et al：Axis Formation and Its Evolution in Ray-Finned Fish. 「Reproductive and Developmental Strategies: The Continuity of Life (Diversity and Commonality in Animals)」(Kobayashi K, et al. eds) pp709-742, Springer, 2018
10) Takechi M, et al：Overview of the transcriptome profiles identified in hagfish, shark, and bichir: current issues arising from some nonmodel vertebrate taxa. J Exp Zool B Mol Dev Evol, 316：526-546, 2011

プロフィール

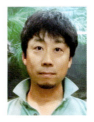

竹内雅貴
川崎医療福祉大学総合教育センター

愛知県出身．茨城大学理学部生物学科卒．卒業研究の実験材料は繊毛虫のテトラヒメナ．名古屋大学大学院理学研究科生命理学専攻博士課程前期ではメダカ．基礎生物学研究所へ移り，総合研究大学院大学生命科学研究科分子生物機構論専攻で博士（理学）の学位取得．こちらで上野直人教授指導の元，ツメガエルやゼブラフィッシュを用いて発生生物学の研究を開始する．その後，理化学研究所発生・再生科学総合研究センター（当時）研究員．ポリプテルスの研究をはじめられたのは所属グループのディレクターであった相澤慎一教授のおかげであり，たいへん感謝しております．現在，川崎医療福祉大学総合教育センター准教授．
E-mail：take@me.kawasaki-m.ac.jp

Book Information

伝わる医療の描き方

患者説明・研究発表がもっとうまくいく
メディカルイラストレーションの技術

著／原木万紀子　監／内藤宗和

好評発売中

オリジナルな研究にはオリジナルなイラストを！

研究成果を解りやすく示すため，発表にインパクトを出すために，イラストは有効なツールです．素材集に頼るのもアリですが，思い通りのものが見つからないことも．どうせなら，自作しませんか？ 必要なのは伝えたい気持ち．才能は不要です！誰でも実践可能なコツを，美術解剖学のプロが最小限の言葉で解説します．

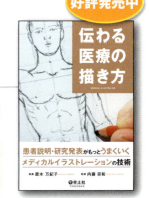

◆定価（本体3,200円＋税）　◆フルカラー　B5判　143頁　◆ISBN978-4-7581-1829-3

発行　羊土社

創薬に懸ける
日本発シーズ、咲くや？咲かざるや？

企画／松島綱治（東京大学大学院医学系研究科）

第12話　アビガン創薬物語

千里金蘭大学教授／富山大学名誉教授　**白木公康**

> **アビガンとは…**
> ファビピラビル（Favipiravir, アビガン）のインフルエンザ治療薬としての抗インフルエンザ活性と感染動物での有効性について2000年9月にトロントで開催された第40回米微生物会議（ICAAC）で発表した．現在は，新型または再興型インフルエンザウイルス感染症等を適応症としては流通していない．作用機序はRNAウイルスのRNA依存性RNA合成酵素に共通な必須部分に作用し，chain terminator（伸長阻止剤）として働く．RNA合成酵素の必須部位に作用するので，耐性ウイルスを生じない．流行のはじめから最後まで有効性が保たれる理想的な抗ウイルス薬で，ファビピラビルは米国が考えていたテロや致死性RNA感染症に対する危機管理薬である．さらに，まだ適応症ではないが，エボラ出血熱や重症熱性血小板減少症候群（SFTS）等の致死性RNAウイルス感染症にも有効性が期待できる薬剤である．

はじめに

　筆者の抗ウイルス薬の研究と開発の基礎は，水痘生ワクチンの開発者，高橋理明教授のもとで，水痘ワクチンの開発から，世界の水痘ワクチンとなるまでの過程を学んだことにはじまる．抗ヘルペス薬アシクロビル出現前には，白血病児の水痘は重症で，致死率は約30％であった．水痘ワクチンは健常児では水疱さえ出ないほど弱毒化されていたので，白血病児の水痘曝露後，水痘ワクチンが接種された．これは究極的には，「野生株による30％の死亡率か？弱毒ワクチン株でそれより低い死亡率で生存を期待するか？」という現場の医師の選択であった．水痘ワクチンを受けた白血病児はすべて水痘を発症せず，免疫を獲得して生存し，水痘ワクチン接種により免疫不全児での水痘感染の問題は起こらなくなった．水痘ワクチンを白血病児に接種した日本の現場の「侍たち」小児科医によって，今では水痘と帯状疱疹を予防する「世界の水痘ワクチン」となった．高橋教授から国内外の研究者や臨床家によるサポートや批判を含め，開発経緯を直接学ぶことができ，さらに米食品医薬品局（FDA）の査察を経験できた．このように，高橋教授の水痘ワクチンの開発を通して，国際的な薬剤を開発する段階での国内外の研究者・臨床家・行政官の理解ある支援の必要性に加え，どのようなことが必要かを学べたことは幸運であり，その後の抗ウイルス薬開発に役立った．

　1980年代，アシクロビルをわが国に導入する臨床試験のなかで，高橋教授のもと，日本の単純ヘルペスウイルスと帯状疱疹病変から水痘帯状疱疹ウイルスを約300株分離し，アシクロビル感受性を測定した．その後，日本で開発されたソリブジンについても同様な基礎的検討を行った．これは時間と労力を要した割には学術的価値は乏しかったが，わが国へのこれら薬剤の導入に有効性を確認することは必須であった．

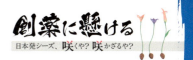

その基礎のもとで，エボラウイルス感染症等の致死性RNAウイルス感染症に使用された抗インフルエンザ薬「アビガン」と，世界初の抗ヘルペス薬「ヘリカーゼ・プライマーゼ（helicase-primase）阻害薬アメナメビル」（年間100万の帯状疱疹患者を対象として2017年9月に帯状疱疹薬として発売され，今後，アシクロビルに変わって世界の標準的抗ヘルペス薬となると思われる）の開発に関与できた．

広域抗RNAウイルス活性を示す抗インフルエンザ薬ファビピラビル（アビガン）の開発

富山医科薬科大学に赴任した後，1992年にこれまでの抗ウイルス薬研究をベースとした抗ウイルス薬の開発研究を富山化学工業から申し込まれて，当初抗ヘルペス薬の開発を進めた．われわれは抗ウイルス活性評価用の単純ヘルペスウイルスとインフルエンザウイルスの感染実験モデルをもっていて，抗ヘルペス活性の評価を行った．インフルエンザの発熱機構[1]や葛根湯の作用機序等を明らかにして，生薬からも抗ウイルス活性物質を報告した．このように薬剤の有効性を評価できる感染動物実験系をもっていたことが，抗ウイルス薬（アビガン）の開発に大きく貢献した．成田弘和博士のもとで，合成の江川裕之博士ら，ウイルスの薬理は古田要介博士，高橋和美博士が担当された．富山化学内で合成された約3万の化合物が，抗菌作用，抗ウイルス作用，抗炎症作用などの分野でスクリーニングされ，インフルエンザウイルスに対して活性を有した化合物が選択された．その周辺化合物を含め，動物センター感染実験室で，感染動物での抗インフルエンザウイルス活性，動物体内での安定性等により最適化して最終的にファビピラビル（図1）を選択した[2]～[4]．スクリーニング後の化合物の構造をはじめて見たときには，構造は単純だが，プリン類似体として（図2），RNA合成阻害による新規作用機序であると判断し，将来の世界の抗インフルエンザ薬の中心的薬剤となると考えた．そして，大学で行われた感染動物実験で有効性が確認されたときには，「これで新しい機序の抗インフルエンザ薬ができる」と思った．世界展開できる抗インフルエンザ薬にするため，国際的に通じるように

図1　インフルエンザウイルスのスクリーニングで活性を示した化合物と最適化されたファビピラビル

動物実験をすべきということに加え，以下のように対応した．有効性試験に関しては記録や資料の保存とセキュリティのため，大学にはファビピラビルの構造式さえ保管しなかった．ファビピラビルの開発では，動物での有効性について，既存の薬剤との差別化をはかり，国際的に通じる条件で実験するため，秤も新調し，飲水は大塚製薬のエンドトキシン等の検査済みの注射用蒸留水を使用するなど，トレーサビリティだけでなく，空調も含め，必要な項目はすべて実施した．また，大学の感染動物実験室はセキュリティレベルの高い施設で，外来者である富山化学の研究者と，感染実験をすることに関して，種々意見はあったが，私が責任をとるということで，富山医科薬科大学からの協力が得られた．動物実験の熟練者のみで，薬剤はマウスに1日3回，経口ゾンデで確実に投与を行い，マウスは感染による死亡以外はなく，誇れる薬理試験が完結できた．

大阪府立公衆衛生研究所，奥野良信部長から，各種インフルエンザウイルスの分離株を得て，実験室株以外の各種インフルエンザ分離株への有効性を確認した．また，抗インフルエンザ薬として，タミフルとどのような作用の差があるのか，その作用差異が動物での有効性の特徴として差別化できるかが重要な点である．マウスでの有効性を示したなかで[2]～[4]，インフルエンザ感染，特に，重症ウイルス感染に対して，タミフル

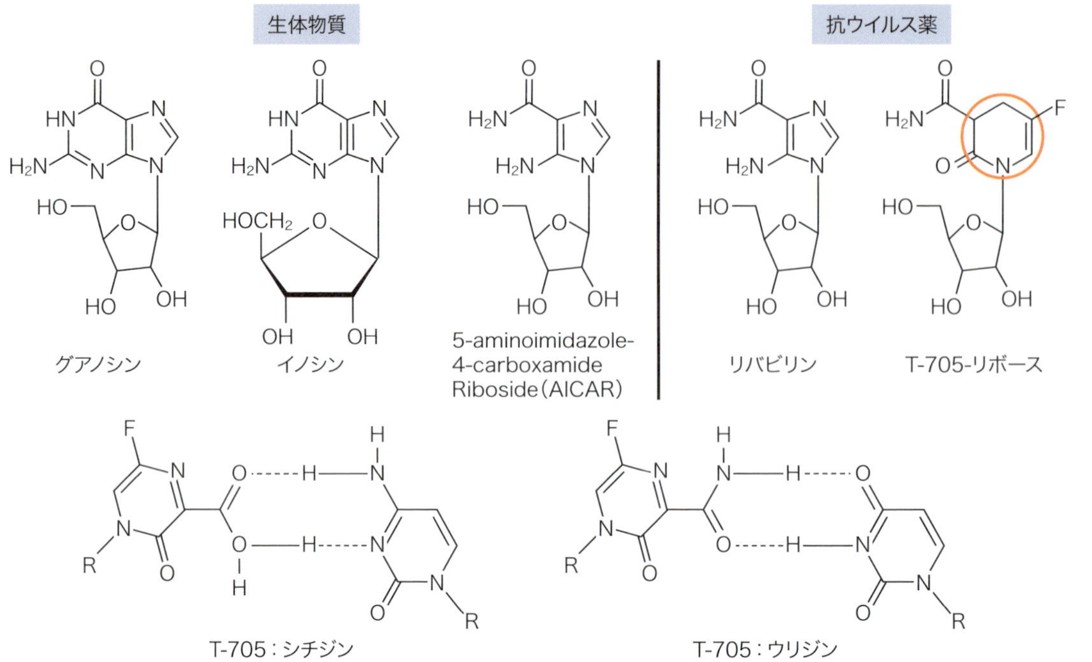

図2 ファビピラビルと生体内化合物を含む類似化合物

生体等では，アミノ酸から，AICAR（5-Aminoimidazole-4-carboxamide ribonucleoside）が合成され，続いてプリンのもととなるイノシンが合成され，RNA合成に必要なグアノシンやアデノシンが合成される．AICARとT-705とリバビリンには類似性と相違点（赤丸）があるが，T-705の構造は細胞内でプリンと認識される．そのため，ファビピラビルはATPやGTPに代わってRNAに取り込まれ，取り込まれた部位で，RNAの伸長を阻止する[18]．ファビピラビルはchain terminatorとして作用するが，類似構造を有するリバビリンはそのまま取り込まれRNAに取り込まれた後も，RNAは合成される．しかし，リバビリンを取り込んだRNAからの転写時にミスマッチを起こし，正常なタンパク質が合成されず増殖ができない．このように，リバビリンはミスマッチによる増殖不能をひきおこし，このような増殖阻害を「lethal mutagenesis」という．

に比べファビピラビルは優れた有効性をもつことを感染動物実験で確認した．すなわち，タミフル治療では8割が死亡する重症感染症でも，ファビピラビル治療では全例生存するという優れた抗ウイルス活性を示した（**図3**）．これは，タミフルはウイルス産生を抑えずに拡散を阻害する作用をもつことに対して，ファビピラビルはウイルスRNA合成を取り込まれた部位で伸長阻止し[5]，生体内での総ウイルス量（viral load）を減少させることによると考えられる．さらに，タミフル治療に比べ，肺内でのTNF-αを減少させることが肺病変の軽減につながることも示した[6]．ファビピラビルはマウスだけでなく，ヒトのインフルエンザウイルスに感受性が高いフェレットの感染実験でも有効性が確認された．この2種の動物での有効性はヒトでの有効性を示唆した．

アビガンのインフルエンザ薬としての承認からエボラウイルス感染症へ

開発の時期がタミフル発売後であったため，致死率の高い新型インフルエンザ，タミフル耐性インフルエンザ対策に適するファビピラビルの再注目までには時間がかかった．湾岸戦争での経験を踏まえて，米国防総省のBiodefence（生物テロ対策）部門が，2007年から季節性インフルエンザの臨床試験を始めた．これは，エボラウイルス等のテロ対策として米国民を守ることを目的に，インフルエンザで承認を得た薬剤を，適応外で，重症RNAウイルス感染症に使用する意図と思われた．'08年から，わが国では富士フイルムが季節性インフルエンザの治験をはじめ，'14年3月に抗インフルエンザ薬として承認された．動物での妊孕性試験の結果から，妊婦および妊娠の可能性のある婦人は

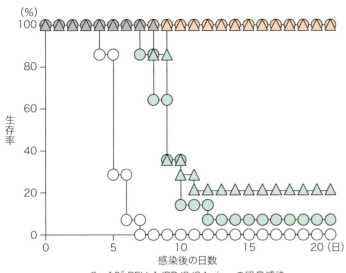

図3 ファビピラビル T-705は，高力価（重症）ウイルス感染に強い有効性を示す
軽症のインフルエンザ感染では，タミフルとファビピラビルの治療効果は同程度に有効である．図に示したように，高力価で重症感染症とすると，水投与では5日で全マウスが死亡する．タミフル治療群では2～3日の延命効果を認めるが多くは死亡する．このような重症感染下で，ファビピラビルは全マウスを生存させている．このように，ファビピラビルは高力価による重症感染に対しても，抗インフルエンザ薬としてviral loadを軽減し，全例を生存させるという十分な効果を発揮している．このような高力価感染でも有効性を示せる点が，他の致死性RNAウイルス感染症にも有効に作用すると思われる．（文献4より引用）

禁忌となった．

　ファビピラビルが抗インフルエンザ薬として承認された'14年3月には，西アフリカで致死率が高く感染力の強いエボラウイルス感染症が流行していた．英国とドイツのグループがエボラウイルス感染症マウスモデルでアビガンの有効性を示した[7,8]．動物モデルでエボラウイルス感染症に有効であり，インフルエンザ臨床試験からヒトでの使用に安全性と有効性が示されていた．したがって，ファビピラビルはエボラ出血熱患者の治療薬の最有力候補であった．そして，フランスはギニア[9]で，中国はシオラレオネ[10]で，それぞれ臨床試験を実施した．プラセボを置く臨床試験も検討されたが，倫理的観点からすべての患者を治療した．そのため，治療開始前の患者を非治療対照とする探索的試験となり，薬剤の有効性は認められたが，ランダム化比較試験でないので，エボラ出血熱に対する標準的治療という評価には至らなかった．このアビガンの開発に関しては，薬剤の開発までにかかった長い道のりなどがテレビや記事で紹介されている[11]．エボラ出血熱とアビガンに関しては，'14年秋に中国が富山化学の許諾なくファビピラビルを生産し，シオラレオネで患者に使用していた．国際的な情報の拡散スピードとその情報の意味することとしては，純粋に，エボラワクチンや抗ウイルス薬による予防や治療の面もあるが，外交・国益の面からみた各国のもつ薬剤によるアビガンの位置づけへの対応，C型肝炎ウイルスの遺伝子情報の欧州での特許裁判や，抗ヒト免疫不全ウイルス薬のジェネリック薬の特許侵害に対する先進国価格と発展途上国価格の設定という着地点等の人道や倫理観を優先した対応等の情報を提供して，富山化学・富士フイルムの方々に対応をおねがいした．さらに，アビガンの情報で富士フイルムの株価が1日で大きく変動した点で，はからずもインサイダーの意味がよく理解できた．抗ウイルス薬研究とは別世界を経験した．

　抗ウイルス薬として，非常に重要な性状「ファビピラビル耐性ウイルスが出現しないこと」をインフルエンザウイルスとポリオウイルスの実験系で確認してきた[12,13]．アビガンは耐性ウイルスを生じないという抗ウイルス薬として理想的な性状を有し，流行のはじめから終わりまで同じ有効性が保持できる特性をもつ．

アビガンは致死率の高いRNAウイルス感染症[14)15)],エボラウイルス感染症,新型インフルエンザ感染症,クリミア・コンゴ出血熱,ラッサ熱,黄熱病,リフトバレー熱,ハンタウイルス肺症候群,狂犬病[16)],マダニが媒介する重症熱性血小板減少症候群(SFTS)(わが国で臨床試験中[17)])等の致死率の高いRNAウイルス感染症モデルで有効性が確認されている.

以上のように,致死性重症RNAウイルス感染症に対する「切り札」となる危機管理の薬剤であるアビガンは'15年には台湾で備蓄が決まり,'17年3月に国内で新型インフルエンザ対策として200万人分の国内備蓄が決まった.

おわりに

アビガンのインフルエンザに対する臨床試験がはじまる頃からエボラ出血熱の治療がはじまるまで,「アビガンは毒性が強く薬として使えない」とレッテルを貼る方々がいたのは残念であったが,動物での毒性を考慮した上で米国や国内での治験許可がおり,それらの臨床試験での安全性や動物での有効性から,西アフリカでのエボラ出血熱の治療に使われ,国内ではSFTSの臨床試験が行われるようになった.特に,大学で評価されず,つらい思いをし,共同研究者らには申しわけなく残念であった.しかし,国内外で冷静に危機管理薬の「切り札」として,アビガンという薬剤の真価を判断する方々や多くのサポーターによって,アビガンを評価し育てていただけた点は救いであった.

文献

1) Kurokawa M, et al：J Med Virol, 50：152-158, 1996
2) Furuta Y, et al：Antimicrob Agents Chemother, 46：977-981, 2002
3) Furuta Y, et al：Antimicrob Agents Chemother, 49：981-986, 2005
4) Takahashi K, et al：Antivir Chem Chemother, 14：235-241, 2003
5) Sangawa H, et al：Antimicrob Agents Chemother, 57：5202-5208, 2013
6) Tanaka T, et al：Acta Virol, 61：48-55, 2017
7) Oestereich L, et al：Antiviral Res, 105：17-21, 2014
8) Smither SJ, et al：Antiviral Res, 104：153-155, 2014
9) Sissoko D, et al：Plos Medicine, in press（2016）
10) Bai CQ, et al：Clin Infect Dis, 63：1288-1294, 2016
11)「世界を救った日本の薬　画期的新薬はいかにして生まれたのか？」(塚崎朝子／著),講談社,2018年
12) Daikoku T, et al：J Microbiol Immunol Infect：10.1016/j.jmii.2017.03.004, 2017
13) Daikoku T, et al：J Pharmacol Sci, 126：281-284, 2014
14) Furuta Y, et al：Antiviral Res, 100：446-454, 2013
15) Furuta Y, et al：Antiviral Res, 82：95-102, 2009
16) Yamada K, et al：J Infect Dis, 213：1253-1261, 2016
17) Clinical study of favipiravir for patients with severe fever with thrombocytopenia syndrome, UMIN-CTR Clinical Trial, UMIN000029020, 2017
18) Jin Z, et al：Plos One, 8：e68347, 2013

profile

白木公康：大阪大学医学部を卒業し,同大学小児科と大阪市立桃山病院感染症センターで感染症の臨床を学ぶ.水痘生ワクチン開発者の大阪大学微生物研究所,高橋理明教授と突発性発疹の山西弘一教授のもとで臨床ウイルス学の基礎を学ぶ.1990年に富山医科薬科大学に赴任し,富山化学とアビガンの開発や抗ヘルペス薬アメナメビルの開発を行う.感染動物を用いてインフルエンザの発熱カスケードや葛根湯の作用機序や帯状疱疹の痛みのメカニズムを解明した.帯状疱疹疫学「宮崎スタディ」で,帯状疱疹は50歳以降増加し,50歳代女性に多いのは妊娠・出産・授乳によることを明らかにした.

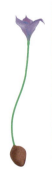

運命の分かれ道—アビガンの再評価をもたらしたエボラ出血熱

アビガンにとっての評価は,ヒトには望ましくないが,西アフリカでのエボラ出血熱の流行によってはじまった.それまで,アビガンは動物での妊孕性に問題があったが,根拠のない毒性を強調された.インフルエンザに対する効果がありながら,評価されず,感染症学会と化学療法学会の理事会の要望書にあるように,お蔵入りするかと思われた.そこに,エボラ出血熱の流行が発生し,アビガンがエボラウイルスに動物で有効であると,海外からの科学的な評価がわが国に伝えられた.その情報等と実際のエボラ出血熱の治療で,抗インフルエンザ薬に加えて,危機管理薬としても評価され,現在は,新型インフルエンザ薬としての備蓄が決まり,SFTSに対する臨床試験が行われるに至るまで,アビガンの真価が評価され,受け入れられるようになった.

各研究分野を完全網羅した最新レビュー集

実験医学増刊号

年8冊発行 [B5判]
定価（本体5,400円＋税）

Vol.36 No.10（2018年6月発行）

脂質クオリティ

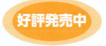

生命機能と健康を支える脂質の多様性

編集／有田　誠

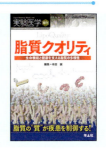

〈概論〉リポクオリティから解き明かす生命現象　　有田　誠

1章　リポクオリティ研究とは
　　　〜その生理的意義と疾患制御〜

〈1〉脂肪酸クオリティの生理的意義と疾患制御　　有田　誠
〈2〉イノシトールリン脂質におけるリン酸化クオリティ制御の病態生理学的意義　　高須賀俊輔，佐々木雄彦
〈3〉リゾリン脂質のリポクオリティ　　青木淳賢
〈4〉スフィンゴ脂質代謝と疾患制御　　木原章雄

2章　リポクオリティの違いを生み出し識別する機構

〈1〉ホスホリパーゼA₂ファミリーによるリポクオリティ制御　　村上　誠，佐藤弘泰，武富芳隆，平林哲也
〈2〉脂肪酸伸長酵素・不飽和化酵素によるリポクオリティ制御　　松坂　賢，島野　仁
〈3〉膜リン脂質生合成酵素によるリポクオリティ制御
　　―リゾリン脂質アシル転移酵素　　進藤英雄，清水孝雄
〈4〉フリッパーゼとスクランブラーゼによる細胞膜リン脂質の分布制御　　瀬川勝盛，鈴木　淳
〈5〉細胞内オルガネラ機能のリポクオリティ制御　　向井康治朗，新井洋由，田口友彦
〈6〉生体膜のリポクオリティとタンパク質ドメインによる認識　　北又　学，木田和輝，末次志郎
〈7〉脂質―イオンチャネル相互連関　　岡村康司，大澤匡範

3章　リポクオリティによる疾患制御

〈1〉リポクオリティの違いに基づくプロスタノイドのがん疾患制御　　土屋創健，杉本幸彦
〈2〉ロイコトリエン受容体の生理・病態における役割　　横溝岳彦
〈3〉スフィンゴシン1リン酸による生体機能の制御　　大日方英
〈4〉脂質を認識するC型レクチン受容体と免疫応答制御　　本園千尋

〈5〉酸化リン脂質クオリティ制御の破綻による疾患と抗がん剤治療戦略　　今井浩孝
〈6〉腸内環境のリポクオリティと疾患制御　　木村郁夫，長谷耕二
〈7〉中鎖脂肪酸による疾患の制御　　原　康洋，平野賢一
〈8〉リポクオリティを基軸としたT細胞分化システムの新展開　　遠藤裕介，中山俊憲
〈9〉脂質による皮膚バリア形成と疾患制御　　村上　誠，木原章雄
〈10〉網羅的脂質解析によるクリスタリン網膜症の病態解明　　畑　匡侑，池田華子
〈11〉メタボリックシンドロームとリポクオリティ　　菅波孝祥，田中　都，伊藤綾香，小川佳宏
〈12〉ω3系不飽和脂肪酸の心血管イベントリスク低減作用　　高島　啓，佐田政隆
〈13〉高比重リポタンパク（HDL）機能を制御するリポクオリティ　　篠原正和，平田健一
〈14〉脂肪酸バランスと疾患リスク（久山町研究）　　二宮利治
〈15〉リポクオリティに注目した臨床検査の可能性　　蔵野　信，矢冨　裕

4章　リポクオリティの分析，可視化技術とその応用

〈1〉リポクオリティの可視化と操作　　堀川　誠，瀬藤光利
〈2〉膜リン脂質クオリティの可視化　　辻　琢磨，藤本豊士
〈3〉リポクオリティ認識プローブの開発と応用　　田口友彦，小林俊彦，反町典子，仁木隆裕
〈4〉リポクオリティ変化を捉える脂質ラジカル検出プローブの開発と応用　　山田健一
〈5〉リポクオリティを識別するリピドミクス解析技術　　池田和貴，青柳良平，有田　誠
〈6〉脂質クオリティを捉える解析手法とデータベース　　津川裕司，池田和貴，有田　誠，有田正規

発行　羊土社 YODOSHA
〒101-0052　東京都千代田区神田小川町2-5-1　TEL 03(5282)1211　FAX 03(5282)1212
E-mail：eigyo@yodosha.co.jp
URL：www.yodosha.co.jp/

ご注文は最寄りの書店，または小社営業部まで

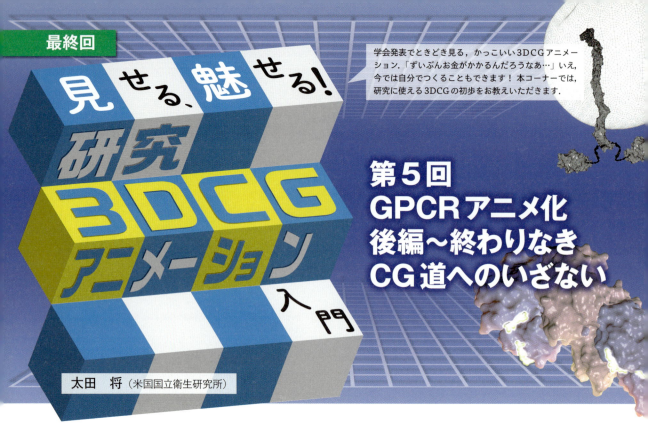

最終回
見せる、魅せる！研究3DCGアニメーション入門

第5回 GPCRアニメ化 後編〜終わりなきCG道へのいざない

太田 将（米国国立衛生研究所）

学会発表でときどき見る，かっこいい3DCGアニメーション．「ずいぶんお金がかかるんだろうなあ…」いえ，今では自分でつくることもできます！本コーナーでは，研究に使える3DCGの初歩をお教えいただきます．

　今回はGPCRシグナルカスケードのアニメーションの続きである．前回の内容では誌面とビデオチュートリアルと合わせて，GPCRのコンポーネントが脂質二重膜に結合しているシーンを作成した．大まかなシーン作成の工程を記述すると，①リン脂質の3Dモデルを用意する（TurboSquidからモデルをダウンロードしても良い），②そのリン脂質モデルを複製し，リン脂質の二重膜をモデルする，③PMV（第2回参照）を介してGPCRシグナルのコンポーネントの3Dモデルを取得し，脂質二重膜モデル上に配置する，といった流れだ．前回は少々内容を詰め込みすぎた感じもするが，全5回の連載なのでその辺りはどうかご容赦いただきたい．最終回である今回は，前回作成したシーンにアニメーション付けを行い，ファイルを書き出す方法とアニメーションをよりカッコ良くみせるための一手間—コンポジット—について述べていきたい．

 ### 急がば回れ，の書き出しのコツ

　シーンに対するアニメーション付けのやり方については，ビデオチュートリアルを参照してほしい．ここでは出来上がったアニメーションをどう出力するかという点について記述する．Cinema4D（C4D）の画像出力は，JPEG，TIFF，PNGといったメジャーな画像圧縮フォーマットはもちろん，TargaやHDRIのようなデジタル映像関連の業界でよく使用されるフォーマットもサポートしている（表）．また，動画形式ではMOVもしくは，AVIを選択することができる．多くの出力フォーマットがあるので，どのフォーマットを選択するべきか，悩んでしまいそうになるが，基本的には画像の劣化が生じるJPEGのようなものは使用せず，劣化のないTIFFかTargaを選択するのが無難だ．私も特に指定がない場合は，TargaかTIFFフォーマットの連続画像として出力している．この連続画像をパラパラ漫画の要領で，動画形式のファイルにまとめるわけだ．
　動画形式での出力は連続画像からの変換のステップをとばせるので，てっとり早いようだがあ

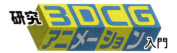

表 Cinema4Dがサポートしているファイルフォーマット

2D画像とアニメーションフォーマット	3Dフォーマット	コンポジットフォーマット
TIFF	3D Studio.3ds	After Effect（3D）
BodyPaint 3D	Alembic	Final Cut（2D，Macのみ）
Photoshop PSD	Biovision. bvh	Shake（2D）
Targa TGA	Collada.dae	Motion（3D，Macのみ）
HDRI	DEM	Nuke（2D）
DPX	DXF	Fusion（2D，Windowsのみ）
Open EXR	DWG	**2Dベクターフォーマット**
BMP	Direct 3D.x	Illustrator
PICT	FBX	ESP
IFF	IGES	
JPEG	LightWave 3D.lws.lwo	
RLA	RIB	
RPF	SketchUp.skp	
PNG	STL	
QuickTime（要インストール）	VRML2	
AVI（Windowsのみ）	Wavefront.obj	

まりオススメしない．理由は，C4Dの動画形式の書き出しでは，すべての画像の書き出しが正常に終了してから指定したディレクトリに動画ファイルが保存される．したがって，なんらかの問題が生じて，書き出しが途中で停止してしまった場合には，それまで書き出していた画像は保存されず，すべてがおじゃんになる．そして残念なことに，CG制作において何らかの問題は頻発する！　このような事態を避けるために，確実に一枚一枚書き出した画像を連続画像ファイルとしてセーブする方法をとったほうが良い．もし万一，書き出しが停止してしまっても，停止した箇所から出力を再開することができる．出力した連続画像ファイルは，別のソフトを使って，動画形式に変換する必要がある．私の場合，AE（Adobe After Effects）を使ってそれを行うが，AEがない場合には，QuickTime Pro（Macに標準搭載されているものではなく，高機能な有償版）に連続画像をインポートし，MPEG-4やH.264等で出力してもいいし，またImageJ/Fijiを使ってAVI形式として書き出すのもいいだろう．もちろん，途中で出力が停止する可能性を覚悟のうえであれば，C4Dから直接，動画形式で書き出しても構わない．

クオリティーと作業時間のトレードオフ

　出力画像の解像度は，当然，画像のクオリティーに直接影響するのだが，レンダリング時間もまた解像度に大きく左右される．迂闊に4K（4,096×2,304）などで書き出ししようものなら，たった1枚の画像をレンダリングするのに，数時間から1日近くかかるかもしれない．ただし，最近は比較的安価なGPUレンダラーも市場に出回ってきているので，お使いのPCのGPUが最低4GB以上なら高解像度レンダリングを試してみる価値はあるだろう．

　アニメーションを出力する際には，1枚の画像あたりのレンダリング時間がどれくらいになるのか考えなくてはならない．この時間はレンダリングビューアーの右側に，書き出しが終了した画像のサムネイルとともに表示される．レンダリング時間はシーンの複雑さによって大きく変動する場合があるので注意が必要だ．例えば，細胞表面にカメラが近づいていくシーンでは，カ

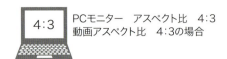

図1 動画のアスペクト比とモニターのアスペクト比

メラが近付いて行くと細胞の表面にある凸凹が段々とはっきりと見えてくるはずだ．このような場合のレンダリング時間は，カメラが細胞から遠くにあるシーンより，凸凹がはっきりわかるほどにカメラが近づいたシーンのほうが長くなる．

3DCGアニメーションでは通常1秒間に30枚の画像が再生される（30 fps）．学会のトーク等で用いられる3DCGアニメーションをおよそ1〜2分程度と考えるならば，合計で1,800〜3,600枚の画像をレンダリングする必要がある．したがって，画像1枚のレンダリング時間はできれば2分以内，長くても5分以内になるように設定するのが現実的である．仮に全長1分の動画（1,800枚）をレンダリングすることを考えると，2分／枚のペースで，作業時間は合計60時間となる．

レンダリング画像の解像度をあげるより，もっと単純で確実に動画をよく見せる方法がある．それは，動画のアスペクト比をモニターやプロジェクターのアスペクト比に一致させることだ（**図1**）．動画とモニターのアスペクト比が一致していないと，動画が変形したり，モニターの左右に余白が生じてしまったりする．使用しているモニターの規格に合わせてアスペクト比を選択すると，動画をフルスクリーンで鑑賞することができる．トークでプロジェクターを使用する場合には，モニターと同じアスペクト比のプロジェクターを使用したいところだが，実際にはトークの当日までプロジェクターのアスペクト比はわからないことが多い．ただ最近のプロジェクターはパソコンのモニターのアスペクト比に合わせて，16：9か16：10の比率が主流になってきているので，16：9で出力しておけば，大抵の場合はOKだろう．

コンポジットで動画を"化粧"する

コンポジット─聞きなれない方も多いのではないだろうか？ 映像関係の仕事に頻繁に用いられる言葉で，元々は3Dモデル化したオブジェクトと実写の背景とを重ね合わせる際，3Dモデルが背景から浮いた感じにならないように，画像の色相，彩度，明度を調節して背景にうまく馴染ませる作業のことを言っていた．現在では意味が拡張してコンポジットの際にブラーやレン

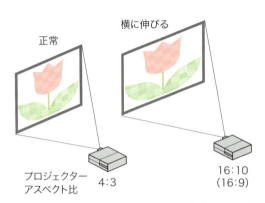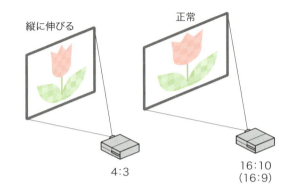

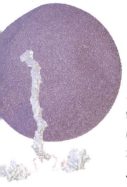
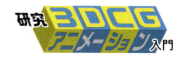

ズフレア等のさまざまなエフェクトも重ね合わせることが一般的であるため，元の画像に別の画像を追加し，合成することをコンポジットと呼ぶことが多い．元の画像はすっぴんと例えるならば，コンポジットは画像に「化粧を施す」作業だ．われわれの生命科学の研究者は映像制作が本業ではないので，C4Dで書き出した動画ファイルをそのままプレゼンに使用しても，もちろん何ら問題はない．ただもう一手間かけることでアニメーションの表現の幅はずっと広がる．

コンポジットは画像の化粧のようなものと言ったが，その作業工程も化粧に似ている（と思う）．あいにく，今日まで化粧を自身に施した経験がないのだが，私のもつ化粧のイメージとしては，まず顔全体に下地を作り，シャドウやチークなどを上から重ねていく…概ねこんな感じではないだろうか？コンポジットの作業工程でも，まずはベースとなる画像（下地）にブラーや影，スペキュラー（反射）のレイヤーを重ねて微調整したり，さらにはレンズフレアやパーティクルといった元の動画にはなかったレイヤーを追加して派手に「厚化粧」することもある．こうしたコンポジットを行ううえで，各レイヤーごとのマスク画像が必要になる．上記の例だと，ブラー，影そしてスペキュラーの各マスク画像を書き出す必要があると言うことだ．C4Dにはこうしたコンポジットに必要なマスク画像を簡単に書き出す機能が付いている．詳しい書き出し方法についてはビデオチュートリアルを参照してほしいのだが，このようにして，各エフェクトをマスク画像として管理しておけば，「反射をもっと入れればよかった」とか「影をもっと深く付ければよかった」などとレンダリング終了後に画像の不具合に気付いたとしても，AEなどのコンポジットソフトを使えば，容易に変更・修正が可能である．

レンダリングとはそもそも仮想的な三次元空間に置かれたオブジェクトの光の反射，屈折そして影などが設定されたカメラからどのように見えるかについて複雑な計算をし，その結果を二次元の画像として出力するものだ．つまり，数多くの設定を重ね合わせてレンダリング画像が出来上がるのだ．しかし，よほどの経験を積まないとすべての設定がベストな状態でレンダリングされる条件を見つけることはできない．また，多くのレンダリング条件について検討したくても，レンダリングには時間がかかるので検討できる条件の数にも限界がある．だから，コンポジットという工程が必要になってくる．特にAEのコンポジットの作業工程では，各エフェクトの効果をレイヤーごとに管理しているので，各レイヤーのパラメータ変更が元画像にどう影響するかビューアー上ですぐに確認できるので，より多くの条件をインタラクティブに検討することができる．このメリットは非常に大きい．

図2は元画像に明度，彩度そして焦点深度，光反射を調整し，背景，レンズフレア，そしてパーティクルフローを合成したコンポジット画像だ．両方を比較していただいて，一手間かける価値はあるなと思っていただければ幸いだ．

 ## おわりに～生命科学CGと業界の未来

本連載では主に，研究者である読者の方々が，学会など研究コミュニティ内での表現の幅を拡げるツールとして3DCGアニメーションの位置付けを与えていた．しかし連載も最終回を迎える今，感性に訴える3DCGアニメーションの可能性が，専門性を越えたコミュニケーションでこそ発揮されることにお気付きの読者もいるかもしれない．さいごに，その観点からの私見を述べたいと思う．

たとえば（生命科学に限った話ではないが）アウトリーチ活動は，普段，生命科学に触れる

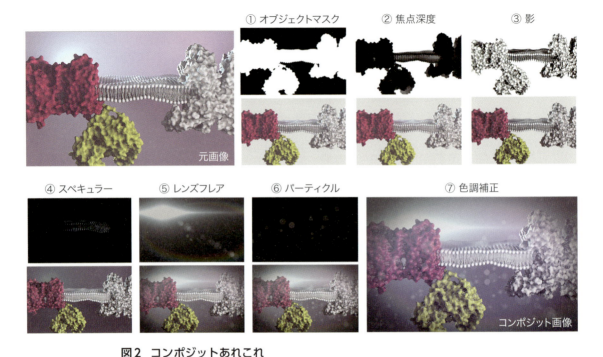

図2　コンポジットあれこれ
元画像に，①〜⑦の効果を合成したコンポジットを与えると，右下の画像となる．

機会の少ない一般市民に対して，私たちの研究への理解を働きかけるものだ．さらに，理科系離れと言われるこのご時世では，特に若年層に対するサイエンスへの興味を刺激し，理科系学術分野への進学意欲を向上させるねらいもあるだろう．これからの生命科学分野を支える人材が彼らであることを考えると，おろそかにできない側面である．

こういった若年層が「何か知りたいとき」，どういった手段をとるかご存知だろうか？書籍を買ったり，図書館で借りたりして「読んで」調べるのではない．ネットで分かりやすい解説動画を探して「観て」学ぶ機会が圧倒的に増えているのだそうだ．そういった世代に対して働きかける場合，3DCGアニメーションが非常に強い武器になることは容易に想像できる．そして，ワクワクする映像化が可能な点において，生命科学は他の自然科学の中でも一歩抜きん出ているのではないだろうか．

では，その3DCGは誰がつくるのか？本連載を読んで，自分でトライしたい気持ちになられている読者がいれば狙い通りに嬉しいことで，ぜひ最初の一歩を踏み出してほしい．一方で，どうしても時間がない，自分ではできる気がしない方もおられることだろう．ビジュアルなCG制作を誰かに委託することは考えられないだろうか？

たとえばアメリカの研究機関の多くには，メディカル・サイエンスアートを取り扱う部署があって，論文に使用する図の作成や学会案内のポスターのデザインなどを請け負ってくれる．こうした部署にはメディカルイラストレーターまたはサイエンスイラストレーターと呼ばれる人々が働いている．彼らは医学・科学の知識とアートの技術を併せ持つ職人集団だ．ほとんどは医科大学の認定プログラムを修了し，修士号，なかには博士号を取得している者もいる．アメリカでは広く認知されており，わりと高給で人気の職種らしいが，日本ではこの職業についている人

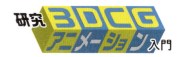

は少なく，体系だったキャリアパスもないようだ．

　少なくとも本連載に興味をもってくださった読者は，生命科学をビジュアル化することのおもしろさ，視覚から伝えることの意義深さを理解していただける方だと思う．ぜひご自身で新しいCGアニメーション作品を作って発表に活かすなり，自分で作らなくても委託して取り入れるなりして，生命科学とCGの親和性の高さと有効性を各所でアピールしていただきたい．そうしていくうち，日本でも科学とビジュアルの専門職が一般的になるかもしれない．彼らの作品が若者を刺激し，自然科学への扉を開くような正のフィードバックが生まれるかもしれない．まだまだその道は遠いと感じざるを得ないが，本連載がそのわずかなきっかけにでもなれば，望外の喜びだ．

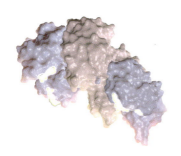

太田　将（Sho Ohta）

2006年，熊本大学医学部博士課程卒業．'07～'17年，州立ユタ大学Gary Schoenwolf研究室所属．'18年から米国国立衛生研究所（NIH），Doris Wu研究室リサーチフェロー．内耳形態形成の分子メカニズムの研究をメインに行い，その傍らで，発生現象や細胞の分子経路などを解りやすく，3DCGを使って映像化する試みを行っている．

既刊掲載一覧　研究3DCGアニメーション入門（2018年4月～8月号掲載）

- 第1回　いま，3DCGのハードルは高くない
- 第2回　動くCGは生命科学の新たなスキーム
- 第3回　動け，CG！
- 第4回　GPCRシグナル，アニメ化の巻―前編
- 第5回　GPCRアニメ化後編～終わりなきCG道へのいざない

ご愛読ありがとうございました．

チュートリアル動画のご案内

本連載で紹介しているCinema4Dについて，初学者向けのチュートリアル動画（各10分程度）を太田先生に作成いただきました！

① GPCRシグナルのキーフレームアニメーション設定
② 連続画像の出力設定
③ AEを使ったアニメーション編集とコンポジット

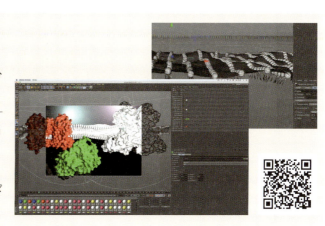

HFSPフェローシップ 獲得の方法とコツ

著／原田慶恵 先生
大阪大学（蛋白質研究所）教授．大阪大学大学院基礎工学研究科修了．工学博士．2016年より現職．HFSPフェローシップの審査員を務める．大阪大学のマスコットキャラクター「ワニ博士」が多くの人に認知され人気者になることを願っている．

受賞者コメント／山形一行 先生
千葉大学大学院薬学研究院 特任助教．筑波大学大学院 生命環境科学研究科修了，学術博士．2009年から'14年までHarvard Medical School博士研究員．'14年同志社大学特任助教を経て'17年より現職．

本記事はHFSPのウェブサイトに掲載されたコンテンツの一部を，国立研究開発法人日本医療研究開発機構国際事業部国際連携研究課の提供で掲載するものです．

HFSPフェローシップとは

HFSPフェローシップとは，若手研究者が自国外の優れたラボで研究経験を得ること（端的には「留学」）を支援するプログラムで，筆者はその2018年度審査員を務めています．HFSPフェローシップの母体であるHFSP（Human Frontier Science Program）とは，生体の複雑な機能の解明を目的とした基礎研究を支援する国際共同研究助成です．提唱国である日本をはじめとした15の国・極（日本，オーストラリア，カナダ，フランス，ドイツ，インド，イタリア，韓国，ニュージーランド，ノルウェー，シンガポール，スイス，英国，米国，EU）の共同出資により運営されています．

日本学術振興会の海外特別研究員制度（いわゆる海外学振）と比較されることも多いHFSPフェローシップですが，ここであらためて違いを強調したい点があります．それは，HFSPフェローシップは単なる留学サポートというより，受賞の色合いが強いということです．世界では，日本人が考えるより数倍も名誉ある研究助成だと認知されています．日本国内で履歴書に「さきがけ」とあればポジション獲得に有利だと言われるように，履歴書に「HFSP」の4文字があることが強みになります．将来，研究者としてラボを構え国際的に活躍したい若手がこぞって狙うトップレベルのaward．それがHFSPフェローシップなのです．

残念ながらここ数年，日本からの申請は減少傾向にあります．確かに英語での申請はなかなかハードで，採択率も高いとは言えません（年により10〜20%程度）．でも逆に，HFSPフェローシップへ申請することにデメリットやペナルティもありません．まずは挑戦してみませんか？ 本記事ではHFSPフェローシップ獲得に役立つコツを紹介しますので，お役立ていただければ幸いです．

申請資格

HFSPフェローシップに申請できるのは，博士号（PhDあるいはそれに準ずる研究博士）取得から3年以内の若手研究者に限られています．他にも細かい条件はありますが，日本国内で博士号を取得した方であればまずOKです．

申請の際の主な要件は3つです．①運営支援国→他国，あるいは非運営支援国→運営支援国の留学であること，②留学に伴い新しい研究分野へ移ること，③生体のもつ複雑な機能解明のための基礎研究であること，です．それぞれ具体的に解説していきます．

❶ 留学と申請のタイミング

上記の要件①を見ると，博士課程→ポスドク留学のタイミングで申請するもの，というイメージをもたれるかもしれません．しかし実際は，ポスドクを始めて半年以上の方の応募が多くなっています．後で詳しく解説しますが，ある程度の業績が必要であったり，留学受け入れ研究室がどれだけサポーティブかが審査基

準にあったりしますので，「応募前に留学している」方が有利です．

戦略的には，まず海外学振などの助成金を活用して留学し，翌年からHFSPフェローシップに切り替えていくような計画がよいでしょう．もちろん，助成金なしで留学し，その後HFSPフェローシップに応募できるのであればそれも結構です．審査員は「助成金がない状況で受け入れられている＝そのポスドクは受け入れ研究者から本当に評価されている」と考えます．

❷ 研究分野の変更

「研究分野の変更」はHFSPが最も重要視する要件の1つといっても過言ではありません（図1）．しかし，ただ変更すればいいというものではありません．いくらD論のテーマから180°転換していたとしても，受け入れ研究室のテーマをそのままなぞるような内容では一発退場です．まず申請者が，受け入れ研究室にはないスキルをもっていることが前提となります．そのうえで，「学ばせてもらう」姿勢ではなく，大学院で身に着けたスキルと，受け入れ研究室のスキルを融合して，1つステップアップした自分自身の新しい強みを生み

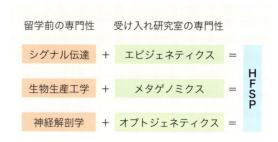

図1　研究分野の変更の例

出すようなゴールを設定します．

なお，研究分野が変わっていたとしても，過去に共同研究関係にあったり，論文共著関係にあったりする研究者を，受け入れ先に選ぶことはできません．

❸ 基礎研究

出口出口…と強調される昨今において戸惑われるかもしれませんが，HFSPは出口の見える研究を支援していません（表1）．逆に，生命の根幹に迫る研究で，まだ誰も成し遂げていないものであれば，すべからくHFSPの支援対象となります．HFSPフェローシップも，

受賞者の声

私は留学「後」に申請しました．学位取得後の時期がタイトですので気をつけなければなりませんが，私が申請した頃は4月1日以降留学の申請者はその年のHFSPフェローシップの申請をすることが可能でした．留学先のボスと積極的に申請書のやり取りができるタイミングがベストだと思います．私の場合は，留学後に指示されたプロジェクトが留学前に言われていたことと全く異なっていたこと，4月中旬から留学して申請書提出のタイミング（8〜9月）までに予備データが得られていたことから，予備データがない状態で書くよりも非常に書きやすい状態でした．さらにボスから申請書の草稿の添削を積極的に受けられる状態でしたので，非常にラッキーだったように思います．

正確には，私は留学「前」にも申請しようとしました．しかし，その際にボスに言われていたざっくりとしたプロジェクトだけでは，HFSPフェローシップに応募できるだけのストーリーをふくらませることが困難でした．私の経験では，ラボに漂っている雰囲気，出そうなデータなどが見えてくる留学後の申請をオススメしたいです．

私が考える良いタイムスケジュールは以下になります．
1) 留学前に留学前のラボで良いJournalにPublishすること
2) 学位取得後2年以内のうちに4月1日以降に留学すること，かつ翌4月1日までに学位取得後3年以内であること（Fellowship開始の条件が学位取得後「満3年以内」という条件が当時あったためです）
3) 実験を進めて研究申請書の種を作ったうえで，ボス，同僚に校正してもらいながらより良い申請書を完成させること

ただし，HFSPフェローシップの応募資格やルールは頻繁に変わります．ぜひ，HFSP (http://www.hfsp.org/) やAMED (https://www.amed.go.jp/program/list/03/01/010.html) のサイトをチェックして，最新の情報をフォローアップしてください．

表1　HFSPの支援しない研究（例）

ルーチンのプロジェクト
応用研究
臨床研究・創薬研究
環境研究
生態系の研究
観察研究
営利目的

そのポリシーから外れることはありません．誰もが重要と認識しているクエスチョン，あるいは分野の今後の発展を妨げる障壁，にあえて挑戦する課題は奨励されるでしょう．誰もできなかったことを達成するためには，当然これまでとは異なる技術やアプローチが必要となり，新しい方法論の確立には学際研究（分野の変更・融合）が必要，というのがHFSPの理念です．

＋α：生命科学分野外からの応募は特に狙いめ

HFSPフェローシップは＜長期フェローシップ（LTF）＞と＜学際的フェローシップ（CDF）＞の2つに分かれています．申請書類は共通ですが審査は別です．簡単に説明すると，LTFは生命科学分野の博士号取得者向け，CDFは分野外の博士号取得者向けです．実はCDFの方が申請数も少なく，生命科学の知識や経験が少ない申請者によって作成された申請書であるため，総じて点数が低めになる傾向があります．ハイレベルな申請がしのぎを削るHFSPフェローシップですが，ボーダーが下がる分CDFの方が通りやすいのです．化学や計算科学などの分野で博士号を取得し，生命科学に興味のある方は，特に積極的に申請いただくとよいでしょう．

HFSPフェローシップのその他のメリット

最初に述べた強み以外にも，HFSPフェローシップ受賞者には様々なメリットが知られています．

メリット1

助成期間が3年で，家族手当もあること．これは日本国内の他の留学助成と比較してめずらしいと思います．

メリット2

受賞者ミーティングがあること．人脈作りの場として高い満足度が報告されています．

メリット3

HFSPにはフェローシップ以外にも，CDA（Career Development Award；独立を支援）とグラント（3年間で1億円を超える研究費）があります．このCDAはなんとフェローシップ受賞者しか申請できません．また，グラントの申請には国際共同研究（3〜4人のチーム）が必須なのですが，ここにはフェローシップで培った人脈が活きてきます．

メリット4

HFSPフェローシップは留学の安全装置として機能します．どうせ留学するならハーバード大のようなビッグラボに行きたい！という方も多いと思います．ですが，そうしたビッグラボは入ってびっくり．同じテーマを数人のポスドクで競わされたり，歯車のように働かされてデータが出るまで声もかけてもらえなかったり，というようなことも間々あるようです．その点，天下に轟くビッグラボでも，HFSPフェローシップを受賞できるくらいのコミュニケーションを事前にとれれば，無下に扱われる可能性は低いと言えます．

受賞者の声

私の留学先はHarvard Medical Schoolでしたが，外部から留学資金をもってくることが強く推奨されております．逆に言うと，少なくとも私が留学していたラボは「金の切れ目が縁の切れ目」でした．外部からお金をとってくる（こようとする）ことに関して，ボスもFacultyも積極的でした．現在，世界的に研究費が圧迫されている状況ですから，外部資金を持参することが留学の条件になるケースも見聞しています．ですから，留学先が決まったら積極的に外部資金を調達することが必須になると思います．逆に外部資金獲得の有形無形の助力は得られやすい雰囲気なのではないかと思います．ぜひ積極的に協力を求めていってください．

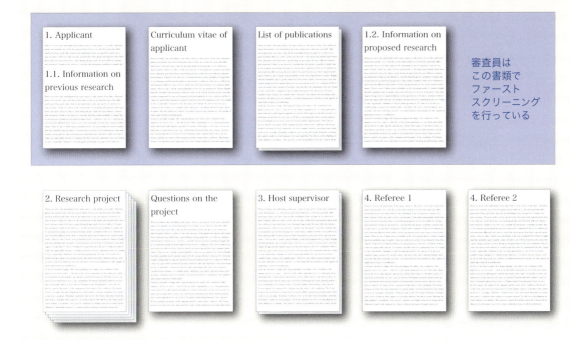

図2　申請書の概要

よい受け入れ研究室を探すことが第一歩

　ここまでHFSPフェローシップの概要を紹介してきましたが，もし「申請しよう！」と覚悟を決めたらどうすればいいか．それは，海外の学会に積極的に参加しておもしろい研究室（研究者）を探すことが第一歩です．

　筆者としては，独立1〜2年目の，テーマが魅力的で，ラボメンバーを大切にしてくれそうな研究者を探すことをおすすめします．もちろん，安定感ではビッグラボに敵いませんし，実際の申請はビッグラボが多いです．ですがHFSPフェローシップの審査員は，ビッグラボを選ぶなんて安直すぎると内心思っており，審査基準にも「新進気鋭の研究室を重んじる」むねが明記されています（後述）．

応募の時期と流れ

　受け入れラボが見つかったらいざ申請です．HFSPフェローシップの審査は書類だけの1本勝負です．面接はありません．2018年は7月上旬に申請書配布開始，8月9日に受付開始，8月23日に申請〆切となり，年末にかけて書類審査が行われます．年明けに審査員による合議審査が行われ，結果が出るのは3月です．

受賞者の声

　私は結果的にビッグラボに留学しました．その経緯というのが，留学希望のいくつかの候補を留学中の先輩に相談したところ，そのなかでは先輩の所属していたラボが一番高評価だった，ということで決めました．留学中の先輩の口添えもあり，ビッグラボに入り込むことができた次第です．

　ラボを決めるに当たり，私はコネクションが非常に大事であると考えております．ただし，それは日本で言うところの「強いコネクション」ではなく，例えば「希望のラボに友人・先輩・知り合いがいる（私のケース）」「学会で話したことがある」などのコネクションが重要だと思います．

表2　HFSPフェローシップの審査基準

申請者について
研究能力と将来性（これまでと現在のキャリア段階や研究分野での相対的位置から判断）
リーダーシップ（モチベーション，目標，業績から判断）
研究テーマについて
伸びしろ（研究提案の科学的独創性と革新性から判断）
申請者自身の貢献度
それまでの研究からのスムーズな飛躍
受け入れ研究室と研究環境について
受け入れ研究者とその研究環境の質
施設や共同研究者へのアクセス
受け入れ研究者の業績（現在のキャリア段階での相対的位置から判断）

申請書の概要

HFSPフェローシップの申請書は以下のパーツからなります（**図2**）.

1. Applicant ……………申請者と受け入れ先の情報

1.1. Information on previous research
………………………………………留学前の研究の概要

Curriculum vitae of applicant
…………………………………博士号の取得状況など

List of publications ………………その名のとおり

1.2. Information on proposed research
……………………助成を受けたい研究テーマの概要

2. Research project
…… 助成を受けたい研究テーマについて詳しく記載

Questions on the project
………………………研究者としてのビジョンを記載

3. Host supervisor
……………………………受け入れ研究室の推薦状

4. Referee ………指導教官＋分野の研究者の推薦状

申請「書」と言いつつ，実際はHFSPのシステムにログインし，必要項目を埋めていく形式です．まずは気軽にログインしてみていただけば，雰囲気がつかめると思います．

実は，審査員は1. Applicant～1.2. Information on proposed researchまでの内容で，その申請書が熟慮に値するかスクリーニングすることを求められています．はじめの一歩でつまづかないために，**表2**のような審査基準に対応した記述を確実にすることが大切です．

それでは，ここからは申請書の各パーツを詳しくみていきましょう．なお，ここで紹介する申請書は2018年度助成のもので，2019年度助成では一部変更の可能性もあります．数年前に申請書のフォーマットが変わり，詳細なガイドライン（Instructions for applicants）が公開されています．ご興味の方は精読をおすすめします．システムへの登録は必ずしも申請書に記載の順番どおりではありませんので，ご注意ください．

続き（全文）は HFSP のウェブサイト（https://www.amed.go.jp/program/list/03/01/010.html）でご覧いただけます．
申請書のパーツ1つひとつについて詳細なアドバイスがありますので，ぜひお役立てください！

ベストな留学へ，経験者がノウハウを伝授！

研究留学のすゝめ！
渡航前の準備から留学後のキャリアまで

好評発売中

編集／UJA（海外日本人研究者ネットワーク）
編集協力／カガクシャ・ネット

◆定価（本体 3,500 円＋税）　◆1 色刷り　◆A5 判　◆302 頁
◆ISBN978-4-7581-2074-6

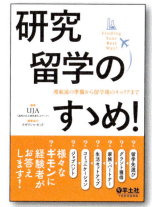

？？ 留学のギモン，経験者がお答えします！！

目 次

《イントロダクション》
第0章　あなたにとって必要な留学情報は何でしょうか？

《留学準備 編》
第1章　メリットとデメリットを知り目標を定める　←［留学する？しない？ はココ！］
第2章　留学の壁と向き合い，決断をする
第3章　自分と向き合い，留学先を選ぶ
第4章　留学助成金を獲得する　←［グラントの獲得？ はココ！］
第5章　オファーを勝ち取る①　〜留学希望ラボへのコンタクト，アプリケーションレター
第6章　オファーを勝ち取る②　〜CV, 推薦書, インタビュー

《留学開始〜留学中 編》
第7章　生活をセットアップする　←［生活のセットアップ？ はココ！］

第8章　人間関係を構築する①　〜ラボでの人間関係　←［コミュニケーション？ はココ！］
第9章　人間関係を構築する②　〜日常生活における人間関係
第10章　2-Body Problem を乗り越える

《留学後期〜終了 編》
第11章　留学後のキャリアを考える
第12章　留学後のジョブハント①　〜アカデミアポジション獲得術＜国内編＞　←［ジョブハント？ はココ！］
第13章　留学後のジョブハント②　〜アカデミアポジション獲得術＜海外編＞
第14章　留学後のジョブハント③　〜企業就職術

《外伝》
第15章　大学院留学のすゝめ

《付録》
世界各地の日本人研究者コミュニティ

［留学先のコミュニティをチェック］

山中伸弥先生（京都大学iPS細胞研究所 所長）をはじめ，留学を経験された先輩方の体験記も収録！

✈ **本書を持って世界に飛び立ち，研究者として大きく羽ばたこう！**

発行　 羊土社　〒101-0052　東京都千代田区神田小川町2-5-1　TEL 03(5282)1211　FAX 03(5282)1212
E-mail：eigyo@yodosha.co.jp
URL：www.yodosha.co.jp/

ご注文は最寄りの書店，または小社営業部まで

Lab Report ラボレポート

海外ラボ 独立編

ダラスでの研究室立ち上げ

Department of Psychiatry, Department of Neuroscience,
University of Texas Southwestern Medical Center

北村貴司（Takashi Kitamura）

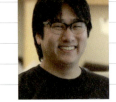

本コーナーでは，実際に海外でラボをもたれた研究者により，ラボ設立までの経緯や苦労，アドバイス，また独立後の運営のコツなどを紹介していただきます．

2017年5月からテキサス大学サウスウエスタン医学センター（University of Texas Southwestern Medical Center, UT Southwestern）の精神神経部門にアシスタントプロフェッサーとして赴任して，おおよそ11カ月が過ぎました．UT Southwesternは，医学教育と医学研究を推進するため，テキサス州ダラス市に1943年に創設された，アメリカでも最も大きな規模の医学研究教育機関の一つです．2018年は，創立75年記念のため，ダラス市中にUT Southwesternカラーの青色ののぼり旗が見られ（**写真1**），旗を見るたびに，この大学で研究をスタートできたことをたいへん嬉しく思えます．本稿では，「海外ラボ独立編」の趣旨に沿うよう，アメリカでの独立のきっかけや，その過程，苦労話などを交えながら，最近のアメリカでみた若手研究者の独立事情について感じたことを述べたいと思います．

ポスドク時代

私は2011年4月からマサチューセッツ工科大学（MIT）の利根川進先生の研究室にて，アメリカでのポスドクトレーニングを開始しました．MITでの最初の論文がアクセプトされたのが'13年12月でしたが，その当時はまだアメリカに残って研究をするということはあまり考えておらず，いつ帰国しようかなあと考えていました．しかし，機会は次の年の'14年夏ごろに

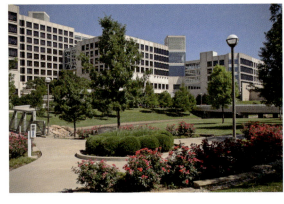
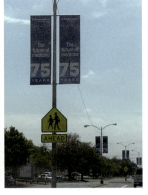

写真1　研究室周辺の景観
左）研究施設（北キャンパス）の外観．右）ダラス市内でみられる75周年ののぼり旗．

訪れました．研究成果を出した研究室の同僚ポスドク達が，なにやらラボ外でひそかに活動していたり，大学内のPIと相談ごとをしていたり，互いに情報交換したり，どこかへトークにいったりしはじめました．どうやら就職活動前に学会や他の大学で売り込みをしているとのことでした．興味が出てきたのでさらに詳細を聞いてみると，もしかしたら，もう少し頑張れば私もアメリカで就職活動が可能かもしれないと思えてきました．なにより，同僚ポスドク達の経験談や将来の野望話は私にとって非常に刺激的だったのが大きな動機となったと思えます．彼らに続き，僕もぜひチャレンジしたいと思い，次の年の'15年秋のジョブマーケットに出られるように準備しようと決意したのが2015年2月ごろでした．

ジョブマーケット

'15年9月までに何とかもう1つ仕事を完成させることができ，その結果，メンターである利根川先生からもたいへん力強い推薦書を書いていただき，そして10

研究施設 & 研究室データ

University of Texas Southwestern Medical Center

アメリカ合衆国
テキサス州ダラス

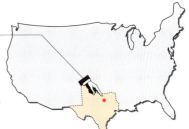

■ 施設の規模
学生数：3,700人，職員数：14,400人，ラボの数：200強
■ 最近話題になったこと
6人のノーベル賞受賞者を輩出．22人のNational Academy of Sciencesメンバー，17人のNational Academy of Medicineメンバー，14人のHoward Hughes Medical Institute Investigatorsを含む．2017年には，革新的研究を生み出す研究機関として世界第5位にランクされました（Nature誌調べ）．TOYOTAのダラスへの移転に伴い，去年，日本食を扱うミツワマーケットがオープンしましたので，食事の面でとても便利です．
■ ホームページ　http://www.utsouthwestern.edu/

Circuit Genetics and Physiology／Kitamura Lab, Ogawa Lab and Yamamoto Lab

■ 研究分野
神経科学，記憶学習，マウス
■ 構成人員
PI：3人（筆者を含む），ポスドク：5人，PhD大学院生：1人，の合計9人
■ 最近の研究成果
1) Kitamura T, et al：Science, 356：73-78, 2017
2) Kitamura T, et al：Neuron, 87：1317-1331, 2015
3) Kitamura T, et al：Science, 343：896-901, 2014
■ ラボの研究費の出所
The Endowed Scholars Programs in Medical Science, USA
Faculty Science and Technology Acquisition and Retention (STARs) Program, USA
HFSP Young Investigator Research Grant Award, France
NARSAD Young Investigator Grant Award, Brain & Behavior Research Foundation, USA
■ ホームページ　http://profiles.utsouthwestern.edu/profile/168331/takashi-kitamura.html

著者経歴
国内の出身ラボ：九州大学（杉山博之先生），富山大学（井ノ口馨先生）
留学，ポスドク先：マサチューセッツ工科大学，ピカワー学習記憶研究所（利根川進先生）

月に約30カ所のポジションに書類を送付しました．推薦者の先生方には各大学へ推薦書を送付していただかないといけなく，手紙や評価書を書いていただいた，井ノ口馨先生（富山大学），杉山博之先生（九州大学），Fred Gage先生（ソーク研究所），Paul Frankland先生（トロント大学），利根川進先生（MIT）には本当に頭が上がりません．書類形式は各大学で少しずつ異なりますが，おおよそ，カバーレター，履歴書，過去の研究（半〜1ページ），今後の研究（2〜3ページ，意外と短い），教育方針，Contributions to Diversityなどがありました．8カ所の大学とスカイプ面接を行い，その後，5カ所でキャンパスインタビューを行い，何度もキャンパス訪問をくり返し採用条件等を書面にして何度も書き直しながら議論して，最終的に，最も僕の希望に沿うUT Southwesternで研究を開始することでサインしたのが2016年7月でした．他の方と比べ僕は決断に時間がかかったほうかと思います．決断には，スタートアップの金額やラボスペース，人材など，考えないといけない要素はいろいろありましたが，特に，大学選びの際に，UT Southwesternで大成功を収められた柳沢正史先生（現在，筑波大学 国際統合睡眠医科学研究機構 機構長）からの"アメリカで独立するならUT Southwesternで頑張れ！"というアドバイスに大きな後押しをいただき，とてもよい影響を受けたと思っています．

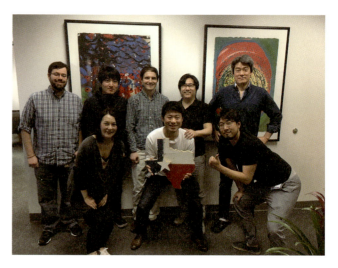

写真2　チームメンバーと
後列右から2番目の黒いシャツの男性が筆者．

研究室開始

いざ自分の研究室をはじめるぞと覚悟が決まるとたんに不安が出てきました．MIT出発数カ月前に，いろいろな物品の品番確認や大型機器の購入準備などをはじめました．またアメリカでは研究室開始の最初の1〜2年間は新規PI用のプライベート基金にいろいろと応募することができるらしいぞと聞いたので，僕が何を応募できるかをMITにいる間に，MITの先輩PIにいろいろアドバイスをいただきました．UT Southwesternに来てから最初の半年は，グラント書き，機器の購入，大学への実験計画の申請・承認，人材集めなどで，あっという間でした．その後も，申請書作成や学内政治などで，自分自身でする実験の時間がなかなか確保できない状況が続いています．大学院生やポスドクのときは，本当に集中して実験をする環境を提供していただいていたんだなあと，今になってやっと気づき，これまでのメンターの先生方に改めて感謝しています．また，UT Southwesternに来て独立したと思っていたわけですが，実はそうでもなく，プライベート基金に応募する際には，いつもメンターの先生方の推薦書を要求されるので，結局，本当の意味でまだ一人前とは認めていただいていないのだなあと個人的には思っております．

おわりに

正直，アメリカに来た当初は，まさかダラスで研究室を運営することになろうとは全く想像もしていませんでした．上にも書きましたが，自分のめざすところ，自分の性格に合うやり方，そして周りの環境との複合作用によって，数年先の自分の未来がぜんぜん違うものになるということがわかりました．僕の経験が，皆様の何かの参考になりましたら幸いです．(Takashi.Kitamura@UTSouthwestern.edu)

Opinion 研究の現場から

本コーナーでは，研究生活と社会に関する意見や問題提起を，現在の研究現場からの生の声としてお届けします．過去掲載分は右のQRコードからウェブでご覧いただけます→

第98回 "出会い"目的の学会参加

街コン，相席居酒屋…と男女の出会いの場を提供するサービスが世間を賑わせている．こうしたサービスはある一定のニーズを獲得しているようで，世間では連日何かしらの出会いの場が創出されているようである．そして，研究者たちの"出会い"を提供するのが，学会であったり各種セミナーであったりする．学会に参加することは重要であるとわかっていても気が進まない，特に知り合いのいない学会には参加したくない，そんな声もよく聞く．それは楽しむべき学会の出会いを，狭く捉えているからではないだろうか．今回はそんな方々に向けて，私なりの学会の楽しみ方をご紹介したいと思う．

学会とは実に出会いにあふれた場である．論文にも載っていない最先端の研究との出会い．全く異なる考え・意見への出会い．そして切磋琢磨し合える仲間との出会いである．こうしたメリットをわかってはいるが，それでも学会参加に気が進まないという人も多いのではないか．発表準備や会期中にはどうしても時間がとられるし，知り合いのいない学会は不安だという声もよく聞く．また学会発表がトラウマだという人もいるかもしれない．

私の学会デビューは非常に苦いものであり，ある意味トラウマでもあるが，最近では学会参加を楽しめるようになった．そこでここからは，学会を楽しむために私が意識している出会いについてご紹介しよう．まず，「人との出会い」である．特にわれわれ若手に対して聴衆の大部分の方は優しいと理解することである．私の初学会でも，審査員，聴衆の方々からさまざまな前向きなご助言を賜った．そして自分では見落としていた必須のデータにも気づかされた．コンペティターもいるかとは思うが，周りは敵ばかりではなく，重要な知見を与えてくれる味方も数多くいる．また，研究室に籠っていると，同じような実験のくり返しで，気づかないうちにぬるま湯に浸かってしまっていることがよくある．学会会場で出会う同世代の人たちは，自分の研究姿勢を見直し，活力をみなぎらせてくれる源になる．

もう1つは，「食との出会い」である．会場周辺で美味しいお店を何件かピックアップしておくことをオススメする．開催地の美味しいものを食べる楽しみはモチベーションを高めてくれること間違いなしである．また，学会には飲み会がつきものであるが，こうして調べておくと2次会のお店選びでスムーズに会場選定ができる．私の場合は遠足のしおりを自作して持参している．もし学会で私に出会ったらぜひ声をかけてほしい．ネットで検索する手間くらいは省けると思う．

また，知り合いがいないから学会参加へ腰が上がらないという場合，これに関しては，われわれ若手の会が役に立てると自負している．生物物理若手の会を含め，それぞれの若手の会はさまざまな学会で活動しており，若手研究者の交流の場を設けている．そのため，若手の会のイベントには志を同じくする，つまり健全な意味での出会い目的の人，がうじゃうじゃいるのである．私も若手の会運営の生物物理夏の学校に初参加した際には，知り合いが1人もいない状況であったが，そこでさまざまな人たちと出会い，現在では生物物理若手の会スタッフとして活動するようになった．そしてそこで出会った方々とは今でも定期的に交流し刺激を受けている．

先生たちはよく「学会は同窓会だ」というが，われわれ学生や若手研究者にとって周りは見知らぬ人ばかりである．しかし，だからこそ，より出会いにあふれていると言えるのではないか．きっと何度も参加するうち，同窓会としての楽しみも生まれてくるのだろう．ぜひ怖がらずに学会，そして若手の会活動に足を運んでみて欲しい．

丸山慎太郎
（生物物理若手の会）

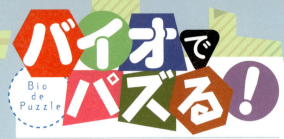

第13問 同じ形に分けよう 難

Profile 山田力志（アソビディア）

2006年，京都大学大学院理学研究科修了（博士），'09年，名古屋大学大学院理学研究科助教，'12年，同特任助教，'14年に研究の道を離れ，パズル・トリックアートを中心にしたデザイン集団"ASOBIDEA（アソビディア）"を設立．「面白いをカタチに．」を合言葉に，イベントの実施や広告の制作などを行っている．三重県在住．
ウェブサイト：lixy.jp（個人），asobidea.co.jp（アソビディア）

本コーナーでは，バイオにからめた頭を柔らかくするパズルを毎回一題，出題します．実験の待ち時間などスキマ時間にチャレンジ！　解けたらプレゼントにもぜひ応募してみてください．

問題にチャレンジ！ 下の葉っぱのような図形を点線に沿って分割し，5つの同じ図形をつくってください．裏がえして重なる形も同形とみなします．

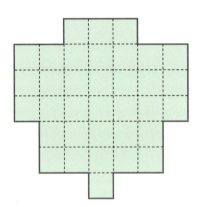

単位正方形の一辺を1として，切断線の長さの合計を答えてください．

例　左の図形を四分割する場合

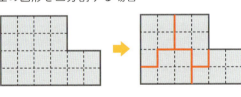

切断線（——）の長さの合計
　　　　＝10

早いもので，今回で連載開始から一年が経ちました．当初目指した「生物とパズルの世界の融合」がどれくらい達成できているのか，毎号，手探りしながらの連載ですが，皆さんからの解答が寄せられるのを楽しみにしています．そんな中，編集部から聞いたところによると，「毎月簡単に解けるので，難しい問題の出題をお願いします」という読者の声があるとか．その挑戦受けて立たない訳にはいきません．というわけで，今月は図形パズルから，少し難しめの問題をご用意しました．じっくり考えてみてください．

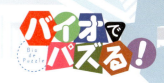

前回のこたえ

　先月のチャレンジ問題「バラバラ漢字」の答えはこちら．バラバラのピースを正方形2つにうまく並べると，「結」と「合」の2文字が現れます．それらを組み合わせて『結合』が答えとなります．大きいピースからピースの接続部分を気にしながら順番に入れて行くと，スムーズに答えにたどり着いたかと思います．

　先月号の特集テーマ「抗体医薬品」は，がん細胞などの細胞表面タンパク質を抗原として認識し，結合する抗体を主成分とした医薬品とのこと．その元となった"免疫"という仕組みは非常に複雑で，奥深い世界です．僕の学部生時代，免疫の講義を担当されていたのは，樹状細胞研究の第一人者，稲葉カヨさんでした．先生のご都合で

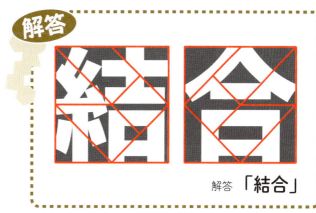

解答「結合」

2コマ連続，3コマ連続という事がよくあったのですが…免疫の話に出てくる沢山の役者とそれらが絡み合う複雑な機構，薄暗い部屋の中で淡々と，大量のスライドでそうした内容が展開された結果，毎回，僕の脳はノックダウンされてしまったという恥ずかしい思い出があります．ただ，免疫関連で，唯一しっかり頭に残っているのは，利根川進さんがノーベル賞を受賞するきっかけにもなった，抗体の多様性を生み出すメカニズムです．遺伝子再構成の様子が，ちょっとパズルっぽく感じたのかもしれません．

　学生時代のお恥ずかしい話はさておき，また来月．次回は易しめに，読者にも優しいパズルをお届けします．

パズルに解答してプレゼントをもらおう

◆ **正解者プレゼント**
　正解された方の中から抽選で，単行本『**研究留学のすゝめ！**』と小社オリジナルマスコット**ひつじ社員（仮）**をセットで**1名様**にお送りします．

◆ **応募方法**
　下記のいずれかの方法でご応募ください．ご応募期限は次号の発行までとなります．

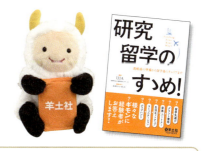

①**実験医学online**からご応募
小誌ウェブサイト**実験医学**online（www.yodosha.co.jp/jikkenigaku/）にある「**バイオでパズる**」のページからご回答いただけます．
※ご応募には羊土社会員への登録が必要となります．

② **Twitter** または **Facebook** からご応募
Twitterは「@Yodosha_EM」，Facebookは「@jikkenigaku」よりご応募いただけます．
詳しくは，いずれかの実験医学アカウントをご覧ください．

※プレゼント当選者の発表はプレゼントの発送をもって代えさせていただきます．

編集日誌

実験医学

「実験医学」を編集していると、科学のことや本のことなど興味深い話題に数多く接します。本コーナーでは、編集部員が日々の活動の中で感じたこと、面白かったことをご紹介いたします。ぜひお付き合いいただけましたら幸いです。

編集部より

📖 各所でデジタル化は進んでいますが、仕事柄、ペンで手紙に挨拶を書き添える機会が多いです。その際に万年筆を使っていますが、私が使っている万年筆は見た目のかっこよさで選んだものであり、残念なことに万年筆特有のヌラヌラとした書き味がなく、カリカリと鉛筆のように硬いものでした。このため筆圧を上げないと書きづらく、一筆書きを連続で行うときは肩が重くなることがあり、見た目で選んだのはやっぱり失敗だなと思っておりました。しかし愛着があるため、なんとか使い勝手の良くなる方法がないか探していたところ、ペン先をラッピングフィルムで削って紙との接触を変える調整法を見つけました。これだ！と思い早速ラッピングフィルムを購入して、普段の持ち方をして万年筆のペン先を数回削ってみると…あら不思議！これまでカリカリ感があったペン先が力を抜いても紙の上で滑るようになりました。

万年筆ファンに向けた書籍は結構多く、凝る人はインクフローの調整や、複数のインクを混ぜ合わせて好きな色のインクを作ったりして、自分好みのカスタマイズを長く楽しめるとか。年々書き物をする回数は減っているように感じますが、アナログ道具の楽しく奥深い世界の入り口に立ってしまったような気がします。（藤）

📖 スウェーデンに留学中の友人に誘われ、生まれてはじめて海外旅行というものをすることになりました。ヨーロッパの中では比較的日本から近いとはいえ、はじめての海外としては若干ハードルが高い気もしましたが、これも何かの縁と思い、清水の舞台から飛び降りる覚悟で（大袈裟？）決断した次第です。

パスポートの取得をはじめ、準備段階からすべてが私には未知の領域であり、インターネットで得た情報と現地の友人のアドバイスをもとに何とか準備を進めてきました。ネット上には旅行記もたくさんあり、空港での乗り継ぎのしかたを写真とともに説明してあるサイトまであって心強い限りです。

英語が…飛行機が…といった不安要素を理由に今まで日本から出たことがなかったのですが、一度行ったら案外はまってしまうのではないかと予感しています。すでに、まだ行ってもいないのに、他国への飛行機を検索して妄想したりしていますので（笑）。

本号が皆様のお手元に届くころにはすでに日本に戻り、何事もなかったかのように日々の仕事に勤しんでいるはずです。3泊5日という短い初体験ではありますが、帰国後の私の心境やいかに…．（岩）

📖 ちょうど梅雨がはじまる頃、鮮やかな色と味のある風合いが特徴の琉球ガラスで作られたおしゃれな蚊取り線香の容器をいただきました。大学に入り下宿するようになってから、これまでずっと室内で火を扱うのを避け、電気タイプのものを使用していましたが、久しぶりにあのぐるぐるの蚊取り線香を使ってみました。

なんとなく煙たくてあまり良いイメージをもっていませんでしたが、使ってみるととても心地よい薫りで、さらにふいに小学生の夏休みの実家でのとあるシーンがその時の感情とともに蘇り、温かい気持ちになりました。

古くから心理学分野などで嗅覚と記憶、それも思春期以前の古い正の感情の記憶と強い結びつきがあるといわれます。その現象を小説に残したフランスの作家のマルセル・プルーストにちなんでプルースト効果とよばれるのを聞いたことがある方も多いと思います。匂いで感情を伴った記憶が呼び覚まされる理由としては、嗅覚は他の五感とは異なり、感情を司る大脳辺縁系と直接結びついているからなどとも言われますが、最新のfMRIやコネクトーム技術を用いてこの現象がどこまで明らかとなったのか、ぐるぐるの蚊取り線香を見ながら興味が湧いてきました。蚊取り線香を使わなくなるまでの私自身の夏の宿題にしたいと思います。（山）

本誌へのご意見をお寄せください

編集部では、読者の方からの「実験医学」へのご意見・ご感想をお待ちしております。件名を「編集部まで」として、em_reader@yodosha.co.jp 宛にEメールにてお送りください。いただきましたご意見・ご感想は今後の誌面の参考とさせていただきます。

INFORMATION

~人材募集，大学院生募集・説明会，
　学会・シンポジウムや研究助成などのご案内~

INFORMATIONコーナーの最新情報は
ホームページでもご覧になれます　随時更新中！

新着情報・バックナンバーを下記URLで公開中

Click!　**www.yodosha.co.jp/jikkenigaku/info/**

●新着情報をお手元にお知らせ！　月4回配信の羊土社ニュースで　随時，新着情報をお知らせします

掲載ご希望の方は本コーナー2304ページをご覧下さい

INDEX　　　　　　○：1/2ページ広告　■：1/3ページ広告

人材募集

■ 血液がんに対する免疫療法TRプロジェクト
『国立がん研究センター東病院血液腫瘍科レジデント／先端医療開発センター免疫TR分野研究員 募集』……………………………………………………………… 2305

大学院生募集・説明会

■ 群馬大学・生体調節研究所・脳病態制御分野
『平成31年度 修士課程・博士課程大学院生募集（大学院生命医科学専攻・大学院医科学専攻）』…………………………………………………………… 2305

学会・シンポジウム・研究助成

○ 第12回メタボロームシンポジウム …………………………………… 2304
■ 今年もやります！！「免疫ふしぎ未来2018」 ………………………… 2305
■ 株式会社医学生物学研究所　後援
『第30回 高遠・分子細胞生物学シンポジウム～細胞生物学の再構成～』……… 2306
■ 日本光合成学会若手の会，日本ゲノム微生物学会若手の会，生命情報科学若手の会
『生命科学系フロンティアミーティング2018のお知らせ』…………………… 2306
■ 上原記念生命科学財団
『2018年度助成公募から助成対象を拡大』…………………………………… 2306

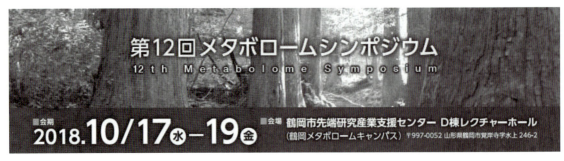

第12回メタボロームシンポジウム
12th Metabolome Symposium

■会期 **2018.10/17(水)-19(金)**
■会場 鶴岡市先端研究産業支援センター D棟レクチャーホール
（鶴岡メタボロームキャンパス）〒997-0052 山形県鶴岡市覚岸寺字水上246-2

本シンポジウムでは、メタボロミクスの最新の技術や応用を発表、議論する場を提供し、これを広い分野の方に知っていただくことで、メタボローム解析技術をより多くの研究と実用に活用できるようにすることを目的として2006年から毎年開催されております。
本年は、「メタボライトテクノロジー」、「エピメタボライツ・オンコメタボライツ」、「医薬」、「微生物・腸内細菌」、「食品」、「植物」、「脂質メタボロミクス」、「新技術」、「統計・インフォマティクス」、「マルチオミクス」、「バイオテクノロジー」のセッションを設け、理化学研究所の宮脇敦史先生をお迎えして特別講演をしていただく予定です。

実行委員長	冨田 勝（慶應義塾大学先端生命科学研究所長）
プログラム委員長	曽我 朋義（慶應義塾大学先端生命科学研究所教授）
参加登録	2018年5月1日(火) - 10月3日(水) ※WEB申込期間
演題登録	2018年5月1日(火) - 8月31日(金)
ウェブサイト	http://mb2018.iab.keio.ac.jp/

特別講演
宮脇敦史
国立研究開発法人理化学研究所
チームリーダー

■共催：慶應義塾大学先端生命科学研究所
■後援：山形県・鶴岡市

第12回メタボロームシンポジウム事務局 （慶應義塾大学先端生命科学研究所内） ✉ mb2018@iab.keio.ac.jp ☎ 0235-29-0802

●●●●●● 本コーナーにあなたの情報をご掲載ください ●●●●●●

「実験医学INFORMATION」では，人材募集，大学院生募集・説明会のご案内，学会やシンポジウム・研究助成などの研究に関わるご案内の掲載を随時募集しています．
読者の注目度や反響の大きい本コーナーを情報発信の場としてぜひご活用ください！

お申込はコチラから ➡ **http://www.yodosha.co.jp/jikkenigaku/info/**
掲載申込みはホームページの掲載申込フォームにて24時間受付中！

■ 申込要項 ■
[掲載料金(税別)]
❶ 1ページ広告　　　掲載料金：4色1ページ　150,000円，1色1ページ　90,000円
❷ 1/2ページ広告　　掲載料金：1色1/2ページ　55,000円
　※広告原稿をお持ちでない場合は，1色広告に限り弊社が用意するひな形を使った簡単な版下制作を承ります．
　　制作費［1色1P：10,000円，1色1/2P：6,000円］（制作期間を2週間程度いただきます）
❸ 1/3ページ広告（従来の掲載形式）
　● 人材などの募集のご案内　　　　　　　　　掲載料金：40,000円
　● 大学院生募集・大学院説明会のご案内　　　掲載料金：20,000円
　● シンポジウムや学会，研究助成などのご案内　掲載料金：20,000円
　● 共同機器利用・共同研究・技術講習会のご案内　掲載料金：20,000円
　※1/3ページ広告はいずれも掲載可能文字数は全角800字以内（本文 1行57字 × 最大14行 まで）
🉐 **複数月連続** でお申し込みいただきますと，**掲載料が割引** となります．詳細は，下記担当者までお問い合わせください．
[申込締切] 毎月 **15日**（翌月20日発行号掲載）
　※お申込みいただける最も早い掲載号は上記お申込ページでご確認いただけます．
[問合せ先] 羊土社「実験医学」INFORMATION係
　　　　　TEL：03-5282-1211，FAX：03-5282-1212，E-mail：info@yodosha.co.jp

INFORMATION

募集　血液がんに対する免疫療法TRプロジェクト
国立がん研究センター東病院血液腫瘍科レジデント／先端医療開発センター免疫TR分野研究員 募集

■URL：https://www.ncc.go.jp/jp/ncce/clinic/hematology/index.html
　　　https://www.ncc.go.jp/jp/epoc/division/immunology/kashiwa/index.html

国立がん研究センター東病院 血液腫瘍科（科長 南 陽介）と先端医療開発センター 免疫TR分野（分野長 西川博嘉）は，一体的な体制のもとで，血液がんにおける腫瘍免疫学の基礎研究・新規免疫療法のトランスレーショナルリサーチ・新規治験を含む臨床開発や実践に取り組んでいます．
血液がん免疫に対して，基礎・臨床両面から挑戦したい若手・中堅の人材を求めています！
（期間や学位取得などについて，個別にご相談させていただきます．）

【問合先】国立がん研究センター東病院　血液腫瘍科　南 陽介　E-mail：yominami@east.ncc.go.jp

大学院生　群馬大学・生体調節研究所・脳病態制御分野
平成31年度 修士課程・博士課程大学院生募集（大学院生命医科学専攻・大学院医科学専攻）

■URL：http://medical-neuro.imcr.gunma-u.ac.jp/

当研究室では，2光子顕微鏡を用いた光遺伝学，光イメージング，電気生理学，行動解析，分子細胞生物学などを用いた多彩なアプローチを組み合わせて，精神疾患の原因解明および根治的治療薬の開発に挑戦しています．
【大学院生募集】本当に価値のある研究は長い苦しみが伴うものですが，サイエンスに対する情熱があれば克服でき，そして，それはかけがえのない知見になると思います．オリンピックを見て感動するのは何故でしょうか？　それは頂点を極める徹底的にストイックな姿に，無条件で心が動かされるからだと思います．研究も同じです．私たちの研究室では，研究で金メダルを取ることを目指しています．それは，これまで誰も見出すことの出来なかった知見を誰よりも直接的な方法で明らかにし，そしてそれが医学現場に役に立つ知的財産となることです．もしあなたが，脳の摂理を極めるという意志か，直せなかった病気の治療法を見つけたいと言う純粋な気持ちがあれば道は開けるでしょう．研究は楽しく，その結果，Natureなどの一流誌に載ったり，賞を受賞したり，特許取得などの「おまけ」までついています．それが研究職です．好奇心と体力があればこれまでの経歴は問いません．気軽に遊びにきてください．研究室の雰囲気が分かるのでBrain Night（HP参照）への参加を歓迎します．また上記の趣旨を十分に理解し，実践している学生には自活できるだけの経済的サポートを行います．将来のことなど心配せずに，安心して学業に励んだらよいと思います．道は必ず開けます．また，学振（DC1, DC2）の申請は全力で応援します．平成31年度入試日程の詳細はHPに掲載いたします．
【問合先】TEL：027-220-8854，E-mail：hayashitakagi@gunma-u.ac.jp　特任教員，博士研究員も随時募集しております

今年もやります！！　「免疫ふしぎ未来2018」

■URL：http://www.jsi-men-eki.org/general/mirai.htm

特定非営利活動法人 日本免疫学会（理事長・坂口志文）は今年も恒例の「免疫ふしぎ未来2018」を日本科学未来館にて開催いたします．今年のキャッチフレーズは「研究者と話そう！もっと知ろう！免疫学！！」です．本イベントは一般の方々に対して，免疫学のおもしろさ，不思議さ，さらには免疫学研究の最前線を知っていただくために企画されました．免疫反応で重要な細胞や分子についてわかりやすく紹介するとともに，最先端の研究に携わる免疫研究者との「対話」（科学コミュニケーション）を通じて，免疫学を少しでも身近なものとして感じていただければ幸いです．夏休み自由研究に最適な免疫細胞のスライド標本作製のコーナーや，iPS細胞の展示も用意しております．どうぞお子様やご友人をお誘いのうえ，ふるってご参加ください．
［ショートトーク］今年も免疫のしくみから最新の研究成果まで，基礎研究や身近な話題をとりあげ，スライドを使ってお話します．
［免疫入門エリア］研究者がひとりひとりにわかりやすく免疫を紹介します．［観察・体験エリア］iPS細胞から作製した「拍動する心筋細胞」の観察や，ES細胞へのマイクロインジェクションが体験できます．［パネル展示］免疫研究の最前線を紹介します．この他に，紙芝居エリアやクイズラリーなども設置します．FacebookとTwitterで詳しい内容を発信していますので，是非チェックしてみて下さい．
【日　時】2018年8月5日（日）10：00～17：00
【場　所】日本科学未来館7F（入場無料）〒135-0064 東京都江東区青海2-3-6　TEL：03-3570-9151（代表）
【問合先】日本免疫学会事務局　TEL：03-5809-2019，FAX：03-5809-2089【後　援】文部科学省

株式会社医学生物学研究所　後援
第30回 高遠・分子細胞生物学シンポジウム～細胞生物学の再構成～

■ URL：http://takato-sympo.com/

南アルプスのふもとでの夏合宿．研究生活の新たな扉が開く出会いが待っている！
【プログラム】・中心小体複製の基本原理とその理論化／北川 大樹［東京大学］　・おコメの数を決めるメカニズム／経塚 淳子［東北大学］　・生物機能を活用した疾患治療の新時代／嘉糠 洋陸［東京慈恵会医科大学］　・機械学習・数理科学で疾患の多様性と個別性に迫る／川上 英良［理化学研究所］　・かおりの生態学 ―我々の認識を超えて今そこにあるかおりの世界を解読する―／高林 純示［京都大学 生態学研究センター］　・次世代オルガノイド医療の展望／武部 貴則［シンシナティ小児病院, 東京医科歯科大学, 横浜市立大学大学院先端医科学研究センター, タケダCiRA (T-CiRA) Program］　・ヒト生殖細胞試験管内誘導研究の現状と展望／斎藤 通紀［京都大学］　・宇宙における地球外生命探査／山岸 明彦［東京薬科大学］
【開催日時】2018年8月23日（木）～8月24日（金）
【開催場所】高遠さくらホテル（長野県伊那市高遠町勝間217番地）
【申込方法】2018年7月27日までに高遠・分子細胞生物学シンポジウム専用ウェブサイトから，あるいは，参加申込書にて下記事務局までe-mailでお申込みください．参加申込書は上記URLよりダウンロード可能です．
【参加費】9,000円（宿泊代，夕朝食込み）
【問合先】（株）医学生物学研究所内　高遠シンポジウム事務局　TEL：052-238-1904，FAX：052-238-1441，E-mail：takato@mbl.co.jp

日本光合成学会若手の会，日本ゲノム微生物学会若手の会，生命情報科学若手の会
生命科学系フロンティアミーティング2018のお知らせ

■ URL：http://bioinfowakate.org

生命科学系フロンティアミーティング2018は微生物という対象生物を軸とした「日本ゲノム微生物学会若手の会」，バイオインフォマティクスというアプローチを軸とした「生命情報科学若手の会」，そして光合成という現象を軸とした「日本光合成学会若手の会」が学際的な融合を目的に合同で年会を開催する大会となっており，本年度初めて開催いたします．一つ一つの分野が成熟しつつある中で新たに生まれる研究課題の解決には，より高度に組合わされた分野同士の連携こそが求められていると考えられる現在の生物学において，生命科学の新たな潮流やパラダイムを切り開くフロンティアとしての若手の会を目指し，本会を開催するに至りました．
【会　期】2018年10月5日（金）～7日（日）
【場　所】静岡県三島市 国立遺伝学研究所
【主　催】生命情報科学若手の会，日本光合成学会若手の会，日本ゲノム微生物学会若手の会
【代　表】河野暢明（慶應義塾大学先端生命科学研究所）
【参加方法】参加登録制，参加登録期間：2018年7月20日（金）～2018年8月中旬頃（人数制限あり）
【問合先】frontiermeeting_staff@googlegroups.com

上原記念生命科学財団
2018年度助成公募から助成対象を拡大

■ URL：http://www.ueharazaidan.or.jp/

当財団では，これまで生命科学領域を大きく3領域(注)に区分し助成を行ってまいりました．
(注) ①健康科学・薬学領域，②基礎医学・基礎生命科学領域，③臨床医学領域
2018年度より，生命科学と他分野の融合領域（生体情報学，生体医工学，生体材料学など）を研究助成領域として新設しました．
新領域を含めた2018年度の各種助成金の募集は，本年6月より開始しております．

【上原記念生命科学財団　2018年度募集内容】
上原賞	1件	3千万円	2件
研究助成金	1件	5百万円	100件
研究推進特別奨励金	1件	4百万円	10件
研究奨励金	1件	2百万円	110件
留学助成金（1件最大450万円）			140件
来日研究生助成金			10件
国際シンポジウム開催助成金			30件

【公募期間】2018年6月8日（金）～9月5日（水）

実験医学 online 公開中コンテンツのご案内

研究3DCGアニメーション入門

本号で最終回の「**研究3DCGアニメーション入門**」，計20本以上のチュートリアル動画がご覧いただけます！Cinema 4Dのインストールからモデリング，アニメーションまで．

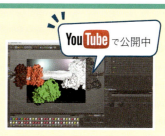

www.yodosha.co.jp/jikkenigaku/cganimation/

実験医学特集企画者インタビュー

企画の先生方に，特集の「見どころ」を紹介するメッセージをいただいています！

- 西川博嘉先生（2018年6月号 がんは免疫系をいかに抑制するのか）
- 荒川和晴先生（2018年1月号 ナノポアシークエンサー）

www.youtube.com/user/YodoshaEM

www.yodosha.co.jp/jikkenigaku/　　twitter.com/Yodosha_EM　　www.facebook.com/jikkenigaku

---

〈ア行〉

㈱朝倉書店	後付	4
㈱医学書院	後付	4
岩井化学薬品㈱	後付	8
エッペンドルフ㈱	記事中	2250

〈カ行〉

(国研)科学技術振興機構	前付	1
㈱高研	表	3

〈サ行〉

ザルトリウス・ステディム・ジャパン㈱	表	4

〈タ行〉

㈱ダイナコム	後付	3
㈱東京化学同人	後付	2
東京図書㈱	後付	5

〈ナ行〉

㈱ニッピ	後付	1
(国研)日本医療研究開発機構	記事中	2290・2294
ニュー・イングランド・バイオラボ・ジャパン㈱	表	2

実験医学onlineの「本号詳細ページ（www.yodosha.co.jp/es/9784578125109/）」→「掲載広告・資料請求」タブより，掲載広告を閲覧および資料請求いただけます．

FAX 03(3230)2479　　**MAIL** adinfo@aeplan.co.jp　　**WEB** http://www.aeplan.co.jp/

広告取扱　エー・イー企画

実験医学 バックナンバーのご案内

生命を科学する 明日の医療を切り拓く

月刊ラインナップ

●毎月1日発行 ●B5判 ●定価（本体2,000円＋税）

最先端トピックを取り上げ，第一線の研究者たちが，それぞれの視点から研究を紹介！

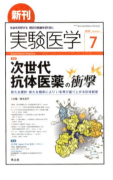
【新刊】2018年7月号 次世代抗体医薬の衝撃

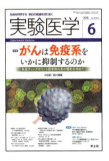
2018年6月号 がんは免疫系をいかに抑制するのか

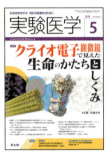
2018年5月号 クライオ電子顕微鏡で見えた生命のかたちとしくみ

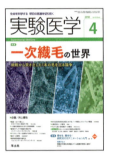
2018年4月号 一次繊毛の世界

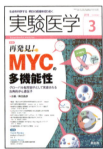
2018年3月号 再発見！MYCの多機能性

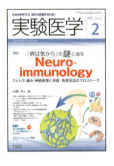
2018年2月号 「病は気から」の謎に迫る Neuro-immunology

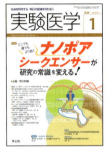
2018年1月号 ナノポアシークエンサーが研究の常識を変える！

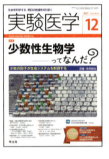
2017年12月号 少数性生物学ってなんだ？

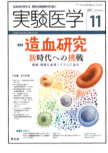
2017年11月号 造血研究 新時代への挑戦

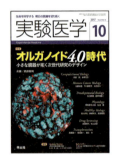
2017年10月号 オルガノイド4.0時代

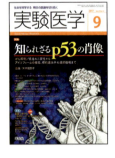
2017年9月号 知られざるp53の肖像

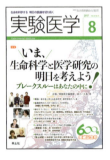
2017年8月号 いま，生命科学と医学研究の明日を考えよう！

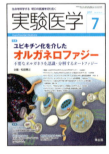
2017年7月号 ユビキチン化を介したオルガネロファジー

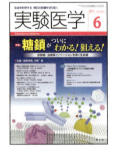
2017年6月号 糖鎖がついにわかる！狙える！

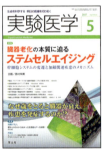
2017年5月号 臓器老化の本質に迫るステムセルエイジング

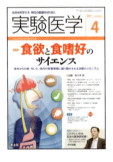
2017年4月号 食欲と食嗜好のサイエンス

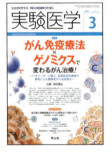
2017年3月号 がん免疫療法×ゲノミクスで変わるがん治療！

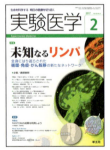
2017年2月号 未知なるリンパ

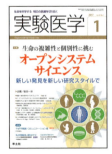
2017年1月号 オープンシステムサイエンス

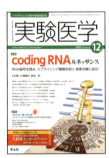
2016年12月号 coding RNAルネッサンス

増刊号ラインナップ

●年8冊発行　●B5判　●定価（本体5,400円＋税）

各研究分野のいまを完全網羅した約30本の最新レビュー集!

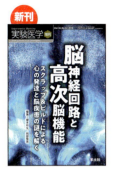
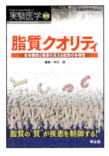
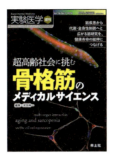
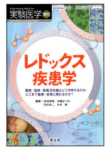
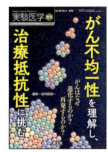
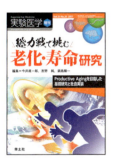
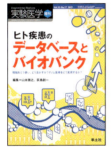
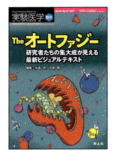
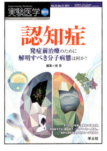
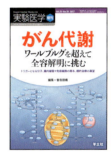
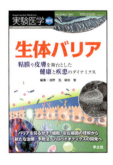
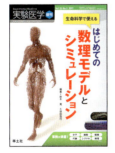
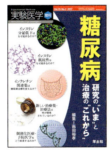
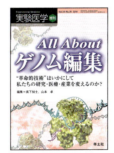
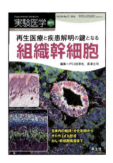

定期購読をご活用ください

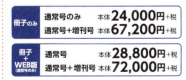

冊子のみ	通常号のみ	本体 24,000円 ＋税
	通常号＋増刊号	本体 67,200円 ＋税
冊子＋WEB版（通常号のみ）	通常号	本体 28,800円 ＋税
	通常号＋増刊号	本体 72,000円 ＋税

※WEB版の閲覧期間は、冊子発行から2年間となります
※「実験医学 定期購読WEB版」は個人向けのサービスです。図書館からの申込は対象外となります

バックナンバーのお申し込みは最寄りの書店，または弊社営業部まで

羊土社　http://www.yodosha.co.jp/

〒101-0052　東京都千代田区神田小川町2-5-1
TEL：03(5282)1211　FAX：03(5282)1212
E-mail：eigyo@yodosha.co.jp

次号・9月号（Vol.36 No.14）予告

2018年9月1日発行

特集／疾患を制御するマクロファージの多様性に迫る！
— NEON GENESIS MACROPHAGE（仮題）

企画／佐藤 荘

■ 概論—マクロファージの起源・多様性と疾患の関係性

佐藤 荘

■ 皮膚とマクロファージ　　　　　　椛島健治

■ 痛みとマクロファージ　　　　　　津田 誠

■ 脂質とマクロファージ　　　　　　有田 誠

■ 腸とマクロファージ　　　　　　　竹田 潔

■ 神経とマクロファージ　　　　　　山中宏二

■ がんとマクロファージ　　　　　　田中正人

■ 線維症とマクロファージ　　　　　佐藤 荘

- 連載その他 -
　　　　　　　　　　　　※予告内容は変更されることがあります

[新連載] 研究者のナレッジマネジメント（仮）

● Next Tech Review　● 創薬に懸ける
● 私の実験動物、やっぱり個性派です！
● 私のメンター　　　　● 研究アイデアのビジュアル表現術
● カレントトピックス　● News & Hot Paper Digest ほか

実験医学増刊号 最新刊

Vol.36 No.12（2018年7月発行）

脳神経回路と高次脳機能

編集／榎本和生，岡部繁男　　詳しくは本誌2243ページへ

実験医学

Vol. 36　No. 13　2018〔通巻621号〕
2018年8月1日発行　第36巻　第13号
ISBN978-4-7581-2510-9
定価　本体2,000円＋税（送料実費別途）

年間購読料
　24,000円（通常号12冊，送料弊社負担）
　67,200円（通常号12冊，増刊8冊，送料弊社負担）
郵便振替　00130-3-38674

© YODOSHA　CO., LTD. 2018
　Printed in Japan

◆編集後記◆

　本特集『サイズ生物学』では，生物の大きさという素朴な疑問に，さまざまなスケールからアプローチを試みる最新の研究をご紹介いただきました．サイズ制御に関する疑問は，がん研究やオルガノイド培養など，いろいろな分野でぶつかることがあるのではと感じています．本特集でその機構の根本を垣間みることができるのではないでしょうか．

　本号では，新連載『研究アイデアのビジュアル表現術』もスタートしました．研究を魅力的に伝える書類作りの具体的なコツに注目です．

　今春から本誌編集部に配属され，本号がはじめての担当号となりました．つい最近まで大学院生として眺めていた実験医学誌ですが，その制作は生命科学を愛する編集部員による夢のつまった作業なのだと実感する日々です．本誌を通して生命科学の研究発展に貢献できればと思います．(佐々木彩名)

　ゲノム解析が普及し，SNP等の情報が当たり前に活用される時代になってきたと言われます．一方，科学の進歩に教育が追いつかず，とある調査では日本国民の9割が「ゲノム」という言葉を知らないと答えたそうです．

　こうした現状を背景に，この度『マンガでわかるゲノム医学』を出版しました．「①マンガ」と「②解説」の2部構成で，①を通読すれば予備知識ゼロからリテラシーが身につき，②まで精読すれば研究者・医療者に必要なキーワードが一通りわかるよう工夫してあります．分野の普及に，ぜひ本書をお役立てください．気になる表紙は2209ページをご覧ください．
(間馬彬大)

　実験医学増刊『脳神経回路と高次脳機能』が発行となりました．率直に申しますと本書を担当するまでは「神経」分野は難しい，という印象をもってしまっておりました．記憶や睡眠，精神疾患など「形に見えない」ものは，分子や細胞の言葉では表せないのでは，と思い込んでいたからでした．しかし本書では一貫して「スクラップ＆ビルド」を切り口として，シナプスやそれを構成する分子の動態と，それが高次脳機能にどう影響するのかが語られており，編集を通じてその苦手意識も払拭されたと思います．脳神経科学の分野を総覧的に学べる本書を，ぜひお役立ていただけましたら幸いです．
(早河輝幸)

発行人　　　一戸裕子
編集人　　　一戸敦子
副編集人　　蜂須賀修司
編集スタッフ　佐々木彩名，山口恭平，本多正徳，間馬彬大，
　　　　　　早河輝幸，藤田貴志，岩崎太郎
広告営業・販売　丸山 晃，近藤栄太郎，安藤禎康

発行所　　　**株式会社 羊 土 社**
　　　　　　〒101-0052　東京都千代田区神田小川町2-5-1
　　　　　　TEL　03（5282）1211／FAX　03（5282）1212
　　　　　　E-mail　eigyo@yodosha.co.jp
　　　　　　URL　www.yodosha.co.jp/

印刷所　　　昭和情報プロセス株式会社

広告取扱　　株式会社　エー・イー企画
　　　　　　TEL　03（3230）2744㈹
　　　　　　URL　http://www.aeplan.co.jp/

本誌に掲載する著作物の複製権・上映権・譲渡権・公衆送信権（送信可能化権を含む）は（株）羊土社が保有します．
本誌を無断で複製する行為（コピー，スキャン，デジタルデータ化など）は，著作権法上での限られた例外（「私的使用のための複製」など）を除き禁じられています．研究活動，診療を含み業務上使用する目的で上記の行為を行うことは大学，病院，企業などにおける内部的な利用であっても，私的使用には該当せず，違法です．また私的使用のためであっても，代行業者等の第三者に依頼して上記の行為を行うことは違法となります．

JCOPY ＜(社) 出版者著作権管理機構 委託出版物＞本誌の無断複写は著作権法上での例外を除き禁じられています．複写される場合は，そのつど事前に，(社) 出版者著作権管理機構（TEL 03-3513-6969，FAX 03-3513-6979，e-mail：info@jcopy.or.jp）の許諾を得てください．

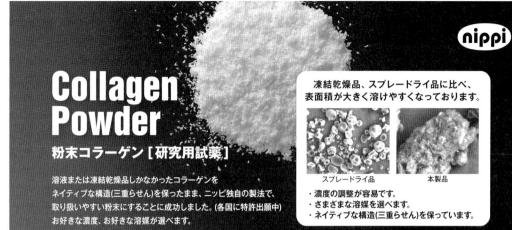

Collagen Powder
粉末コラーゲン [研究用試薬]

溶液または凍結乾燥品しかなかったコラーゲンを
ネイティブな構造(三重らせん)を保ったまま、ニッピ独自の製法で、
取り扱いやすい粉末にすることに成功しました。(各国に特許出願中)
お好きな濃度、お好きな溶媒が選べます。

凍結乾燥品、スプレードライ品に比べ、
表面積が大きく溶けやすくなっております。

スプレードライ品　　本製品

・濃度の調整が容易です。
・さまざまな溶媒を選べます。
・ネイティブな構造(三重らせん)を保っています。

研究用 コラーゲン線維シート
体内にほぼ近い状態のコラーゲンシート

製品写真

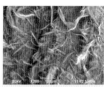
本製品(断面200倍)
微細な線維構造を持ち、織密である

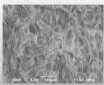
従来の凍結乾燥品(断面200倍)
隙間が多く、線維を形成していない

[製品特長]
・高度に精製したコラーゲン(純度95%以上)を原料とする。
・生体と同等の線維構造を保持。
・生体と同等の高密度(膨潤後で約20%の濃度)。

サイズ：直径5.4cm、厚み0.2mm（膨潤後1.0mm）

低エンドトキシンゼラチン

■ 豚皮由来
■ 無菌
■ 低エンドトキシン (10EU/g以下)

●従来のゼラチンに比べて、大幅にエンドトキシンを低減
　させています。
●エンドトキシンと強く反応する免疫系に対して不活性です。

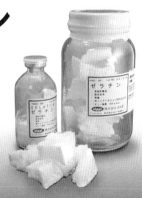

 株式会社ニッピ バイオ・ケミカル事業部

〒120-8601 東京都足立区千住緑町1-1-1　TEL 03-3888-5184　https://www.nippi-inc.co.jp/inquiry/pe.html

研究者として生きるとはどういうことか
科学のとびら 63

杉山幸丸 著
B6判　160ページ　本体1300円

科学研究は天才や特別な秀才だけのものではない．いかに「好き」から「成果」へと導くか．「サルの子殺し」を発見した著者が，自身の研究人生と重ね，これから科学を目指そうとする若者に科学研究で生きる道を説く．

科学者の研究倫理
化学・ライフサイエンスを中心に

田中智之・小出隆規・安井裕之 著
A5判　128ページ　本体1200円

実験科学に取組む研究者の姿勢について具体的に解説し，研究倫理を学ぶための資料やグループで議論を行う際に有用な事例を提供することを目的とした教科書．研究不正が生じる背景や，研究公正を維持するための仕組みについて解説．

マクマリー 生化学反応機構 第2版
ケミカルバイオロジーによる理解

J. McMurry, T. Begley 著／長野哲雄 監訳
A5判上製　カラー　496ページ　本体5400円

主要な生体分子の代謝反応を反応機構に基づいて有機化学の視点から説明した学生向け教科書の改訂版．すべての反応機構が見直され，最近の文献を含む数百の参考文献を掲載．

図説 免疫学入門

D. Male 著／山本一夫 訳
A5判　カラー　168ページ　本体2300円

免疫学の基本原理から実験手法までを網羅したコンパクトな入門書．豊富なカラーのイラスト・写真が理解を助ける．各章では，基本となる専門用語のリストとその概要がわかりやすく記述されており，容易に専門用語の定義を正確に知ることができる．

基礎講義 遺伝子工学Ⅰ
アクティブラーニングにも対応

山岸明彦 著
A5判　カラー　184ページ　本体2500円

遺伝子工学の基礎を学ぶための教科書．各章の最初に章の概要，重要な語句，行動目標を掲げ，行動目標を達成したかどうかを章末の演習問題で確認できるようになっている．付属自習用講義ビデオと演習問題で学生の主体的学習を後押しする．

ノーベル賞の真実
いま明かされる選考の裏面史

E. Norrby 著／井上 栄 訳
四六判上製　336ページ　本体2800円

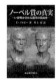

50年間ノーベル文書館で非公開とされるノーベル賞の選考記録文書．近年公開された文書をもとに，DNA二重らせん構造の発見をはじめとする1960年代の代表的な生理学・医学賞，化学賞の選考過程の裏側を描く．報道では表に出なかったノーベル賞の選考秘話が満載．

エッセンシャル生化学 第3版

C. W. Pratt, K. Cornely 著
須藤和夫・山本啓一
堅田利明・渡辺雄一郎 訳
B5判変型　カラー　624ページ　本体6300円

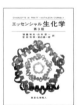

生化学の基本事項と最新の知識をわかりやすく解説した初学者向教科書の改訂版．第3版では章末問題が大幅に増え充実．

現代化学　8月号
広い視野と専門性を育む月刊誌

毎月18日発売
本体800円

解説 ◆ オウム死刑囚が見た金正男氏殺害事件
　VXを素手で扱った実行犯はなぜ無事だったのか

◆ 好熱性水素酸化細菌の代謝から生命の起源に迫る

【環境×化学】生物とオゾン層破壊物質
　　規制対象外物質の制御不能な放出

連載 ◆ ニホニウムはいかにして誕生したのか
　◆ 大切なことは質問をやめないことだ！　ほか

〒112-0011 東京都文京区千石3-36-7　**東京化学同人**　Tel 03-3946-5311　定価は本体価格+税
http://www.tkd-pbl.com　　　info@tkd-pbl.com

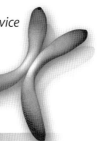

生体の科学

2018 Jul.-Aug. Vol.69 No.4

〈編集委員〉
野々村禎昭　東京大学名誉教授
岡本　仁　理化学研究所脳神経科学研究センター 意思決定回路動態研究チームチームリーダー
松田道行　京都大学大学院医学研究科・生命科学研究科教授
栗原裕基　東京大学大学院分子細胞生物学教授

特集 いかに創薬を進めるか

特集によせて	東京大学名誉教授	野々村禎昭
1. 大学アカデミアの特性を生かした創薬－グリーンファルマ創薬	九州大学	井上和秀
2. 地域性, 大学アカデミアの特性を生かした創薬	東北大学	菅原　明
3. AMED創薬PF事業－長崎大学拠点における支援活動と創薬研究	長崎大学	植田弘師
4. ゼブラフィッシュ創薬とプレシジョンメディシン	三重大学	田中利男
5. 創薬におけるオープンイノベーションの推進について	和歌山県立医科大学	赤池昭紀
6. 創薬をとりまく環境の変化について	経済産業省	江崎禎英
7. NMRで標的タンパク質の機能から創薬を	東京大学	嶋田一夫
8. RNAとエピジェネティクスからの創薬へ	近畿大学	杉浦麗子
9. アレルギー性喘息治療ターゲットとしてのマイクロRNAの可能性	星薬科大学	千葉義彦
10. マイクロRNAを利用した創薬－高機能性RNA分子の創製	愛知工業大学	北出幸夫
11. ポリオーマウイルス関連疾患とmiRNAによる治療戦略	武蔵野大学	土方貴雄
12. 基礎医学から創薬へ参入の支援	東京大学創薬機構	小島宏建
13. 網膜疾患治療薬創薬の戦略	岐阜薬科大学	嶋澤雅光
14. ウイルス疾患の創薬－2-メタル結合ファーマコフォアモデルに基づく成功例	塩野義製薬(株)	吉田　立
15. ミトコンドリア創薬－チトクロームオキシダーゼを介して	大阪大学	高島成二
16. ミトコンドリア創薬－タンパク質相互作用を介して	東京大学	津本浩平
17. 和漢薬創薬を目指した基礎研究と臨床研究	富山大学	東田千尋
18. 漢方からアルツハイマー病創薬へ	東北大学	関　隆志
19. ゼブラフィッシュを利用した抗腫瘍薬の創薬	三重大学	島田康人
20. 創薬シミュレーション	京都大学	奥野恭史

●B5 隔月刊　1部定価: 本体1,600円+税　2018年年間購読受付中(含む号内増大号)　詳しくは医学書院WEBで

医学書院　〒113-8719　東京都文京区本郷1-28-23　[WEBサイト] http://www.igaku-shoin.co.jp
[販売・PR部]TEL:03-3817-5650　FAX:03-3815-7804　E-mail:sd@igaku-shoin.co.jp

---

◎様々な顕微鏡装置, 周辺機器, および標本作製技術について集大成。

ライフサイエンス 顕微鏡学ハンドブック

山科正平・高田邦昭 責任編集

牛木辰男・臼倉治郎・岡部繁男・高松哲郎・寺川進・藤本豊士 編集

B5判　344頁　カラー口絵6頁
定価(本体14,000円+税)
ISBN978-4-254-31094-8　C3047

▼医学をはじめとする生命科学領域の研究機関, 食品・医薬品・バイオ関連企業の研究者, メーカーの開発者必携。

【目次構成】
- Ⅰ. 顕微鏡の歴史
- Ⅱ. 光学顕微鏡の原理と鏡体, 用途
- Ⅲ. 光学顕微鏡のための標本作製と応用技法
- Ⅳ. 生きた細胞, 組織・器官の観察
- Ⅴ. 光によるマニピュレーション
- Ⅵ. 電子顕微鏡の原理と鏡体
- Ⅶ. 電子顕微鏡のための標本作製と応用技法
- Ⅷ. クライオ電顕法
- Ⅸ. 走査型プローブ顕微鏡
- Ⅹ. 多様な顕微鏡
- ⅩⅠ. 画像記録と画像処理
- ⅩⅡ. 3次元構築と立体画像
- ⅩⅢ. 近未来の顕微鏡法と顕微鏡学の将来展望

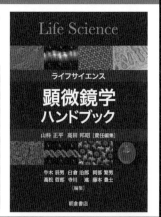

朝倉書店　〒162-8707　東京都新宿区新小川町6-29
電話　営業部(03) 3260-7631　FAX (03) 3260-0180
http://www.asakura.co.jp　eigyo@asakura.co.jp
(ISBN)は 978-4-254- を省略

使える！医学統計書　対馬栄輝先生の本

SPSSで学ぶ
医療系多変量データ解析 第2版

◎対馬栄輝 著／B5判変形／本体3200円+税

本書は各解析手法の解説を"解析のしくみ"と"解析の実際"の2章構成とし、SPSSの操作手順とあわせて理論と実用の両面から学ぶことができる。SPSSのバージョンアップに伴い改訂。

SPSSで学ぶ医療系データ解析 第2版
◎対馬栄輝 著／B5判変形／本体3200円+税

よくわかる医療統計
◎対馬栄輝 著／A5判／本体2800円+税

医療系研究論文の読み方・まとめ方
◎対馬栄輝 著／B5判変形／本体3000円+税

医療系データのとり方・まとめ方
◎対馬栄輝・石田水里 著／B5判変形／本体3200円+税

〒102-0072　東京都千代田区飯田橋3-11-19
TEL 03(3288)9461　FAX 03(3288)9470
東京図書
URL http://www.tokyo-tosho.co.jp

Book Information

こんなにも面白い医学の世界
からだのトリビア教えます

好評発売中

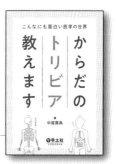

著／中尾篤典

お酒を飲んだあと〆のラーメンが食べたくなるワケ，バンジージャンプは失明を引き起こす？マリンスポーツと納豆アレルギーの意外な関係性とは？など，思わず誰かに教えたくなる医学の雑学「トリビア」を1冊にまとめました．

◆定価（本体1,000円+税）
◆フルカラー　A5判　88頁
◆ISBN978-4-7581-1824-8

へぇーそうだったんだ！と誰かに教えたくなること必至！

発行　羊土社

各研究分野を完全網羅した最新レビュー集

実験医学増刊号

年8冊発行 [B5判]
定価(本体5,400円+税)

Vol.36 No.7（2018年4月発行）
超高齢社会に挑む
骨格筋のメディカルサイエンス
筋疾患から代謝・全身性制御へと広がる筋研究を、健康寿命の延伸につなげる
編集／武田伸一

好評発売中

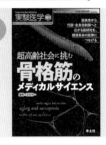

はじめに―骨格筋研究は新たな時代へ　　武田伸一

序章　超高齢社会に向けて：骨格筋と老化研究最前線
〈Overview〉ヒトは筋肉から老いるか？　　田中 栄
〈1〉ロコモティブシンドロームとサルコペニア：住民コホート研究ROADから　　吉村典子
〈2〉フレイルとサルコペニア　　小川純人
〈3〉筋骨格系の老化と骨折，転倒―骨粗鬆症とサルコペニア　　松本浩実，萩野 浩
〈4〉慢性腎臓病・透析患者におけるサルコペニア―筋腎連関をめぐる最近の知見　　萬代新太郎，内田信一
〈5〉幹細胞・前駆細胞から見る骨格筋老化―幹細胞は筋の老化にかかわるのか？　　上住聡芳，上住 円
〈6〉ミトコンドリアからみた骨格筋の老化　　小林天美，東 浩太郎，池田和博，井上 聡

第1章　骨格筋の代謝の調節機構
〈Overview〉骨格筋の代謝の調節機構　　小川 渉
〈1〉骨格筋とエネルギー代謝制御　　山崎広貴，吉川賢忠，田中廣壽
〈2〉脂肪酸代謝とがん―悪液質における筋萎縮　　布川朋也
〈3〉糖代謝制御における骨格筋の役割　　小川 渉
〈4〉脂質代謝と骨格筋―筋肉のオートファジーとエネルギー代謝　　中川 嘉，島野 仁

第2章　骨格筋の発生と再生
〈Overview〉筋発生・再生研究のめざす先　　深田宗一朗
〈1〉筋の再生能力とその進化：イモリ研究が示唆すること　　千葉親文
〈2〉骨格筋発生の分子制御機構　　佐藤貴彦
〈3〉筋幹細胞の維持機構解明から制御へ　　竹本裕政，深田宗一朗
〈4〉クロマチン構造が規定する骨格筋分化　　小松哲郎，大川恭行

第3章　骨格筋量・質の調節機構
〈Overview〉骨格筋萎縮の克服のための基礎研究　　武田伸一
〈1〉骨格筋の量と機能を決定する分子メカニズム　　畑澤幸乃，亀井康富
〈2〉アンドロゲンによる骨格筋制御―ドーピングから治療まで　　今井祐記
〈3〉神経筋接合部（NMJ）の形成・維持機構と筋力低下・筋萎縮に対する新たな治療戦略　　山梨裕司，江口貴大
〈4〉骨格筋収縮・代謝特性の制御　　和田正吾，秋本崇之

第4章　骨格筋の他（多）臓器連関
〈Overview〉生体システムの制御における骨格筋と他（多）臓器の連関　　田中廣壽
〈1〉骨格筋活動と精神疾患　　吾郷由希夫，深田宗一朗
〈2〉骨格筋と褐色脂肪とのクロストーク　　田島一樹，梶村真吾
〈3〉骨と筋肉の恒常性と全身性制御　　中島友紀
〈4〉骨格筋による局所神経免疫相互作用「ゲートウェイ反射」の活性化　　上村大輔，村上正晃

第5章　骨格筋疾患研究の最前線・展望
〈Overview〉難治性筋疾患の治療法開発　　青木吉嗣
〈1〉筋萎縮治療薬開発の現状　　大澤 裕
〈2〉遺伝性筋疾患に対する治療薬開発の最先端　　青木吉嗣，野口 悟
〈3〉リビトールリン酸糖鎖異常型筋ジストロフィーの病態解明と治療法開発　　金川 基，戸田達史
〈4〉iPS細胞を用いた筋ジストロフィーの治療研究　　櫻井英俊，佐藤優江
〈5〉ゲノム編集技術を利用した筋ジストロフィー研究および治療戦略　　鍵田明宏，徐 淮耕，堀田秋津

第6章　骨格筋の解析技術の基本・進展
〈1〉骨格筋標本の作成・基本染色・電子顕微鏡的検索　　埜中征哉
〈2〉骨格筋の定量的解析技術―筋線維数，断面積，筋線維タイプの定量解析，および，筋再生実験　　上住 円，野口 悟
〈3〉骨格筋の機能解析（筋肥大・萎縮誘導モデル，運動・筋機能評価，筋張力測定）　　谷端 淳，野口 悟
〈4〉骨格筋特異的Creドライバーマウスの特徴と骨格筋研究への利用　　細山 徹，深田宗一朗
〈5〉骨格筋からのサテライト細胞の単離法　　林 晋一郎，小野悠介

発行　羊土社 YODOSHA
〒101-0052　東京都千代田区神田小川町2-5-1　TEL 03(5282)1211　FAX 03(5282)1212
E-mail：eigyo@yodosha.co.jp
URL：www.yodosha.co.jp/

ご注文は最寄りの書店、または小社営業部まで

各研究分野を完全網羅した最新レビュー集

実験医学増刊号
年8冊発行 [B5判]
定価（本体5,400円+税）

Vol.36 No.5（2018年3月発行）

レドックス疾患学
酸素・窒素・硫黄活性種はどう作用するのか、
どこまで健康・疾患と関わるのか？

編集／赤池孝章，本橋ほづみ，内田浩二，末松　誠

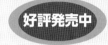
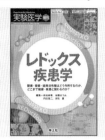

好評発売中

〈概論〉レドックス疾患学：レドックス制御の破綻による病態と新たな疾患概念
　　　　本橋ほづみ，赤池孝章，内田浩二，末松　誠

1章　レドックスバイオロジーの新展開

Ⅰ．新たなレドックス応答分子と代謝シグナル制御
〈1〉活性イオウによる生体防御応答，エネルギー代謝と寿命制御
　　　　澤　智裕，赤池孝章
〈2〉活性イオウとNOシグナル　　渡邊泰男，居原　秀
〈3〉活性イオウによるミトコンドリア機能制御
　　　　西田基宏，西村明幸，下田　翔
〈4〉金属と原子の相互作用を解き明かすラマンイメージング
　　―原子間振動から読みとるメタボロミクスと疾患
　　　　末松　誠，納谷昌之，塩田芽実，山添昇吾，
　　　　久保亜紀子，菱木貴子，梶村眞弓，加部泰明

Ⅱ．レドックス応答と細胞機能制御
〈5〉NADPHオキシダーゼ（Nox）によるレドックスシグナル制御
　　　　住本英樹
〈6〉レドックス状態変動への生体適応を担うTRPチャネル
　　　　黒川竜紀，森　泰生
〈7〉ASK1キナーゼによるレドックスシグナル制御
　　―多彩な翻訳後修飾を介したシグナル制御と
　　　その破綻による疾患　　松沢　厚，一條秀憲
〈8〉糖代謝とレドックス制御　　久下周佐，色川隼人

Ⅲ．レドックスとストレス応答
〈9〉Keap1による多様なストレス感知機構
　　　　鈴木隆史，山本雅之
〈10〉レドックス制御による小胞体恒常性維持機構の解明
　　―還元反応の場としての小胞体　　潮田　亮
〈11〉チオレドキシンファミリーとエネルギー代謝　久堀　徹
〈12〉生体膜リン脂質のレドックス制御によるフェロトーシス制御　　今井浩孝

2章　レドックスと疾患

〈1〉ATF4とNrf2によるミトコンドリアホメオスタシス制御
　　　　葛西秋宅，對馬迪子，伊東　健
〈2〉環境中親電子物質エクスポソームとその制御因子としての活性イオウ分子　　熊谷嘉人
〈3〉RNAイオウ編集の分子機構と代謝疾患
　　　　魏　范研，富澤一仁

〈4〉セレノプロテインPによるレドックス制御と2型糖尿病
　　　　斎藤芳郎，野口範子，御簾博文，篁　俊成
〈5〉チオレドキシンと心疾患　　佐渡島純一
〈6〉レドックスと呼吸器疾患　　杉浦久敏，一ノ瀬正和
〈7〉心筋におけるニトロソ化とリン酸化のクロストーク
　　　　入江友哉，市瀬　史
〈8〉軽いは重い？
　　―神経変性疾患の発症における一酸化窒素の働きについて
　　　　高杉展正，上原　孝
〈9〉消化管環境に存在するレドックス関連ガス状分子種と消化管疾患　　内藤裕二
〈10〉活性酸素による核酸の酸化と老化関連疾患
　　―発がんから神経変性まで　　中別府雄作
〈11〉フェロトーシスとレドックス生物学・疾患とのかかわり
　　　　豊國伸哉
〈12〉NRF2依存性難治がんの成立機構とその特性
　　　　北村大志，本橋ほづみ
〈13〉レドックス変化に応答した細胞内Mg^{2+}量の調節
　　　　山崎大輔，三木裕明
〈14〉酸化ストレスと腎障害　　鈴木健弘，阿部高明
〈15〉内耳の酸化障害とその防御機構　　本蔵陽平，香取幸夫
〈16〉眼疾患と酸化ストレス　　國方彦志，中澤　徹
〈17〉骨粗鬆症の酸化ストレス病態
　　　　宮本洋一，金子児太郎，上條竜太郎
〈18〉放射線障害における生物学的応答を介した酸化ストレス亢進機構　　小野寺康仁

3章　レドックスの検出手法，応用など

〈1〉レドックスイメージングのための蛍光プローブ開発
　　　　花岡健二郎，浦野泰照
〈2〉光制御型活性酸素，窒素酸化物，イオウ放出試薬の開発
　　　　中川秀彦
〈3〉活性イオウメタボローム：イオウ代謝物とレドックスバイオマーカー　　井田智章，西村　明，守田匡伸
〈4〉質量分析による電子伝達体小分子のイメージング　杉浦悠毅
〈5〉レドックス活性鉄イオンイメージング　　平山　祐
〈6〉低酸素応答とレドックスシグナル　　武田憲彦，南嶋洋司
〈7〉脂質異常症に関連したタンパク質のS-チオール化
　　　　中島史恵，柴田貴広，内田浩二

発行　羊土社 YODOSHA　〒101-0052　東京都千代田区神田小川町2-5-1　TEL 03(5282)1211　FAX 03(5282)1212
E-mail：eigyo@yodosha.co.jp
URL：www.yodosha.co.jp/

ご注文は最寄りの書店，または小社営業部まで

免疫チェックポイント研究用試薬

PD-1 / PD-L1
免疫チェックポイント分子
～がん治療の新時代～

アクロバイオシステムズ社

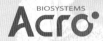

- 高品質リコンビナント
  タンパク質
- ヒト全長 PD-1 リコンビナント
  タンパク質（タグフリー）
- PD-1/PD-L1 経路阻害剤
  スクリーニングキット

バイオエクセル社

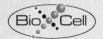

- 大容量モノクローナル抗体
  5mg, 25mg, 50mg, 100mg
- *InVivoMab*™
  低エンドトキシン、アザイドフリー
- *InVivoPlus*™
  InVivo 用 最高品質抗体

シノバイオロジカル社

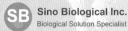

- 多動物種・高精製度
  リコンビナントタンパク質
  （ヒト・マウス・ラット・イヌ
  アカゲザル・カニクイザル）
- ウサギモノクローナル抗体

詳しくは「免疫チェックポイント関連試薬」WEB サイトへ
http://www.iwai-chem.co.jp/products/immune-checkpoint/

国内輸入販売元

岩井化学薬品株式会社

本　　社：〒103-0023 東京都中央区日本橋本町 3-2-10
営業本部：〒101-0032 東京都千代田区岩本町 1-5-11
営　業　所：筑波・多摩・三島・横浜・柏

▶資料請求・製品に関するお問合せは
テクニカルサポート課
TEL：03-3864-1469　FAX：03-3864-1497
http://www.iwai-chem.co.jp/